レジデントノート別冊

救急・ERノート ③

症例から学ぶ
ERの輸液
まず何を選び、どう変更するか

三宅康史／編

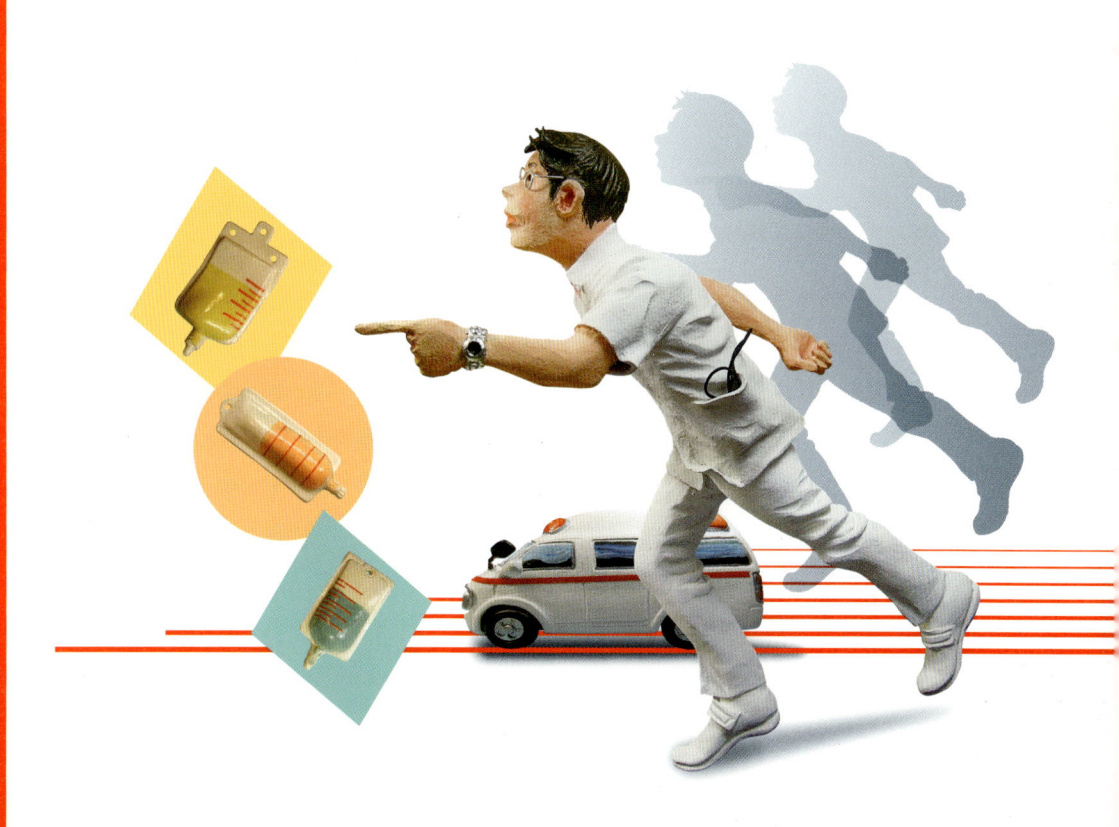

羊土社
YODOSHA

謹告

　本書に記載されている診断法・治療法に関しては，発行時点における最新の情報に基づき，正確を期するよう，著者ならびに出版社はそれぞれ最善の努力を払っております．しかし，医学，医療の進歩により，記載された内容が正確かつ完全ではなくなる場合もございます．

　したがって，実際の診断法・治療法で，熟知していない，あるいは汎用されていない新薬をはじめとする医薬品の使用，検査の実施および判読にあたっては，まず医薬品添付文書や機器および試薬の説明書で確認され，また診療技術に関しては十分考慮されたうえで，常に細心の注意を払われるようお願いいたします．

　本書記載の診断法・治療法・医薬品・検査法・疾患への適応などが，その後の医学研究ならびに医療の進歩により本書発行後に変更された場合，その診断法・治療法・医薬品・検査法・疾患への適応などによる不測の事故に対して，著者ならびに出版社はその責を負いかねますのでご了承ください．

序

　羊土社が懲りずにまた輸液の本を出版しました．買うべきか，買わざるべきか．ため息をつく前に，ここで少し時間をかけて考えてみましょう．輸液の専門科とはどの科を指すのでしょうか．やはり水と電解質，そしてアシドーシスの補正に長けた腎臓内科でしょうか．それともいろんな重症患者の初療にかかわることでは経験数が豊富な救急科でしょうか．でも，どの科の先輩先生方も，しっかり輸液の指示を出し，患者さんはそれによって回復していきます（実は適当に輸液を選んでそれなりの速度で点滴すれば，患者さんが自分の力で治っているのではないか，と思われる節もありますが…）．ということは，輸液について，医者たるもの"大抵のこと"はわかっているのが"常識"のようです．

　この本の総論の1〜3には『今さら聞けない輸液のキホン』として，その"大抵のこと"と"常識"が記載されています．そこを読んでだいたい理解できる想定内であれば，まず輸液の臨床能力は順調に進化していると考えてよいと思います．それ以上に輸液療法について興味がなければ，この本を買う必要はないでしょう．

　もし，若い研修医への輸液教育に携わる可能性のある方，自分で出している輸液についてもう少し自信をもって指示出ししたい方には，総論の4がお勧めです．初期研修を終え，自分で診断し，自分で治療できる立場になった後期研修医向けのTipsが詰め込まれています．ここもだいたい頭に入っているという方も，この本を買う必要はありません．

　総論を読んで，なるほど!!と相槌を打った部分のある人は，第1章以降もきっと役に立ちます．それぞれの科の専門の先生方に，今後頻繁に出合うことになる重要疾患の初療とその後の管理に際して，輸液の視点から記述してもらっています．この章まで店頭で読むのは時間がかかりますし，書店の店員にもきっと嫌がられますので，その場合には購入をお勧めします．主要な症候に対する初期輸液（第1章），診断確定後に変更する輸液の内容とタイミングについて（第2章），"大抵のこと"と"常識"を超えた一段上の輸液のコツを学べます．

　さらに，輸液を極めたい方向けには，第3章【Advanced】と第4章【Expertise】が準備されています．ここには最新のエビデンスもお墨付きのガイドラインもない，ただのカンのみが存在している内容もあるかもしれません．しかし，そこは私が伏して執筆をお願いした臨床経験豊富な臨床医ばかりです．ここでしか聞けない，長い臨床現場の経験から身につけた役立つ輸液療法のpearlsがたくさん隠されているはずです．読者のみなさんにとっては会ったこともない先輩達ですが，この本でネーベンとなって輸液療法の真髄を疑似体験して，明日からはあなたが自分の受け持ち患者から手に入れる輸液の成功体験を増やしていってください．

　読み終わった後には，新しくやってきた後輩医師たちを前にして，経験とエビデンスに裏打ちされた輸液療法を誇らしげに伝授している自分の姿が瞼に浮かんでくるはずです．

2011年10月

昭和大学医学部救急医学 准教授
昭和大学病院救命救急センター センター長
三宅 康史

レジデントノート別冊
救急・ERノート ❸

症例から学ぶ
ERの輸液
まず何を選び、どう変更するか

三宅康史／編

序 ———————————————————————— 三宅康史 ……… 3	
略語一覧 ————————————————————————————————— 9	
執筆者一覧 ————————————————————————————————— 12	

総論　いまさら聞けない輸液のキホン

1 いまさら聞けない輸液療法の基礎知識 ———————— 三宅康史 ……… 14
❶晶質液と膠質液：膠質浸透圧の働き　❷等張液と低張液：晶質浸透圧による輸液の使い分け　❸投与された輸液の行先　❹輸液療法の適応　❺施行後の評価　❻Basic Experience〔熱中症、感染症＋脱水・低栄養＋熱中症（？）〕
❖ Pros & Cons　●細胞外液補充液として使うならどちらが有利か．生理食塩水 vs 乳酸リンゲル液　●乳酸リンゲル液 vs 酢酸リンゲル液

2 初期研修医のための基礎知識①
～水バランス・Na・Kの調節 ——————————— 清水さやか，柴垣有吾 ……… 29
❶水と電解質の基礎　❷水バランスの調整　❸Naの調整　❹低ナトリウム血症　❺高ナトリウム血症　❻Kの調節

3 初期研修医のための基礎知識②
～酸塩基平衡と血液ガスの解釈 ——————————— 清水さやか，柴垣有吾 ……… 42
❶酸・塩基とは？　❷酸の産生　❸酸の処理　❹血液ガスの解釈

4 後期研修医のための"Tips" 水と電解質 ——————————— 柴垣有吾 ……… 51
❶水とNaに関するTips　❷Kに関するTips　❸酸塩基平衡に関するTips
❖ One More Experience　●脱水症とRAA系とSick Day Rule　●なぜ，サイアザイドが

contents

ループ利尿薬より低ナトリウム血症を起こしやすいのか？ ●心不全における適切な輸液製剤とは？ ５％ブドウ糖液は"Na負荷"にはならない？ ●高ナトリウム血症の治療 ●refeeding syndrome ●代謝性アルカローシスに対する輸液治療

第1章　ケースから学ぶ主要症候への輸液と治療

1 ショック ——————————————————————— 横手　龍 ……… 64
［問題解決型ケーススタディ］
症例1：外傷による徐脈性ショック，症例2：肝機能障害のある頻脈性ショック
［解説：ショックの基礎知識と輸液療法］
① ショック時の循環動態　② ショックの分類　③ ショック時の輸液療法
❖ Pros & Cons ●ショックの定義に低血圧は必要ない？

2 意識障害 ——————————————————————— 中村俊介 ……… 77
［問題解決型ケーススタディ］
［解説：意識障害患者への初期診療と輸液療法］
① 意識障害患者および脳卒中患者の初期診療　② 意識障害患者への輸液のポイント
❖ One More Experience ●全身痙攣＋低血糖　●意識障害の原因はアルコール？ それとも…？
❖ Pros & Cons ●一過性脳虚血発作（TIA）　●抗てんかん薬

3 呼吸不全 ——————————————————————— 石田順朗 ……… 86
［問題解決型ケーススタディ］
［解説：呼吸不全患者への輸液療法］
① 呼吸不全における輸液の考え方　② 本症例から学べること
❖ One More Experience ●肺水腫では臥位は厳禁！
❖ Pros & Cons ●ALI/ARDSの輸液管理　●ALI/ARDSへのアルブミン投与の効果

4 高体温
真夏に来院した，寒さを訴える高体温の高齢者 ——————— 後藤庸子 ……… 96
［問題解決型ケーススタディ］
［解説：高体温患者への輸液療法］
① 水分の出納バランス　② 高体温の原因と脱水　③ 体温・気温上昇による不感蒸泄の増加
④ 病態による不感蒸泄の変化　⑤ 発汗によるNaの喪失量　⑥ 脱水の診断指標　⑦ 加齢と脱水
⑧ 加齢と低ナトリウム血症　⑨ 初期輸液のポイント
❖ One More Experience ●初期輸液のポイント
❖ Pros & Cons ●鉱質コルチコイド反応性高齢者低ナトリウム血症について

5 致死的胸痛疾患
特に急性冠症候群と急性大動脈解離について ——————— 田中　圭 ……… 106
［問題解決型ケーススタディ］
症例1：急性冠症候群

［解説：急性冠症候群での輸液療法］
1 心臓カテーテル検査後，急性冠症候群に対する輸液療法　**2** 造影剤使用に対する輸液療法
3 急性冠症候群の合併症に対する輸液療法
［問題解決型ケーススタディ］
症例2：急性大動脈解離
［解説：急性大動脈解離での輸液療法］

6 腹痛・下痢・嘔吐 ——————————————————— 上山裕二 ……118

［問題解決型ケーススタディ］
［解説：嘔吐・下痢患者への輸液療法］
1 脱水の程度と輸液　**2** 嘔吐下痢に伴う脱水の治療
❖ **One More Experience** ● 皮下輸液

7 外　傷 ——————————————————————— 阪本雄一郎 ……126

［問題解決型ケーススタディ］
［解説：外傷患者の初期診療と輸血］
1 重症外傷患者の初期診療　**2** 外傷性ショックの診断　**3** 外傷患者への輸血療法
❖ **One More Experience** ● レベル1システム1000による急速・加温輸液　● 初期輸液療法
による循環動態評価法　● 輸血必要症例の重症度　● 出血性ショックの重症度と血中乳酸値
❖ **Pros & Cons** ● 骨髄路確保の有用性　● 大量輸血療法では新鮮凍結血漿の準備を！　● ア
シドーシス改善に有効な輸液とは？

8 アナフィラキシー ————————————————————— 早野大輔 ……136

［問題解決型ケーススタディ］
［解説：アナフィラキシー患者に対する輸液療法］
1 アナフィラキシーとは　**2** アナフィラキシーの症状　**3** アナフィラキシーの原因物質　**4** ア
ナフィラキシーの治療　**5** エピネフリンの自己注射薬「エピペン®」について
❖ **One More Experience** ● アナフィラキシーの原因は？
❖ **Pros & Cons** ● エピネフリン投与の適応とは？

9 めまい ——————————————————— 丸山泰貴，箕輪良行 ……146

［問題解決型ケーススタディ］
［解説：めまい時の輸液・抗めまい薬の選択］
1 輸液の適応　**2** 使用する輸液，抗めまい薬　**3** 抗めまい薬の選択　**4** めまい時の身体診察
のポイント
❖ **Pros & Cons** ● 中枢性めまいを否定できない場合，MRIを行うべきか？

第2章　主要疾患の輸液管理の実際

1 脱水症，低栄養状態に対する輸液 ——————————————— 小島直樹 ……156
1 脱水症について　**2** 低栄養について
❖ **One More Experience** ● 神経性食思不振症の具体例

contents

❖ **Pros & Cons** ●脱水，低栄養，低アルブミン血症の患者にアルブミン製剤を投与すべきか？

2 急性心不全・心原性ショック ―――― 酒井哲郎 …… 165
❶初期の病態把握 ❷まず十分な酸素投与を ❸急性心不全の病態把握 ❹血圧が保たれた急性心不全の輸液と治療 ❺血圧が低めの急性心不全に対する輸液と治療

❖ **One More Experience** ●急性心不全の具体例
❖ **Pros & Cons** ●フロセミドはボーラス投与か持続投与か？

3 高血糖と低血糖 ―――― 古谷良輔 …… 174
❶測定した血糖値に応じた初期方針 ❷高血糖症へのアプローチ ❸DKA・HHSの治療方針 ❹DKA・HHSの実際の治療戦略 ❺低血糖症へのアプローチ

❖ **One More Experience** ●ケトン体が減らない…？ ●帰宅？ それとも入院？
❖ **Pros & Cons** ●開始輸液変更のタイミング

4 脳血管障害 ―――― 本間正人 …… 183
❶脳血管障害における輸液管理の目的 ❷循環管理の重要性 ❸血圧のコントロール ❹電解質のコントロール ❺脳血管障害における特殊病態の治療

❖ **One More Experience** ●電解質異常の原因は？
❖ **Pros & Cons** ●急性期脳梗塞において膠質液を血漿増量薬として用いた血液希釈療法は有効か？

5 腎不全（急性＆慢性） ―――― 関井 肇 …… 190
❶初療時にどの輸液を選択するか？ ❷乏尿を認めた場合，腎前性，腎性，腎後性を鑑別する ❸高カリウム血症の治療 ❹初期対応後の維持輸液量の考え方 ❺急性腎不全？ or 慢性腎不全？ ❻慢性腎不全患者への維持輸液をどうするか

❖ **One More Experience** ●腎機能障害のある敗血症症例
❖ **Pros & Cons** ●低容量ドーパミンは役に立たない!?

6 重症感染症（→重症敗血症→敗血症性ショック）の輸液療法 ―― 山本武史 …… 197
❶SSCGの基本的な流れ ❷敗血症の血行動態 ❸敗血症性ショックに対する初期輸液 ❹重症感染症，敗血症性ショック時の初期輸液 ❺カテコラミンの投与…タイミングと開始量 ❻抗菌薬の投与…タイミングと薬剤の選択 ❼抗菌薬のde-escalation ❽抗菌薬の中止タイミング ❾SSCGに記載されているその他の支持療法（直接，輸液に関わるもの）

❖ **One More Experience** ●抗菌薬の溶解時に注意すべきこと ●G群溶連菌による敗血症

7 熱傷の輸液療法 ―――― 平塚圭介 …… 205
❶重症度評価 ❷熱傷患者への輸液療法

❖ **One More Experience** ●熱傷の輸液療法の実際例
❖ **Pros & Cons** ●膠質液投与のタイミング ●ビタミンC大量療法 ●熱傷診療のgold standardとは？ ●ガイドラインとの"つきあい方"

救急・ERノート 3

8 心肺停止蘇生後脳症（脳低温療法） ——— 櫻井 淳 ……… 212
① 心肺停止蘇生後のPCAS　② 心停止後脳障害　③ 心停止後心筋機能不全　④ 全身虚血再灌流障害　⑤ 心停止を発症した病態の継続　⑥ 2010年心肺蘇生国際コンセンサスにおける脳低温療法と冷却輸液の急速投与　⑦ 脳低温療法の適応－冷却輸液の急速投与を行うべき症例　⑧ 脳低温療法維持期の輸液
❖ One More Experience ● どこまで治療を行うべきか？　● 敗血症との類似点
❖ Pros & Cons ● 冷却輸液療法は安全か？　● 脳低温療法はどの科が行うべきか？

第3章【Advanced】小児・高齢者への輸液

1 小児の輸液の実際と注意点 ——— 岩崎順弥 ……… 222
① まず何をつなぐか　② どう変更するか　③ 維持輸液
❖ One More Experience ● アセトン血性嘔吐症
❖ Pros & Cons ● 維持輸液は3号液か？ それ以外か？

2 高齢者の輸液の実際と注意点 ——— 寺田泰蔵 ……… 229
① 輸液を行ううえで踏まえておくと有用と思われる知見　② 一般論は成り立つか？　③ 高齢者の輸液を行うにあたって何が本当に重要か？　④ 救急の場面での初期輸液の注意点
❖ One More Experience ● エコーによる循環動態評価を行いながら蘇生を行った例
❖ Pros & Cons ● 多めに行うか？ 控えめとすべきか？

第4章【Expertise】周術期の栄養・輸液管理

1 重症疾患の栄養療法 ——— 永田 功 ……… 236
① 栄養管理の目標　② 栄養管理が必要な患者とは　③ 必要エネルギー量　④ 経腸栄養と静脈栄養　⑤ 血糖管理
❖ One More Experience ● 経腸栄養施行中に嘔吐が出現した1例
❖ Pros & Cons ● 静脈栄養の開始時期

2 周術期（外科） ——— 木庭雄至 ……… 246
① 術前栄養は必要か？　② 術後の栄養・電解質管理　③ 代謝バランスからみた術後の回復過程　④ 手術別の輸液療法について
❖ One More Experience ● 吻合部への負荷と経腸栄養

3 術中輸液 ——— 澤村成史 ……… 251
① 麻酔，手術に伴う生体の変化　② 一般的な術中輸液管理　③ 術中輸液に関する最近の考え方
❖ One More Experience ● 60歳男性の肝内胆管癌の1例
❖ Pros & Cons ● 晶質液 vs. コロイド液

索 引 ——— 258

略語一覧

3D-CTA：3D-CT angiography（三次元脳血管造影）
ABLS：advanced burn life support
ACE：angiotensin converting enzyme（アンギオテンシン変換酵素）
ACEC：Advanced Coma Evaluation and Care
ACS：acute coronary syndrome（急性冠症候群）
ACS：abdominal compartment syndrome
ADH：antidiuretic hormone（抗利尿ホルモン）
ADL：activities of daily living（日常生活動作）
AG：anion gap（アニオンギャップ）
ALI：acute lung injury（急性肺傷害）
ANP：atrial natriuretic peptide（心房性ナトリウム利尿ペプチド）
ARDS：acute respiratory distress syndrome（急性呼吸促迫症候群）
ASPEN：American Society for Parenteral and Enteral Nutrition（米国静脈経腸栄養学会）
A-V ECMO：arterio-venous extracorporeal membrane oxygenation
AVM：arterial venous malformations（脳動静脈奇形）
AVP：arginine vasopressin（アルギニンバソプレッシン）
BEE：basal energy expenditure（基礎エネルギー消費量）
BIG：bone injection gun
BNP：brain natriuretic peptide（脳性ナトリウム利尿ペプチド）
BPPV：benign paroxysmal positional vertigo（良性発作性頭位めまい）
CA：carbonic anhydrase（炭酸脱水素酵素）
CARS：compensatory anti innammatory response syndrome
CHDF：continuous hemodiafiltration（持続的血液透析濾過法）
CNP：c-type natriuretic peptide（C型ナトリウム利尿ペプチド）
CO：cardiac output（心拍出量）
CPM：central pontine myelinolysis〔橋中心髄鞘崩壊（融解）症〕
CRT：capillary refilling time（毛細血管再充満時間）
CS：clinical scenario（クリニカルシナリオ）
CSWS：cerebral salt wasting syndrome（脳性塩類喪失症候群）
CTR：cardiothoracic ratio（心胸郭比）
CVA：cost-vertebral angle（肋骨脊椎角）
CVP：central venous pressure（中心静脈圧）
DCS：damage control surgery
DI：diabetes insipidus（尿崩症）
DIC：disseminated intravascular coagulation（播種性血管内凝固症候群）
DKA：diabetic ketoacidosis（糖尿病性ケトアシドーシス）
ECUM：extracorporeal ultrafiltration method（体外限外濾過法）
EGDT：Early Goal-Directed Therapy
EHEC：enterohemorrhagic E.coli（腸管出血性大腸菌）
ENaC：amiloride-sensitive Na channel（アミロイド感受性上皮型ナトリウムチャネル）
ESPEN：European Society for Parenteral and Enteral Nutrition（欧州静脈経腸栄養学会）
FAST：focused assessment with sonography for trauma

略語一覧

FENa ：fractional excretion of Na
（ナトリウム排泄率）

FFP ：fresh frozen plasma（新鮮凍結血漿）

GFR ：glomerular filtration rate（糸球体濾過量）

HD ：hemodialysis（血液透析法）

HEPEF ：heart failure with preserved ejection fraction

HEREF ：heart failure with reduced ejection fraction

HE ：hydroxyethyl starch
（ヒドロキシエチルデンプン）

HHS ：hyperglycemic hyperosmolar state
（高血糖性高浸透圧状態）

HLS ：hypertonic lactated saline
（高張乳酸食塩液）

HONK ：hyperosmolar non-ketotic coma
（非ケトン性高浸透圧性昏睡）

HUS ：hemolytic uremic syndrome
（溶血性尿毒症症候群）

IABP ：intraaortic balloon pumping
（大動脈バルーンパンピング）

IED ：immuno-enhancing diet
（免疫増強経腸栄養剤）

ISLS ：Immediate Stroke Life Support

IVC ：inferior vena cava（下大静脈）

IVR ：interventional radiology

JVP ：jugular venous pressure（頸静脈圧）

LVAS ：left ventricular assist system
（左心補助装置）

LVEDV ：left ventricular end-diastolic volume
（左室拡張末期容量）

LVESV ：left ventricular end-systolic volume
（左室収縮末期容量）

MAP ：mean arterial pressure（平均動脈圧）

MIC ：minimum inhibitory concentration
（最小発育阻止濃度）

MRHE ：mineralocorticoid responsive hyponatremia of the elderly
（鉱質コルチコイド反応性高齢者低ナトリウム血症）

MTP ：massive transfusion protocol

NIPPV（NPPV） ：non-invasive positive pressure ventilation（非侵襲的陽圧換気）

ODA ：objective data assessment
（客観的栄養評価）

ODS ：osmotic demyelination syndrome
（浸透圧性脱髄症候群）

ORS ：oral rehydration salts（経口補液）

PBI ：prognostic burn index（熱傷予後指数）

PCAS ：post cardiac arrest syndrome

PCEC ：Prehospital Coma Evaluation and Care

PCI ：percutaneous coronary intervention
（経皮冠動脈インターベンション）

PCPS ：percutaneous cardiopulmonary support
（経皮的心肺補助装置）

PCWP ：pulmonary capillary wedge pressure
（肺動脈楔入圧）

PEEP ：positive end-expratory pressure
（呼気終末陽圧）

PPN ：peripheral parenteral nutrition
（末梢静脈栄養）

PRTA ：renal tubular acidosis
（近位尿細管性アシドーシス）

PSLS ：Prehospital Stroke Life Support

RAA ：renin-angiotensin-aldosterone
（レニン - アンギオテンシン - アルドステロン）

RCC ：red cell concentrate（濃厚赤血球）

RCT	：randomized controlled trial（無作為化比較試験）	SVV	：stroke volume variation（一回拍出量変化率）
SGA	：subjective global assessment（主観的包括的評価）	TEE	：total energy expenditure（全エネルギー消費量）
SIADH	：syndrome of inappropriate secretion of ADH〔ADH（抗利尿ホルモン）不適合分泌症候群〕	TIA	：transient ischemic attack（一過性脳虚血発作）
		TPN	：total parenteral nutrition（中心静脈栄養）
SIRS	：systemic inflammatory response syndrome（全身性炎症反応症候群）	TPR	：total peripheral resistance（全末梢血管抵抗）
SSCG	：Surviving Sepsis Campaign Guideline	TSS	：toxic shock syndrome（中毒性ショック症候群）
SV	：stroke volume（1回拍出量）	TTKG	：traustubular potassium gradient（尿細管カリウム濃度勾配）
SVRI	：systemic vascular resistance index（全末梢血管抵抗係数）	VF	：ventricular fibrillation（心室細動）

執筆者一覧

❖編集

三宅康史　　昭和大学医学部 救急医学

❖執筆（掲載順）

三宅康史	昭和大学医学部 救急医学	酒井哲郎	昭和大学医学部 内科学講座 循環器内科学部門
清水さやか	聖マリアンナ医科大学病院 腎臓・高血圧内科	古谷良輔	独立行政法人国立病院機構 横浜医療センター 救急科
柴垣有吾	聖マリアンナ医科大学病院 腎臓・高血圧内科	本間正人	鳥取大学医学部 救急災害医学
横手　龍	さいたま赤十字病院 救命救急センター	関井　肇	順天堂大学医学部附属練馬病院 救急・集中治療科
中村俊介	昭和大学医学部 救急医学	山本武史	東京労災病院 救急科
石田順朗	田園調布中央病院 総合診療科	平塚圭介	日本赤十字社医療センター 救急科
後藤庸子	昭和大学病院 総合内科（ER）	櫻井　淳	日本大学医学部 救急医学系 救急集中治療医学分野
田中　圭	富士市立中央病院 心臓血管外科	岩崎順弥	昭和大学 小児科
上山裕二	医療法人倚山会 田岡病院 救急科	寺田泰蔵	那覇市立病院 救急科
阪本雄一郎	佐賀大学医学部 救急医学講座	永田　功	関東労災病院 救急科（集中治療部）
早野大輔	沼津市立病院 救命救急センター	木庭雄至	東大和病院 外科
丸山泰貴	聖マリアンナ医科大学 救急医学	澤村成史	帝京大学医学部附属病院 麻酔・集中治療科
箕輪良行	聖マリアンナ医科大学 救急医学		
小島直樹	公立昭和病院 救急医学科		

総論

いまさら聞けない輸液のキホン

総論 いまさら聞けない輸液のキホン

1 いまさら聞けない輸液療法の基礎知識

三宅康史

Point
- 常にポケットにMRさんが配っている輸液組成一覧を携帯し，初めて聞く輸液製剤は必ずチェックできるようにしておく
- 輸液の必要な患者を前にしたら，確実に1ルート確保できるように腕を磨いておく
- 輸液内容は細胞外液補充液でよいか，スピードはどんどん入れるべきか，それとも絞って病態の把握が先かを全身検索しながら予想する
- 買っただけで満足せず，少なくともこの章だけは何度もくり返し読む

■ はじめに

　ここは，次の章から始まるたくさんの"おいしいTips"を理解しモノにするための，そして昨日までの不勉強を短時間で取り戻すための基礎知識が網羅されております（初期研修医や看護師さんへの勉強会でも十分役立つ内容です）．輸液屋MRさんが配っている**ポケットサイズ輸液組成一覧**を，必ず手に入れてから読み始めてください．

1 晶質液と膠質液：膠質浸透圧の働き

　生理食塩水，ラクテック®，3号液などの**晶質液**と，アルブミン製剤，血漿増量剤などの**膠質液**の違いは，アルブミン，高分子物質など毛細血管内に留まって膠質浸透圧を生み出す溶質の存在である．膠質浸透圧が問題となるのは，"スターリングの仮説"で説明される血管内圧（静水圧：血管外へ押し出す陽圧）と膠質浸透圧（血管内へ引き込む陰圧）のバランスが崩れることによって生じる浮腫にある．

　通常では，動脈側の血管内圧は高く血管外に向かって＋35 mmHgで水分を押し出している．これが静脈側に進むにしたがって＋15 mmHg程度まで徐々に弱まる．一方，血管外に出られない膠質によって血管外（間質）から血管内への膠質浸透圧は毛細血管を通じてほぼ一定で，－25 mmHgで血管内へ引き込む陰圧が存在する．つまり，動脈側の毛細血管では血管外への陽圧により水分が漏出し，静脈に近づくにしたがって膠質浸透圧によって水分が引き戻される．

このバランスがとれているので浮腫が起こらない（図1A）.

　一方，浮腫の形成には2通りある．うっ血性心不全など静脈圧〔前負荷，CVP（central venous pressure），中心静脈圧〕の上昇により静脈側の血管内圧が上昇すると戻ってくる水分が減少し浮腫を生じる（図1B）．また，低栄養，大量出血などの低アルブミン血症などにより，膠質浸透圧が減少しても浮腫が生じる（図1C）．どちらもpitting edema（圧痕浮腫）である（MEMO①を参照）．

　この他，non-pitting edemaとして全身性に起こるのは甲状腺機能低下（粘液水腫：間質の膠質浸透圧上昇が原因なので圧痕を生じない），局所的に起こるのは血管浮腫（アレルギー，敗血症，熱傷などによる血管透過性の亢進）とリンパ浮腫（リンパ節廓清や糸状虫症などリンパ流の滞留）ぐらいである．

MEMO① 2つの浮腫

ベッドサイドで，10秒程度の圧迫によるpitting edema（圧痕浮腫）が40秒以内に元に戻れば（fast edema）低アルブミン血症による膠質浸透圧の低下，戻らなければ（slow edema）うっ血性心不全など静水圧の上昇と鑑別できる．

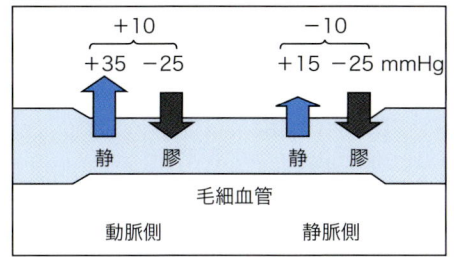

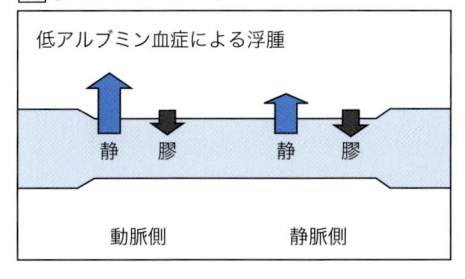

図1　毛細血管壁を介した体液の移動
A）正常時．B）血管内圧上昇時．C）膠質浸透圧の低下時

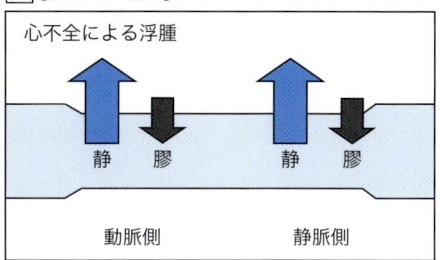

❷ 等張液と低張液：晶質浸透圧による輸液の使い分け

浸透圧といえば，一般的に晶質浸透圧のことをいい，細胞膜という**半透膜**によって細胞内外に生じる圧のことである（図2）．浸透圧はそれぞれのコンパートメントにある溶質，具体的には電解質，糖質，アミノ酸など低分子物質の数によって生じ，この圧差を解消するように水分だけが半透膜を通って移動する．

その基準値は285±5 mOsm/Lであり，その圧に近い輸液を**等張電解質液**（＝細胞外液補充液：生理食塩水，乳酸リンゲル液など），それより低い場合に**低張電解質液**（＝維持液：1～4号液，5％ブドウ糖液など），高い場合には**高張液**（20％ブドウ糖液，3％高張食塩水など）という（図3）．計算式では

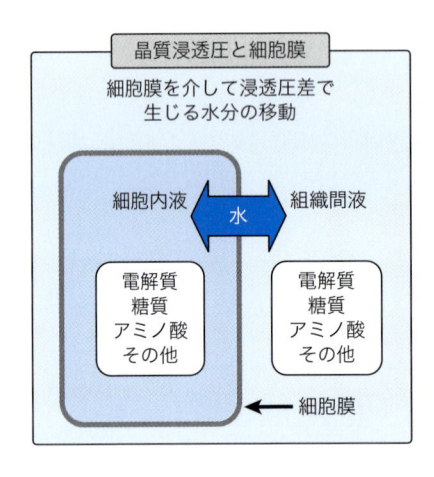

図2　細胞膜（半透膜）を介した晶液浸透圧

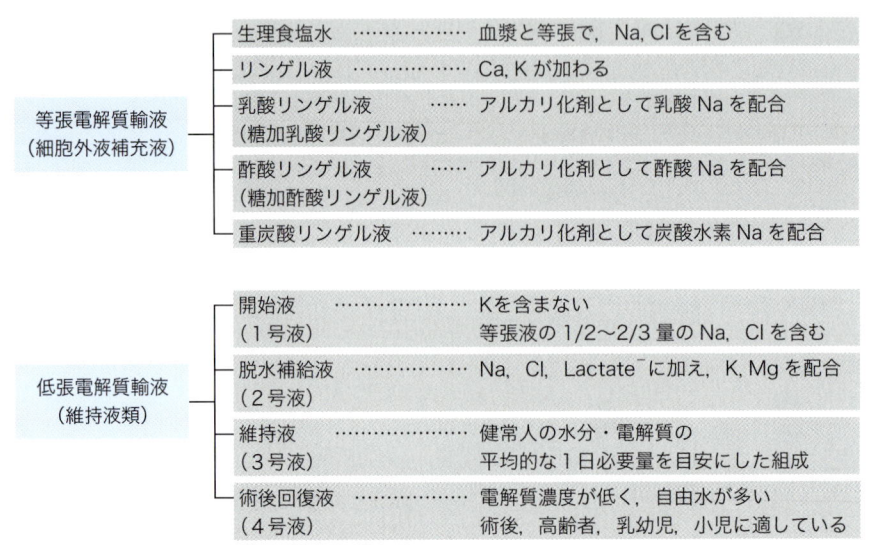

等張電解質輸液（細胞外液補充液）		
	生理食塩水	血漿と等張で，Na, Cl を含む
	リンゲル液	Ca, K が加わる
	乳酸リンゲル液（糖加乳酸リンゲル液）	アルカリ化剤として乳酸 Na を配合
	酢酸リンゲル液（糖加酢酸リンゲル液）	アルカリ化剤として酢酸 Na を配合
	重炭酸リンゲル液	アルカリ化剤として炭酸水素 Na を配合

低張電解質輸液（維持液類）		
	開始液（1号液）	Kを含まない 等張の1/2～2/3量のNa，Clを含む
	脱水補給液（2号液）	Na, Cl, Lactate⁻に加え，K, Mgを配合
	維持液（3号液）	健常人の水分・電解質の平均的な1日必要量を目安にした組成
	術後回復液（4号液）	電解質濃度が低く，自由水が多い 術後，高齢者，乳幼児，小児に適している

図3　等張液と低張液

$$浸透圧（mOsm/L）= 2 \times (Na + K) + 血糖/18 + BUN/2.8$$

で近似され，実測値との差があれば他に浸透圧を作り出す物質（エタノールなど）の存在を予測することが可能となる．慢性的な高血糖時に低ナトリウム血症になってくるのは浸透圧を保とうとする生体反応によることがわかる．

細胞外液補充液は，細胞外液の浸透圧と同等（＝等張）で，細胞外の電解質組成に近似している．急性の出血や体液の喪失，大部分のショック，代謝性アシドーシスなどで使用される（表1）．

低張液には大きく分けて4種類あり，1号液は**開始液**，2号液は**脱水補給液**，3号液は**維持液**，4号液は**術後回復液**とよばれる．その特徴を図4に示す．生理食塩水（電解質の補充）と5％ブドウ糖液（エネルギーとしての糖分と水の補給）を一定の割合で混合したもので，Kを含むかどうかがもう1つのポイントになる．これらの低張液は"その名が示す通り"に使うというよりも，臨床現場で脱水の程度，血糖値，電解質，心機能，腎機能など患者の状態に合わせて選択するのが通例である．

MEMO ② 脱水と体液喪失の違い

脱水（dehydration）は水が体外に失われている病態で，慢性的に起こるケースが多い．老人の感染症，非労作性熱中症など，高ナトリウム血症で細胞内，細胞外とも水分が失われている病態である．急性に起こるとしたら尿崩症（腎集合管におけるADHの作用が低下し，水分の再吸収が行われず低張尿が大量に排泄される）が典型的．これに対して体液喪失（fluid depletion）は，下痢，嘔吐，出血など電解質を含む体液そのものの喪失をいい，急性に起こるケースが多い．血中Naは失われる体液（MEMO⑨を参照）によって低張～高張までさまざまである．

MEMO ③ ％，mmol/L と mEq/L，浸透圧（mOsm/L），膠質浸透圧

％は100 mLの中に何グラム含まれるかという単位で，5％ブドウ糖液は500 mL（100 mL）の水に25 g（5 g）のブドウ糖を含む．生理食塩水は500 mL（100 mL）にNaCl 4.5 g（0.9 g）を含むので0.9％食塩水となる．

mmol/L（ミリモルパーリッター）は溶液1 Lに溶けている溶質のモル数で，1 L中のmg/溶質の分子量で表される．5％ブドウ糖液なら50,000 mg/180（ブドウ糖の分子量）＝278 mmol/Lで，生理食塩水の場合には900 mg/58.5（NaClの分子量）＝154 mmol/L．イオン化する場合にはmEq/L（メックパーリッター）で表すことができ，NaClの場合，100％電離すればNa$^+$ 154 mEq/L，Cl$^-$ 154 mEq/Lとなる．

浸透圧を作りだすのは1 L中の分子数またはイオンの数でありOsm/Lの1,000分の1の単位のmOsm/L（ミリオスモルパーリッター）という単位で表される．5％ブドウ糖液なら50,000 mg/180（ブドウ糖の分子量）＝278 mOsm/Lとなりほぼ等張．生理食塩水の場合には900 g/58.5（NaClの分子量）＝154であるが100％

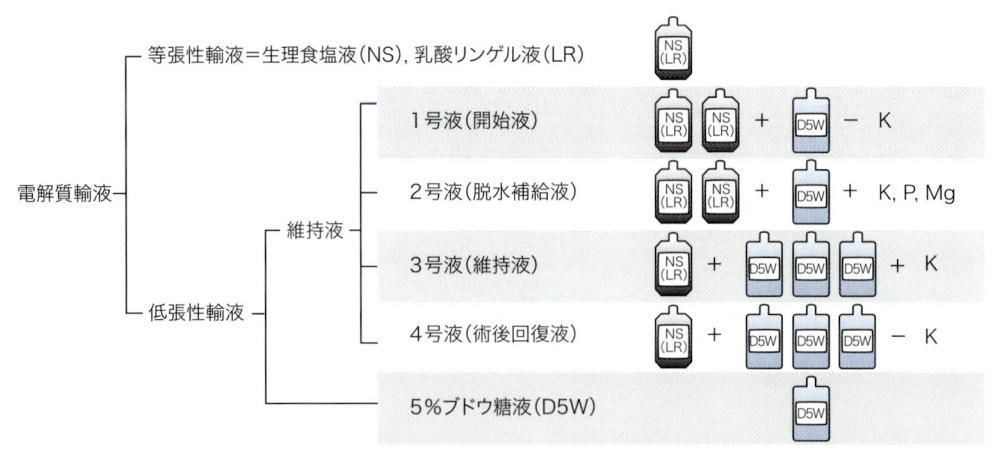

図4　低張液の組成とその特徴（文献1より転載）

電離するとイオンの数は倍になり154×2＝308 mOsm/Lとなり少しだけ高張になる（現実には85％程度電離しており表示されている浸透圧比は285 mOsm/kg・H₂O）。

MEMO ❹　たくさんの脇役とその特徴

　等張液には生理食塩水を始め乳酸リンゲル液，酢酸リンゲル液などの主役がいるが，これに少しだけ糖類を足して細胞外液の補充だけでなくエネルギーも供給しようというのが糖加乳酸（酢酸）リンゲル液である．加えられる糖の種類（ブドウ糖，マルトース，ソルビトール）と濃度（フィジオ®140のみ1％ブドウ糖かつNa140 mEq，その他は5％）がいろいろある．長時間の手術，細胞外液の補充とともにエネルギーも補給したいが高血糖は回避したい，などで選択する．また低張液では3号液に多くのオプションがあり，糖の種類と濃度（最大で12.5％ブドウ糖含有，すなわち500 mL 1本で250 kcalのエネルギー供給可能）で使い分けることになる．さらにアミノ酸（糖加アミノ酸液）や，欠乏により代謝性アシドーシスを生じる危険がある水溶性ビタミンのビタミンB1を加えた製剤（ビタミンB1・糖加アミノ酸液）もある（表2）．

❸ 投与された輸液の行先

　等張液（細胞外液補充液）は，その呼び名の通り投与直後は細胞外（血管内と間質）に分布する．これに対し5％ブドウ糖液（維持液）は細胞内外を分かたず全体に一様に分布する（図5）．5％ブドウ糖液は浸透圧比はほぼ1であるが，血管内に投与されるとブドウ糖は代謝されてエネルギーになり，残るは水分のみになる．すなわち水の補充そのものである．1～4号液は生理食塩水と5％ブドウ糖液の割合通りに細胞外と全体へ分布する．

表1 各種細胞外液補充液

■ 細胞外液補充液

製品名	会社名	容量 (mL)	糖		電解質 (mEq/L)					pH	浸透圧比 (約)	熱量 kcal/L
			糖質	w/v%	Na^+	K^+	Ca^{2+}	Cl^-	Lac^-			
ソルラクト®輸液	テルモ	250,500,1,000			131		3	110	28	6.0〜7.5	0.9	
ラクテック®注	大塚工場	250,500,1,000			130		3	109	28	6.0〜8.5	0.9	
ラクトリンゲル液 "フソー"	扶桑	250,500,1,000			130.4		2.7	109.4	27.7	6.0〜7.5	0.8〜1.0	
ハルトマン液「コバヤシ」	アイロム	500	―	―	130	4	3	109	28	6.0〜7.5	0.7〜1.1	―
ハルトマン液-「HD」	ニプロP	500			131		3	110	28	6.0〜7.5	1	
ハルトマン液pH8-「HD」	ニプロP	500,1,000			131		3	110	28	7.8〜8.2	1	
ニソリ®輸液	マイラン	500			130		3	109	28	6.5〜7.5	0.5〜1.4	
ソルアセト®F輸液	テルモ	500,1,000			131					6.5〜7.5	0.9	
ヴィーン®F注	興和創薬	500,1,000	―	―	130	4	3	109	Ace^- 28	6.5〜7.5	1	―
ソリューゲン®F注	アイロム	500			130					6.5〜7.5	0.8〜1.0	
ビカーボン®輸液[*1]	味の素製薬	500	―	―	135	4	3	113	HCO_3^- 25	6.5〜7.8	0.9〜1.0	―
ソルラクト®hD輸液	テルモ	250,500			131			110		4.5〜7.0	2	
ハルトマンD液「小林」	アイロム	500	Glu	5	131		3	110	28	4.1〜4.9	1.8〜2.2	200
ラクテック®D輸液	大塚工場	500			130			109		3.5〜6.5	2	
ソルアセト®D輸液	テルモ	250,500			131					4.0〜6.5	2	
ヴィーン®D注	興和創薬	200,500			130					4.0〜6.5	2	
ソリューゲン®G注	アイロム	500	Glu	5	130	4	3	109	Ace^- 28	4.0〜6.5	1.8〜2.1	200
ペロール®注	マイラン	300,500			130					4.0〜6.5	1.8〜2.1	
リナセート®輸液	味の素	500			130					4.0〜6.0	2	
アクメイン注	光	500			130					4.0〜6.0	2	
ソルラクト®S輸液	テルモ	250,500			131		3	110	28	6.0〜7.5	2	
ラクテック®G輸液	大塚工場	250,500,1,000	Sor	5	130	4	3	109	28	6.0〜8.5	2	200
ラクトリンゲルS注「フソー」	扶桑	200,500			130.4		2.7	109.4	27.7	5.5〜6.5	1.8〜2.0	
ニソリ®・S注	マイラン	500			130		3	109	28	5.0〜7.5	1.5〜2.4	
ソルラクト®TMR輸液	テルモ	250,500			131		3	110	28	3.5〜6.5	1	
ボタコール®R輸液	大塚工場	250,500			130		3	109	28	3.5〜6.5	1.5	
ラクトリンゲルM注「フソー」	扶桑	200,500	Mal	5	130.4	4	2.7	109.4	27.7	4.5〜6.0	1.4〜1.5	200
ヒシラック®M液	ニプロP	500			130		3	109	28	4.0〜6.0	1.3〜1.5	
ニソリ®M注	マイラン	250,500			130		3	109	28	3.5〜6.5	1.4〜1.5	
フィジオ®70輸液	大塚工場	250,500	Glu	2.5	70	4	3	52	Ace^- 25	4.7〜5.3	1	100
フィジオ®140輸液[*2]	大塚工場	250,500	Glu	1	140	4	3	115	Ace^- 25	5.9〜6.2	1	40

Glu：グルコース，Sor：ソルビトール，Mal：マルトース
*1 ビカーボン®輸液はその他にMg^{2+}　1 mEq/L，$Citrate^{3-}$　5 mEq/Lを含む
*2 フィジオ®140輸液はその他にMg^{2+}　2 mEq/L，$Gluco^-$　3 mEq/L，$Citrate^{3-}$　6 mEq/Lを含む

総論

いまさら聞けない輸液のキホン

表2　各種3号液とその特徴

■ 維持液（3号液）

製品名	会社名	容量(mL)	糖		電解質(mEq/L)						pH	浸透圧比（約）	熱量 kcal/L
			糖質	w/v%	Na$^+$	K$^+$	Mg^{2+}	Cl$^-$	Lac$^-$	H$_2$PO$_4^-$			
ソルデム®3輸液	テルモ	200,500	Glu	2.7	50	20	—	50	20	—	4.5〜7.0	0.9	108
KN3号輸液	大塚工場	200,500									4.0〜7.5	1	
フルクトラクト®注	大塚工場	200,500	Fru								4.0〜7.5	1	
ソルデム®3A輸液	テルモ	200,500,1,000									5.0〜6.5	1	
ソリタ®T3号輸液	味の素製薬	200,500									3.5〜6.5	1	
ハルトマン-G3号輸液	アイロム	200,500	Glu	4.3	35	20	—	35	20	—	4.0〜6.0	1.0〜1.6	172
ユエキキープ輸液	光	200,500									5.0〜7.0	1	
ヒシナルク®3号輸液	ニプロP	200,500									3.5〜6.5	1	
ソルデム®3AG輸液	テルモ	200,500	Glu	7.5	35	20	—	35	20	—	5.0〜6.5	2	300
ソリタ®T3号G輸液	味の素製薬	200,500									3.5〜6.5		
ソルデム®3PG輸液	テルモ	200,500	Glu	10	40	35	—	40	20	P 10mmol/L	4.0〜6.0	3	400
10％EL-3号輸液	味の素製薬	500											
EL-3号輸液	味の素製薬	500	Glu	5								2	200
フィジオ®35輸液*	大塚工場	250,500	Glu	10	35	20	3	28	Ace$^-$20	P 10mmol/L	4.7〜5.3	2.3	400
グルアセト®35注*	アイロム	250,500						28	Ace$^-$20	P 10mmol/L	4.7〜5.3	2.4〜2.5	
フィジオゾール®・3号輸液	大塚工場	500						38	20	—	4.0〜5.2	2.3	
アステマリン®3号MG輸液	マイラン	500						38	20	—	4.0〜5.2	2.0〜2.9	
KNMG3号輸液	大塚工場	200,500	Glu	10	50	20	—	50	20		3.5〜7.0	3	400
アステマリン®3号輸液	マイラン	500										2.0〜2.9	
ソルデム®4輸液	テルモ	200,500	Glu	2.7	60	10	—	50	20		4.5〜7.0	0.9	108
リプラス®3号輸液	扶桑	200,500	Glu	5	40	20	—	40	20		4.5〜5.5	1.4〜1.5	200
ソルマルト®輸液	テルモ	200,500									4.3〜6.3	1	
アクチット®注	興和創薬	200,500									4.3〜6.3	1	
エスロン®B注	アイロム	200,500	Mal								4.3〜6.3	0.9〜1.0	
ペンライブ®注	マイラン	200,300,500		5	45	17	5	37	Ace$^-$20	10	4.3〜6.3	0.9〜1.0	200
アクマルト輸液	光	500									4.0〜6.0	1	
アルトフェッド®注射液	扶桑	200,500									4.5〜6.0	0.9〜1.0	
ヴィーン®3G注	興和創薬	200,500									4.3〜6.3	1.5	
アセトキープ®3G注	アイロム	200,500	Glu								4.3〜6.3	1.3〜1.7	
アセテート維持液3G「HK」	光	200,500									4.3〜6.3	1.4〜1.6	
クリニザルツ®輸液	アイロム	200,500	Xyl	5	45	25	—	45	Ace$^-$20	10	5.0〜6.5	1.5〜1.8	200

＊フィジオ®35輸液，グルアセト®35注はその他にCa^{2+}　5 mEq/L，Gluco$^-$　5 mEq/Lを含む

　　膠質液（アルブミン製剤，血漿増量剤）は，前述した通り血管内のみに分布し直接血管内容量を増やし，膠質浸透圧を上げる（図5右）．やがて分解されたり，代謝を受けずに尿中へ排泄される．

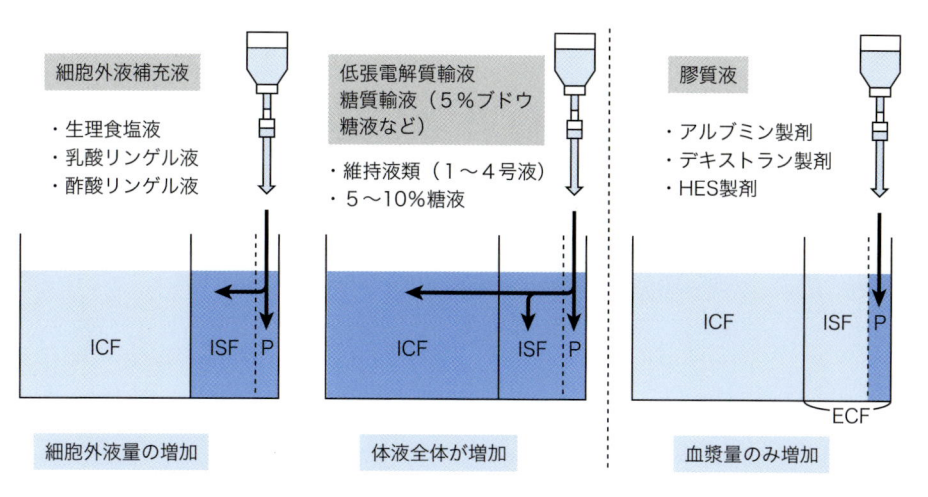

図5　細胞外液補充液と5％ブドウ糖液の投与後の分布（右は参考：膠質液の分布）
ICF：細胞内液，ISF：組織間液，P：血漿，ECF：細胞外液

細胞外液補充液
・生理食塩液
・乳酸リンゲル液
・酢酸リンゲル液

低張電解質輸液
糖質輸液（5％ブドウ糖液など）
・維持液類（1〜4号液）
・5〜10％糖液

膠質液
・アルブミン製剤
・デキストラン製剤
・HES製剤

細胞外液量の増加　　体液全体が増加　　血漿量のみ増加

MEMO 5　体内の水と電解質の分布

ヒトの体重の60％が水分である．そのうち2/3が細胞内（体重の40％）に，1/3が細胞外（体重の20％）に分布している．細胞外液は3：1の割合で間質（細胞間液ともいい体重の15％）と血管内（血漿のことで体重の5％）に分布する．血管内には赤血球などの細胞もあり，体重の8％といわれる血管内容量は血球成分（細胞内）3％＋血漿成分（血管内）5％（だからHtは37.5％！）からなる．なお，細胞内のイオンの主体はK$^+$，HPO$_4^-$，細胞外はNa$^+$とCl$^-$である．

MEMO 6　輸液製剤の投与ルート

下肢静脈血栓防止のために，透析用シャントや外傷のない側の上肢に留置するのが基本．緊急時にはまずは薬剤投与のための血管確保を優先し，ゲージにはこだわらなくてよい．ただし，1本目の失敗はその後の手際にも影響する．また，点滴留置上肢からの採血を避ける．ブドウ糖ベースでは12.5％まで末梢から投与できる高濃度糖加3号液もあり，返ってきた検査結果から思わぬ電解質異常と高血糖に驚くことになるので…．

MEMO 7　水分と電解質の1日必要量＋不足分

体重別の時間あたり必要水分量（点滴スピード）を示す（表3）．これを24倍すると1日必要量となる．必要電解質は尿中排泄量に基本的に一致する．そして体重60kgの成人では3号液500mL×5本分が1日必要水分と電解質量となることも覚えておく（図6）．必要な1日分の維持量をオーダーしたうえで，足りない水分または電解質を別途計算して側管から追加する．現実的には1日のin-out balance

〔点滴量＋飲食（＋代謝水）－尿量－不感蒸泄〕，体重変化（絶対的変動），CVP，エコーによる下大静脈幅とその呼吸性変動の程度（相対的変化）により総合的に判断する．もちろん，浮腫や腹水・胸水のようにいわゆるサードスペース（非機能相）への体液の貯留（増加や機能相への戻り）も考慮に入れる必要がある．

MEMO 8 不感蒸泄と汗，代謝水

不感蒸泄は15 mL/kg/日程度で，60 kgの人で何もしなくても1日900 mL失われる．発熱，高温多湿環境では不感蒸泄も増加するが，これとは別に発汗は1日3,000 mL以上にもなることがある．代謝水は体内で栄養（糖，タンパク質，脂質）が酸素を用いてエネルギー（ATP）に変換されるときに二酸化炭素とともに生じる水のことで，だいたい600 mL/日である．

表3　体重別時間あたりの点滴スピードと1日に必要な水分量

点滴スピード（mL/時）の計算式

（～10 kgまで）　＝ 4 ×（体重kg）
（10～20 kg）　　＝ 40 ＋ 2 ×（体重kg － 10）
（20 kg～）　　　＝ 60 ＋（体重kg － 20）

体重（例）	時間あたりの点滴スピード（mL/時）	1日必要量（mL）
5 kg	4 × 5 ＝ 20	20 × 24 ＝ 480
10 kg	4 × 10 ＝ 40	40 × 24 ＝ 960
15 kg	40 ＋ 2 ×（15 － 10）＝ 50	50 × 24 ＝ 1,200
20 kg	40 ＋ 2 ×（20 － 10）＝ 60	60 × 24 ＝ 1,440
40 kg	60 ＋（40 － 20）＝ 80	80 × 24 ＝ 1,920
60 kg	60 ＋（60 － 20）＝ 100	100 × 24 ＝ 2,400
80 kg	60 ＋（80 － 20）＝ 120	120 × 24 ＝ 2,880

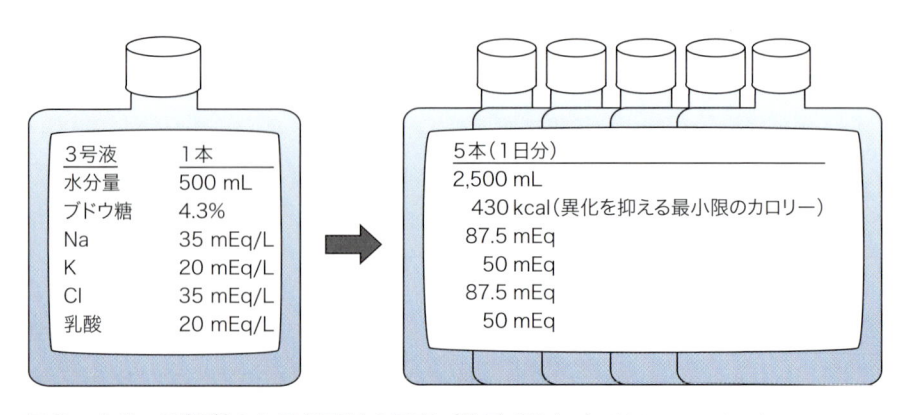

```
3号液       1本
水分量      500 mL
ブドウ糖    4.3%
Na          35 mEq/L
K           20 mEq/L
Cl          35 mEq/L
乳酸        20 mEq/L
```
→
```
5本（1日分）
2,500 mL
  430 kcal（異化を抑える最小限のカロリー）
 87.5 mEq
   50 mEq
 87.5 mEq
   50 mEq
```

図6　水分，電解質の1日必要量の目安（体重60 kg）（文献1より転載）

❹ 輸液療法の適応

輸液が必要なケースは以下の3つ．

①水分，電解質，栄養に加え，血液そのものの補充が必要な場合
②すぐに経静脈的な薬剤投与が必要な場合
③緊急の適応はないが，今後何かあった場合に前負荷，必要な緊急薬剤を確実に投与するため

❶ 補助輸液の適応

不足分については，水分（H_2O）と体液（電解質やアルブミンも含む）に分けて考えるとよい．体重減少，高ナトリウム血症，BUNの上昇は水分不足を示唆するが，慢性的変化（消耗，水分摂取不足＋不感蒸泄）で生じていることが多い．一方体液喪失は比較的急速な出血（消化管出血，外傷，手術侵襲），下痢・嘔吐，ドレーン排液（比較的大量）などで起こることが多く，水分とともに電解質（場合によっては血液成分）の喪失が起こる．ただし，初期には電解質，血液データの異常は明らかにはならず，その後細胞内からの水分の補完により貧血，低アルブミン血症，低ナトリウム血症などが出現してくる．

輸液成分の過剰摂取で問題になるのは糖尿病患者の高血糖による影響と透析患者の水分およびKの過剰摂取であろうか．摂取不足としては高齢者の感染症による食欲低下や発熱，小児の急性胃腸炎（RSやロタなどのウィルス）による下痢・嘔吐などでみられる水分や電解質不足がある（特殊な病態についてはMEMO⑩参照）．

❷ 急患への初期輸液の対応

第1選択は細胞外液補充液である．小児や脱水があって腎機能が悪そう（高カリウム血症や急性腎不全が疑われる）な場合には1号液，心不全が疑われる場合には5％ブドウ糖液を準備する．これらは原則であって，初期から大量に点滴の負荷を要さない場合には，**点滴スピードを絞ればどれを選んでもよい**．重要なことは**できるだけ早く病態を把握**し，足りないもの，過剰なものは何か，補充すべきものは何かを決めて，的確に対処してくことである．

> **MEMO ⑨ 失われる体液の組成**（表4）
>
> 目安ではあるが，喪失量を掛け合わせて，ある程度の喪失電解質量を推測する．嘔吐では胃酸（H^+）が，下痢では腸液（HCO_3^-）が失われるので，酸塩基平衡にも影響する．

> **MEMO ⑩ 特殊な病態（副腎不全，SIADH，水中毒，CSWS，DI）**
>
> 低ナトリウム血症を生じる病態に副腎不全，SIADH（抗利尿ホルモン不適合分泌症候群），水中毒，CSWS（脳性塩類喪失症候群）などがある．

副腎不全では，ステロイドの分泌低下により，Na低下とともに低血圧，低血糖などがみられる．糖質コルチコイドだけでなく鉱質コルチコイドの低下で腎におけるNa再吸収が減り，血管内容量の低下と低ナトリウム血症が生じる．ステロイドの補充が必要となる．
　SIADHは肺の感染や脳血管障害などで異所性のADH分泌が亢進し，腎集合管における水の再吸収が亢進，低ナトリウム血症と体内水分量の増加が起こる．水分制限と原疾患の治療が必要となる．
　水中毒は精神疾患とその治療薬により，水分摂取が異常に亢進した状態である．通常腎機能が正常の場合，10L程度の水分負荷までは処理できるが，それ以上の水を毎日飲み続けることで生じる．水制限と飲水行動の強迫観念のコントロールが必要となる．
　CSWSでは中枢神経障害で生じる腎におけるNa再吸収障害が起こる．尿中Naの増加とともにNa利尿により脱水を生じる．ステロイドの静脈内投与とそれに続く鉱質コルチコイドの内服（フルドロコルチゾン）を継続し，治療を行う．これらは，臨床経過に加え尿中Na排泄量と体内水分量の過剰/低下で鑑別する．
　DI（尿崩症）は高ナトリウム血症と体内水分量の低下を特徴とし，重症中枢神経障害などで起こる．SIADHの逆で視床下部でのADHの産生低下が原因．治療はピトレシン®の補充（点滴，筋注，点鼻など）を行う．

表4　失われる体液の成分

	Na$^+$ (mEq/L)	K$^+$ (mEq/L)	Cl$^-$ (mEq/L)	HCO$_3^-$ (mEq/L)	消失部位
汗	30〜50	5	45〜55	—	体表
唾液	9	25	10	15	口腔内
胃液	60	9	85	—	胃管からのドレナージ，嘔吐
胆汁	150〜250	5〜10	40〜80	20〜40	Tチューブ
膵液	120	5〜10	10〜60	80〜120	膵液瘻
小腸液	110	5	100	31	腸管内貯留，小腸瘻
下痢	25〜50	30〜60	20〜40	40	排便（おむつ）
髄液	147	3	113	263	脳室ドレナージ

5 施行後の評価

　前述したように，初期輸液の内容やスピードの決定よりもその後病態を評価し変更する方がずっと重要であるといえる．評価のしかたとしては，
・ここに至るまでの**現病歴**（食事量，ADLなど含む）
・血圧と心拍数（**前負荷，心機能**）

- 四肢の状態（乾燥，浮腫，ツルゴール，湿潤して冷たい皮膚＝低容量性ショック，発赤して温かい皮膚＝敗血症），高体温（**感染症の有無**）
- 低体温（**低栄養**や甲状腺，副腎などの内分泌疾患）
- 心エコー（弁膜症，心筋の動きから**心不全**と心筋梗塞，左室充満度，下大静脈径から**血管内容量**）
- 胸部X線上の心陰影
- 尿量の変化（腎血流量）
- 尿中電解質排泄量
- 尿比重
- 尿糖（電解質の再吸収と喪失の程度と絶対量，尿糖による浸透圧利尿，尿中ケトン体から飢餓・低栄養状態）
- 腎エコー（水腎症＝腎後性腎不全と腎萎縮＝慢性的な腎機能低下）等

を把握し，変更の決め手とする．特に**尿量の増加，意識やバイタルサインの安定化**がわかりやすい．このほか，電解質，血算の変化，**代謝性アシドーシスの改善**が指標になる．輸血や血糖値の補正による影響も加味して，**フィードバックのくり返し**によりその時点での最良の輸液療法を選択することになる．

6 Basic Experience

最後に熱中症による脱水が疑われる2つの症例を紹介する．

症例1

熱中症

- 症　　例：46歳，女性
- 主　　訴：頭痛，嘔吐
- 現 病 歴：猛暑下の日中は売り出し中のスーパーをはしごして激安品を大量に購入．水分は意識的に補充していた．夕方，帰宅してから家事に取り掛かったが，徐々に頭痛が出現し嘔吐をくり返すため，夫に付き添われて救急外来受診．
- 既往歴：なし．
- 来院時現症：バイタルサイン安定，体温36.4℃（腋窩），意識も清明，神経所見も異常なし．腹部症状なし（腹痛，下痢なし，腹部は軟，グル音の亢進なし）．顔色良好，元気は良いが，ときどき嘔吐する．頭痛は我慢できないほどではない．
- 採血結果：電解質（Na，K，Clなど）異常なし，血糖128 mg/dL，CRP陰性．
- 評価と治療計画：機能性頭痛，消化器への感染症も臨床症状から否定的．
- 診　　断：熱中症Ⅱ度（熱疲労）：他の疾患の否定と暑熱環境での肉体労働後に症状出現から．
- 治　　療：経口補水液（ORS）の摂取ができないため，細胞外液補充液の点滴を時間150 mL/時で開始．安静と治療を受けた安心感もあり，3時間後には症状消失．水分＋塩分補給に加え，

暑熱環境での作業を減らすこと，十分な休憩を取ることを指導．抜針後，独歩帰宅となった．外来フォローなし．

症例 2

感染症＋脱水・低栄養＋熱中症（？）

症　　例：82歳，寝たきりの高齢女性
来院理由：猛暑の続く7月下旬，朝になって返事をしなくなった．
現病歴と既往歴：5年前に転んで大腿骨頭頸部を骨折，人工骨頭に置換したが徐々に歩かなくなり，その後脳梗塞も発症．夫とは死別，長男の嫁が在宅ケアを受けつつ面倒をみている．数日前から食欲低下，尿色は濃く，定期的に交換するおむつも軽い．部屋にはエアコンがあるが，暑そうな日には窓を少し開けていた．
現　　症：気道開通，頻呼吸と頻脈，低血圧．意識は痛み刺激でようやく四肢を動かし，痛がる表情をみせる．痩せており，皮膚，口腔粘膜は乾燥，やや体熱感がある．SpO_2＝88％（5 L/時 酸素マスク下）．
検査所見：Hb 12.2 mg/dL，Ht 34％，WBC 13,200 /μL，Na 158 mEq/L，K 5.4 mEq/L，Cl 112 mEq/L，BS 208 mg/dL，BUN 48.3 mg/dL，Cre 2.8 mg/dL，TP 6.8 g/dL，Alb 3.3 g/dL，CRP 8.4 mg/dL　プロカルシトニン陽性．
評価と治療計画：脱水は明らかで，腎機能悪化も疑われる．心機能は不明．感染の起炎菌の検索を行い，低タンパク血症と貧血の有無は脱水の補正後に再評価することとした．BUNとCreの乖離あり．まずは1号液を120 mL/時で開始．意識障害の鑑別に脳血管障害のチェックが必要．画像検査は以下の通り指示．
画像検査：胸部X線：右下葉に肺炎像，CTR 46％．心エコー：壁運動良好．腹部エコー：下大静脈径は呼吸性変動あり血管内容量は低下，両側腎萎縮．頭部CT：陳旧性脳梗塞と脳萎縮．
診　　断：細菌性肺炎とそれに伴う食欲低下，発熱．結果として脱水，低栄養．他に上部消化管出血（疑い），連日の暑さから熱中症の影響も…．
治　　療：心機能は問題なさそうなので，血管内容量の回復と腎血流量を増やす目的で，細胞外液補充液を100 mL/時で尿量が確保されるまで実施した．その後，脱水補正と最小限のエネルギー供給として4号液を60 mL/時で投与した．その他，便潜血，痰の塗抹培養を行った．腎機能が回復しないときの透析と経管栄養の開始にあたって家族と相談．胃粘膜保護薬の投与を開始した．
その後の経過：家族と相談のうえ，透析，気管挿管，胃カメラは行わず．腎不全用経管栄養と広域抗菌薬を開始した．感染を抑え，十分な水分と栄養を供給することで腎血流が維持され，尿量も回復し透析を回避することができた．2週間後に酸素投与なし，経管栄養，おむつの状態で転院．

Pros & Cons 賛成論 反対論

❖ 細胞外液補充液として使うならどちらが有利か．生理食塩水vs乳酸リンゲル液

　生理食塩水のNa，Cl濃度は159 mEq/Lと実際の細胞外液140 mEqより高い．そのためNa（130 mEq），Cl（109 mEq）をより細胞外液成分に近づけるため，H^+を中和する乳酸塩を追加した乳酸リンゲル液が作られた．高Clを抑え，アルカリ化剤としての作用のある乳酸塩を追加することで，細胞外液成分の喪失に伴う循環不全で起こる代謝性アシドーシスを補正できる．しかし，臨床現場で乳酸リンゲル液が有利に作用したというエビデンスは示されていない．ゆえに今でも米国のERでは急患が来たときには大抵生理食塩水が垂れ下がっている．また，生理食塩水は5 mLのガラスアンプルから1,500 mL，2,000 mLのソフトバッグまであり，溶解・希釈液，創洗浄（開栓口にいろいろ工夫あり），透析回路の洗浄など用途は広い．

❖ 乳酸リンゲル液vs酢酸リンゲル液

　それではと，乳酸を酢酸に変えた酢酸リンゲル液も開発された．酢酸イオンも乳酸イオン同様に，アルカリ化剤としての働きがあり，乳酸の代謝が肝中心であるのに対し，酢酸は全身の筋肉で代謝されるため，肝障害時にも有利とされる．代謝性アシドーシスの原因が乳酸性アシドーシスであるため，乳酸の負荷をするのはいかがなものかと考えがちであるが，乳酸性アシドーシスであっても乳酸リンゲル液に含まれる乳酸を時間あたり8 Lまで代謝可能といわれる．すなわち，細胞外液補充液に含まれるアルカリ化剤で代謝性アシドーシスを補正しようなんてのは些細なことで，十分な細胞外液補充液による前負荷，喪失体液の抑制など本筋の治療が代謝性アシドーシスの改善の肝（キモ）であるということになる．だからこそ，アルカリ化剤を含まない生理食塩水との有意差が出ないのもうなずける．

> **MEMO ⓫ 新しい重炭酸リンゲル液はどうだ？**
>
> 　もう答えは出てしまってるみたいだが，乳酸や酢酸ではなく生体内に存在するアルカリ化剤である重炭酸（HCO_3^-）を含有する重炭酸リンゲル液（ビカーボン®：味の素ファルマ社）も販売された．最も生理的な細胞外液補充液といえる．やや高価であるうえ，重炭酸は不安定なため，この輸液は投与前の管理に特に注意を要する．

文献・参考図書

1）「ICUでの病態管理と急変時に役立つQ&A 改訂第2版」（三宅康史 編），羊土社，2009

2）「レジデントノート増刊 輸液療法パーフェクト」（飯野靖彦 編），羊土社，2009
　↑レジデントノートの増刊．飯野教授の幅広い人脈による執筆で，基本から重要症例までを網羅している．

3）「輸液療法の進め方ノート改訂版」（杉田 学 編），羊土社，2009
　↑改訂されてさらに理解しやすくなった．

4）「輸液を学ぶ人のために 第3版」（和田孝雄 他著），医学書院，1997
　↑Basicな入門書

総論 いまさら聞けない輸液のキホン

初期研修医のための基礎知識①
～水バランス・Na・Kの調節

清水さやか，柴垣有吾

■はじめに

　腎臓の能力を考えれば，輸液として体に負荷される液体が，どんな質（電解質・酸塩基組成）や量（水・電解質・酸塩基の絶対量，特に水分量）であっても，尿の組成や量の調整によって，体液の質と量は一定に保たれることがほとんどである．しかし，輸液を必要とするような病的状態では腎機能低下やストレス，薬剤などの影響によって，輸液による水・電解質さらには酸塩基の異常（量的・質的）が生じる．よって，輸液療法を行うにあたっては水・電解質の生理学に関して，基本的な知識をもつことは重要である．

　本項では水・電解質（Na・K）の生理と病理についてその基本を振り返ることとし，次項で酸塩基の基本と血液ガスの解釈を解説する．

1 水と電解質の基礎

❶体液各コンパートメントの組成とその恒常性維持の意義

　水は体重の約60％を占め，その2/3（体重の約40％）は細胞内に細胞内液として，1/3（体重の約20％）は細胞外に細胞外液として存在する．さらに，細胞外液の1/4（体重の約5％）は血管内に血漿として，残りは細胞間質に間質液として存在している．細胞外液も内液も最も多く存在する溶質は電解質であるが，陽イオンは細胞外液ではNaがほとんどを占めるのに対して，細胞内液ではKがそのほとんどを占めている．

　私たちはこの体液環境を一定に保つこと，つまり，体液恒常性の維持が生きていくうえの大前提となっている．体液恒常性の維持とは大雑把にいうと，次の2つを示す．

　① 細胞サイズ（形態）の維持（⇒細胞内液量の維持）
　② 循環の維持（⇒細胞外液量の維持）

❷細胞サイズ（形態）の維持＝細胞内液量の維持

　細胞のサイズを決定しているのが，細胞内の水分量，つまり細胞内液量である．そして，細胞内液量を決定しているのが，細胞内液に存在する浸透圧物質である．水は細胞内液と細胞外

液の浸透圧が等しくなるように分布する．細胞内液ではK（＋それに付随する陰イオン）が，細胞外液ではNa（＋それに付随する陰イオン）が浸透圧物質の中心的存在である．

1）張度とは何か？

　　NaやKのように細胞内外の水分量を規定する浸透圧物質の条件として，細胞膜を通る自由な移動が制限される物質であることが必要で，この条件を満たす浸透圧物質によって形成される浸透圧を有効浸透圧（effective osmolality）あるいは張度（tonicity）とよぶ（図1）．体液中のNaやK，ブドウ糖は細胞膜を自由に通過できないため，その濃度の変化は細胞内外の浸透圧差を生じるため，水の細胞内外の移動を引き起こす．一方，尿素は細胞膜を自由に通過するため，尿素濃度の細胞内外差は生じず，細胞内外の浸透圧差に繋がらないため，水の移動は起こらない．よって，尿素は浸透圧を形成しても張度は形成しない物質である．

2）張度は血清Na濃度に比例する＝血清Na濃度が細胞サイズを規定する

　　溶液中のすべての溶質が浸透圧を形成するが，分子量が小さく数が多く存在する少数の物質で浸透圧のほとんどを占めている．細胞外液中ではNa・K（＋付随する陰イオン），ブドウ糖，尿素で浸透圧のほとんどが形成されるため，血漿浸透圧は表1のように計算される（NaやK濃度を2倍しているのは同量の陰イオン＝多くはClや重炭酸イオンなどを付随しているため．血糖や尿素窒素をそれぞれ18，2.8で割るのは重量濃度を単位体積中の分子数に換算するため）．また，張度は浸透圧物質のうち尿素を除いたもので形成される．正常では血漿中のNaに比べ，Kや血糖，尿素窒素の数は非常に少ないため，無視できる．よって，血漿張度はNa濃度の2倍に近似される．

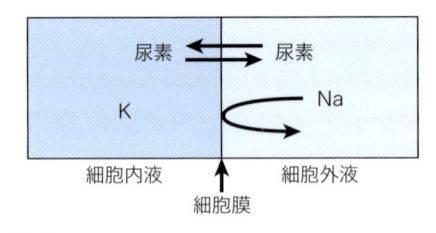

図1　tonicity（張度）の概念
細胞外液ではNa，細胞内液ではKが主として形成する浸透圧が通常は等しく，正味の水の移動はない．しかし，細胞外液（血清）のNa濃度が上昇すれば，細胞外液の浸透圧が上昇するため，水が細胞内から外液に移動する．一方，尿素は細胞膜を自由に通過するため，水の移動は起こらない（＝張度を形成しない）

表1　浸透圧・張度の計算式

- 血漿浸透圧（Plasma Osmolality）（mOsm/kgH$_2$O）
  ＝ 2×（[Na$^+$]＋[K$^+$]）＋血糖（mg/dL）/ 18＋血清尿素窒素（mg/dL）/2.8
- 血漿張度（Plasma Tonicity）（mOsm/kgH$_2$O）
  ＝ 2×（[Na$^+$]＋[K$^+$]）＋血糖（mg/dL）/18
  ≒ 2×[Na$^+$]

❸ 循環の維持＝細胞外液量の維持

循環を担うものは血液であり，その液体成分は血漿である．血漿量は定常状態では血漿をそのコンパートメントに含み，かつ組成がほぼ等しい細胞外液の量に比例することから，循環の維持は細胞外液量の維持に他ならない．前述したように，細胞外液はNaを主とした溶液（≒生理食塩水）であるので，細胞外液量の維持はNa量の維持とほぼ同義である．

・血管壁内外での水の移動を規定する因子：膠質浸透圧と静水圧

アルブミン等の蛋白質は炎症などの病的状態でなければ血管壁を自由に通過できず，血漿（血管内）と細胞間質液の蛋白質濃度は前者が高いため，血管内外の浸透圧差を形成する．実際には，蛋白質自体が形成する浸透圧でなく，蛋白質の電荷が引き寄せるNaイオンなどの電解質の濃度勾配により浸透圧差が形成されている（ドナン平衡）．このような蛋白質によって形成される浸透圧を膠質浸透圧とよぶ．

張度は細胞内外で等しいために細胞内外での水の移動が起こらないようになっているが，膠質浸透圧は常に血管内が高いために，常に血管内に水を引き寄せる力が働くことになる．血管内外での水の移動を正味起こさないようにするためには，これに対抗して血管外（間質）へ常に水を移動させる力が必要となるが，それが血液の静水圧である．静水圧と膠質浸透圧がバランスを取ることにより，血漿量は維持されている（図2）．

❷ 水バランスの調整

● 体内の水分量の調節

体内の水バランスは水の摂取量と排泄量の一致により達成される．主として，前者は**口渇感**，後者は**ADH**により調整される．水バランス，すなわち張度の維持にはこの2つの調節機構がともに作用することが重要である（図3）．ADHは皮質集合管上皮細胞の血管側細胞膜に発現しているADH V_2 受容体に結合して働くことで，細胞質内にとどまっているアクアポリン2を尿細管腔側の細胞膜に移動させることにより尿細管から水を再吸収させる．ADHが全く作用していない状況では最終尿は50〜100 mOsm/Lとなり，ADHが作用することにより最大1,200 mOsm/Lまで濃縮される．また，成人の溶質排泄量は10 mOsm/kg/日と概算され，60 kgと

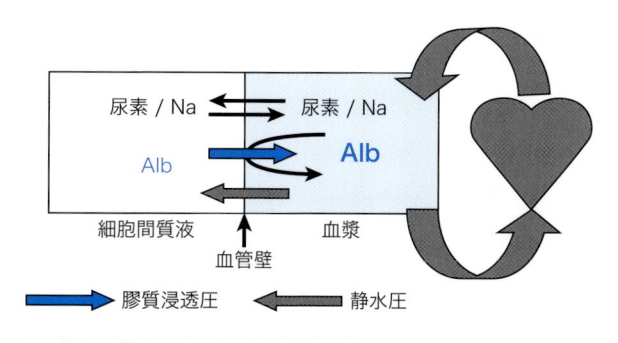

図2　膠質浸透圧と静水圧の概念

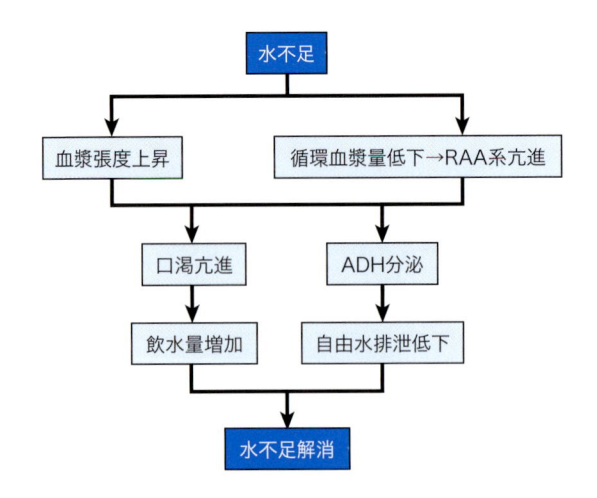

```
           ┌─────────┐
           │  水不足  │
           └────┬────┘
          ┌─────┴──────┐
          ↓            ↓
   ┌──────────┐  ┌──────────────────┐
   │ 血漿張度上昇 │  │ 循環血漿量低下→RAA系亢進 │
   └─────┬────┘  └────────┬─────────┘
         ↓                ↓
    ┌────────┐      ┌─────────┐
    │ 口渇亢進 │      │ ADH分泌  │
    └────┬───┘      └────┬────┘
         ↓               ↓
    ┌─────────┐    ┌──────────┐
    │ 飲水量増加 │    │ 自由水排泄低下 │
    └────┬────┘    └─────┬────┘
         └────────┬──────┘
                  ↓
           ┌──────────┐
           │ 水不足解消 │
           └──────────┘
```

図3　水バランスの調節機構

すると1日600 mOsm/Lである．これから考えると，尿量は600÷50＝12 Lまでの希釈尿を排泄できる．

　ADHの分泌刺激には浸透圧刺激と非浸透圧刺激がある．前者は厳密には浸透圧でなく張度である．非浸透圧刺激には循環血漿量低下が含まれ，その他嘔気，ストレス，精神病，甲状腺機能低下症，糖質コルチコイド欠乏，RAA（レニン－アンギオテンシン－アルドステロン）系亢進，薬剤，肺疾患，中枢神経疾患，腫瘍などがある．血漿浸透圧が280 mOsm/L以上に上昇すると直線的にADH分泌が増加する．これにより尿での水の再吸収が亢進する．295 mOsm/Lを超えると，口渇感が刺激され，かつ循環血漿量減少に伴いADH分泌がさらに亢進する．

　自由水（有効浸透圧物質を含まない溶液）排泄の調整は，尿の濃縮，希釈で行われる．これは，ヘンレ上行脚での能動輸送と対向流系によってもたらされる．希釈は，ヘンレ上行脚への十分な尿流量の確保と水の再吸収を伴わない溶質の再吸収，集合管での希釈尿の維持（ADHが適切に作用しないこと）で行われる．濃縮は，ヘンレループ上行脚での能動的溶質輸送と対向流系による腎髄質高浸透圧の形成・維持とADH作用によりもたらされる．

MEMO❶　自由水とは何か？

　自由水という言葉は非常に混乱を招く言葉である．英語ではfree waterであるが，freeとは「自由」という意味ではなく，「～がない」という意味である．つまり，NaやKなどを含まない「真水」である．多くの体液や輸液製剤は低張液であるが，低張液は等張液と真水を混ぜたものと考えることができる．この真水に相当する部分が自由水とよばれる．

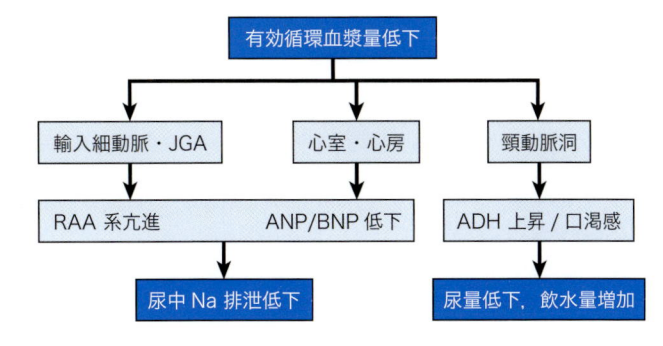

図4　ナトリウム（体液量）バランスの調節

3 Naの調整（図4）

❶体内Na量の調節

　　摂取したNaはそのほとんどが尿中に排泄されることから，Naバランスの調節は腎臓でのNa排泄の調節とほぼ同義である．これは，以下のような系により調整されている．

1）レニン–アンギオテンシン–アルドステロン（renin-angiotensin-aldosterone：RAA）系

　　細胞外液量低下による循環血漿量，血圧低下は腎還流圧低下，交感神経賦活などを介して傍糸球体装置におけるレニン分泌を増加させ，RAA系を賦活する．RAA系の賦活により末梢血管収縮や腎臓でのNa再吸収が亢進し，尿Na排泄が低下する．

2）Na利尿ペプチド系

　　容量負荷による心房・心室の伸展刺激は，Na利尿ペプチド分泌を亢進させ，腎臓の髄質集合管におけるNa分泌を介して尿Na排泄を亢進させる．

3）抗利尿ホルモン（antidiuretic hormone：ADH）系，口渇

　　主に頸動脈洞に存在する容量・圧レセプターは頸動脈圧の低下による交感神経系の刺激を介して視床下部からADHを分泌させる．この刺激はRAA系の亢進と合わせ口渇感を刺激して飲水行動を起こす．

4）物理的因子・尿細管糸球体フィードバック

　　細胞外液量の低下に伴う腎還流圧の減少は自己調節能を介した糸球体細動脈の拡張によるGFR維持機構により近位尿細管でのNaバランスの細かい調整を可能にしている．糸球体尿細管バランスとよばれる機構によりGFRに応じた最終尿のNa量の維持を行っている．また，尿細管糸球体フィードバックによる遠位尿細管へのNa輸送の維持により細かいNa再吸収，排泄の調整が可能となっている．

　　このように多くのセンサーが存在し，細胞外液量の変化を詳細に捉えることが可能となっている．一方，多くのセンサーが動脈系に存在することで，静脈系に偏った分布となる疾患（低アルブミン血症を伴った肝硬変，低心拍出量を伴ったうっ血性心不全等）では誤作動してしまうことがある．

❷Na 濃度異常症の考え方

1）血清 Na 濃度とは何か？

血清 Na 濃度は血液中の Na 総量をその溶液（正確には固型成分と凝固因子を除いた血清）の量で割ったものである．さらに，血管壁を水や Na はほぼ自由に通過できるので，血液と血管外の細胞間質液は平衡状態にあり，血清 Na 濃度は細胞外 Na 総量を細胞外液量で割ったものという言い方もできる．

2）Na 濃度の異常は Na や水の絶対量の異常でなく，浸透圧（張度）の異常である

種々の病態での例を表2に示す．低張性脱水では細胞外液量の低下率（2/12＝17％）に比較して，Na 量の低下率（480/1,680＝29％）が大きいために低ナトリウム血症となるし，心不全では，Na 量の増加率（240/1,680＝14％）に比して，細胞外液量の増加率（4/12＝33％）が大きいために低ナトリウム血症となる．

よって，Na 濃度は Na や水の絶対量とは関係ない．Na 濃度は，細胞外液の Na 量と細胞外液との比あるいは，体液中の Na＋K 量と総体液量の比であって，これはとりも直さず，浸透圧（正確には張度＝有効浸透圧）であるから，Na 濃度異常は浸透圧の異常なのである．

3）体内への Na＋K および水の出入りが血清 Na 濃度を変化させる（図5）

これまでの議論でわかるように，体内への水の出入りはもちろんであるが，Na＋K の出入りも血清 Na 濃度に影響を与える．Na だけでなく，Na＋K というように K の出入りも検討することが重要である．入ってくる水電解質は輸液や食事であり，出て行くものは（多量の発汗・不感蒸泄・下痢・ドレーン排液などがなければ）通常は尿であり，輸液（食事）中や，尿中の（Na＋K）と水＝Na＋K 濃度が血清 Na 濃度の変化を起こす．

水を飲めば体が薄まる，つまり低ナトリウム血症となり，薄い（低張）尿が出れば体が濃くなる，つまり高ナトリウム血症となる．

表2　種々の病態における低ナトリウム血症と細胞外液中総 Na 量との関係

	血清 Na 濃度	細胞外液量		細胞外液　総 Na 量	
正常	140 mEq/L	12 L		1,680 mEq	
低張性脱水	低ナトリウム血症 120 mEq/L	10 L	低下	1,200 mEq	著減
SIADH		12 L	正常	1,440 mEq	減少
肝硬変		14 L	増加	1,680 mEq	正常
心不全		16 L	著増	1,920 mEq	増加

輸液・食事の (Na+K)/水 → 血清 Na 濃度 Na+K／総体液量 → 尿・不感蒸泄の (Na+K)/水

↓

血清 Na 濃度の変化

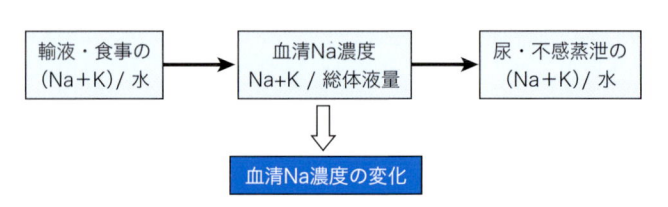

図5　血清 Na 濃度を変化させる要因

❹ 低ナトリウム血症

❶ 低ナトリウム血症の病態と治療の基本的な考え方

　　　結局，Na濃度異常症とは体の濃さ（張度）の異常であり，体の濃さは体内に入ってくるもの（Input）の濃さ（張度）と，出て行くもの（Output）の濃さ（張度）のバランスで決まる．

　　　ここで重要なポイントは，どんなに薄いInputがあっても，それに見合う薄いOutputがあれば，体は薄くならない（低ナトリウム血症にはならない）し，どんな濃いOutputがあっても，それに見合う濃いInputがあれば，やはり低ナトリウム血症にはならないということである．つまり，**低ナトリウム血症の病態は薄いInputと濃いOutputの両方が存在する場合に発症し，高ナトリウム血症の病態は濃いInputと薄いOutputの両方が必要である**．

　　　図6のように，薄いInputの原因として多いのが低張な輸液であり，さらに，食欲低下（Na＋Kの摂取量低下と相対的な水過剰）が続く．濃いOutputの原因として多いのが，相対的な高張尿であるが，これには抗利尿ホルモン（ADH）の相対的過剰がある．ADHの過剰といっても相対的なものであり，抑制されていなければ"過剰"である．つまり，低ナトリウム血症の状況ではADH値が基準値内であっても抑制が十分にされていないという判断となる．ADH相対的過剰はいわゆるADH不適切分泌症候群（SIADH）などより，もっと一般的な原因（高度ストレス・痛み・嘔吐・体液量欠乏・薬剤など）で起こるため，入院が必要な患者の多くがADHの抑制が不十分となると考えるべきである．このような患者において食欲が低下していたり，低張な輸液を行うことで低ナトリウム血症は容易に発症する．また，低張尿が出ていたとしても，Inputよりも量がかなり少ない（不感蒸泄などの他の体液喪失量以上）と体は薄まったままとなるので，腎不全や体液量欠乏による尿量の低下も低ナトリウム血症を助長する．

❷ 低ナトリウム血症の治療（図7，表3）

　　　このことは治療にも応用できる考えである．つまり，**低ナトリウム血症の治療の基本は薄いInputを抑えること，または，濃いOutputを減らす（あるいは薄いOutputを増やす）**こと

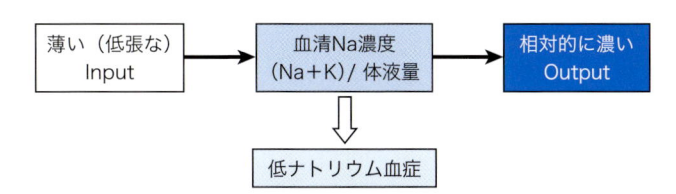

薄いInput	濃いOutput (or 薄いが量が少ないOutput)
・低張な輸液 ・食欲低下＝Na摂取低下 　（＋飲水は保たれる） ・多飲	・相対的に高張な尿（ADHの相対的過剰） ・腎不全（尿希釈障害） ・利尿薬投与（尿希釈障害） ・薄いが量が少ない尿（尿量低下）

図6　低ナトリウム血症の病態とその原因

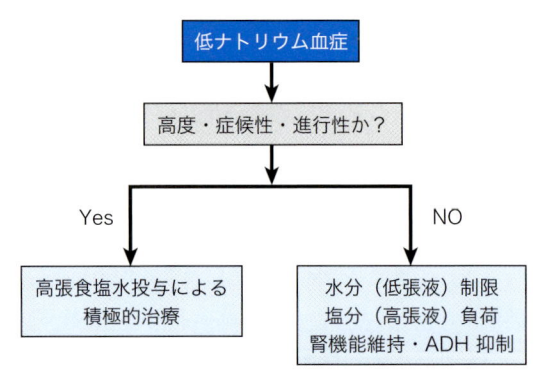

```
                    低ナトリウム血症
                         │
                         ▼
                  高度・症候性・進行性か？
                    │           │
                  Yes           NO
                    ▼            ▼
          高張食塩水投与による    水分（低張液）制限
             積極的治療         塩分（高張液）負荷
                              腎機能維持・ADH抑制
```

図7　低ナトリウム血症の治療の基本的考え方

表3　低ナトリウム血症の治療

	体液量過剰を疑う状況	体液量欠乏を疑う状況
薄いInputへの対応	・水分制限 ・低張輸液・低張経腸栄養水分量の多い食事（粥・汁）の制限	・（等張～）高張液投与 ・塩分制限解除・食塩負荷
濃いOutputへの対応	・ループ利尿薬の投与 ・ADH分泌刺激の解除 　原因薬剤の中止 　原因病態への対処・治療 　抗ADH受容体拮抗薬 ・腎機能の保持 　腎毒性物質の回避 　血圧・体液量の維持	・ADH受容体拮抗薬 　（サムスカ®，フィズリン®）投与 ・ミネラロコルチコイド（フロリネフ®）投与 ・利尿薬の減量・中止

である．

　高度低ナトリウム血症で，中枢神経症状などを有するような症候性の場合や，尿の張度が血液の張度よりも高く，低ナトリウム血症が進行性であることが疑われる場合には高張食塩水による積極的な治療を行う必要がある．

　このような慢性低ナトリウム血症の治療の基本は，薄いInputと濃いOutputへの対応を別々に考えることになる．薄いInputへの対応は体液量の程度で分けて考えて，過剰気味の場合は水分制限（低張輸液の減量・中止），欠乏気味のときは塩分負荷（高張輸液）が基本となる．

1）薄いInputへの対応

　薄いInputへの対応としては，特に体液量過剰を疑う場合は低張な輸液・栄養剤の減量あるいは中止や水制限（食事中の水分の制限＝粥食や汁物の制限も含む）が基本となる．また，体液量欠乏を疑う場合は塩分制限の解除や，これで改善が望めない場合，高張輸液や食事への食塩負荷等が検討される．ただし，体液量過剰を疑う状況があれば，高張輸液投与は必要最小限とし，食塩負荷の場合も水分制限を厳格に行う必要がある．水分制限はどの程度行うべきかは試行錯誤となるが，とりあえずの目安としては以下の指標が用いられる．

例1：食事以外の水分摂取量（L）：10（mOsm/kg）×体重（kg）÷尿浸透圧（mOsm/L）
例2：尿（Na＋K）÷血清Naが＞1なら500 mL，＜1なら1,000 mL[1]

2）濃いOutputへの対応

濃いOutputへの対応の具体的方法としては，まず利尿薬の調整があげられる．まず，サイアザイド系利尿薬は低ナトリウム血症の原因となりやすく，可能なら中止が望ましい．ループ利尿薬は通常の場合，約半等張（Na＋K＝77 mEq/L）の尿が排泄されるため，これよりも濃い尿が出ている場合はループ利尿薬の使用により尿を薄めることができることになる．よって，特に体液量欠乏がない場合によい適応となるが，体液量欠乏が疑われる状況では使用しにくい．体液量欠乏を疑う場合には尿中Naの積極的低下（腎でのNa再吸収増加）を考慮して，ミネラロコルチコイド（フロリネフ® 0.05～1 mg）の投与が奏功することがある．この治療は高齢者の低ナトリウム血症に多く，SIADHと鑑別が難しいとされる鉱質コルチコイド反応性高齢者低ナトリウム血症（MRHE：mineralocorticoid responsive hyponatremia of the elderly）の病態の治療に応用されているものでもある．

濃いOutputを減らすことは尿希釈障害の原因であるADH作用を抑制するか，腎機能低下を改善することにある．後者は多くの場合，非可逆的なことが多く，是正は困難であり，それ以上腎機能を悪化させない（腎毒性物質の回避や腎血行動態の維持）程度しか対処法がない．ADH作用の抑制の方法としては，これまではADH分泌刺激となる原因（薬剤や病態）の是正しかなかった．例えば，ADH分泌刺激をすることが知られているような薬剤の中止や使用回避，痛みや嘔吐などへの対症療法，原病（肺疾患，中枢神経疾患など）の治療などである．しかし，最近，新たな武器が使用できるようになってきている．それが，ADH受容体拮抗薬（通称バプタン，vaptan）である．vaptanは利尿効果が強いため，体液量欠乏が疑われる場合での使用は，高度の多尿による循環不全（低血圧・高張性脱水症）のリスクに注意が必要である．ただし，2011年現在，tolvaptan（サムスカ®）の日本での保険適応は心不全のみで，低ナトリウム血症に使用できるvaptanは肺がんでのSIADHのみに使用可能なmozavaptan（フィズリン®）のみとなっている．

5 高ナトリウム血症

●高ナトリウム血症の病態と治療

高ナトリウム血症についても，低ナトリウム血症と同様の考え方が応用できる．つまり，高ナトリウム血症は濃いInputと薄いOutputの両方が必要である．原因として多いのは意識障害などによる水分摂取量低下（±等張液投与）である．水分摂取量が低下した場合には，生体は腎臓にADHを作用させて，尿量を減らす（しかも濃い尿）ことで高ナトリウム血症を防ごうとする．しかし，発熱等による不感蒸泄，高血糖等による浸透圧利尿，下痢などによって低張な体液の喪失の増加が合併すると低張かつ量の多いOutputが増えて高ナトリウム血症が発症してしまうのである（図8）．

濃いInputが高ナトリウム血症の原因となることは幸いにも少なく，海水溺水（濃い海水を

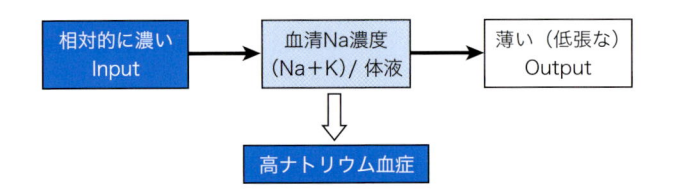

```
    ┌──────────┐     ┌──────────────┐     ┌──────────┐
    │相対的に濃い│ ──> │血清Na濃度      │ ──> │薄い（低張な）│
    │ Input    │     │(Na＋K)/体液   │     │ Output   │
    └──────────┘     └──────────────┘     └──────────┘
                            ↓
                     ┌──────────────┐
                     │高ナトリウム血症│
                     └──────────────┘
```

濃いInput	薄いOutput
・相対的に濃い輸液（等張液・メイロン®等） ・水分摂取低下 　（意識障害・体移動制限・小児など） ・海水溺水	・不感蒸泄の増加 　（発熱・高温環境・火傷・開放創など） ・その他の低張体液喪失 　（下痢・嘔吐・体液ドレナージなど） ・ADHの抑制（尿崩症など） ・浸透圧利尿（高血糖，高カロリー輸液マンニトール・グリセロール投与等）

図8　高ナトリウム血症の病態とその原因

飲み込んでしまう）や高張液投与（重炭酸Na液など），自殺・精神障害での高張液（醤油など）過剰摂取などがある．幸いと言ったのは，濃いInputによる高ナトリウム血症を防ぐためには，濃くて，かつ，Inputに見合う量のあるOutputが必要な点である．実は「濃くて量の多い」尿というのはつくるのが難しい．濃い尿はADHが作用して，水分を再吸収して濃くしているのであって，どうしても尿量が減ることになる．理論的に量が多くて濃い尿を作るためには，尿に溶質を足すということが必要だが，溶質を尿から再吸収することはできても，尿中に分泌することができないのである．さらに，不感蒸泄などの生理的な体液喪失は薄い（低張）ものが多く，これらは病態を悪化させる方向にしか働かない．

　治療としてはInputの対策として，濃いInputを減らす（塩分制限など）か，薄いInputを増やす（5％ブドウ糖液などを投与）ことがあげられ，体液量過剰の場合は前者が，欠乏の場合は後者が適応となる．Output対策としては，前述したように濃いOutputを増やすことは難しい（薄いInputを増やして，それよりも相対的に濃い尿をループ利尿薬などで出させることくらい）ので，薄いOutputを減らすことがメインとなる．具体的には低張液喪失の原因の改善（発熱・下痢・高血糖など原疾患の治療）やADH投与などがあげられる（表4）．

6　Kの調節

●Kバランスの調節

　Kは細胞内液の主要な陽イオンであり，体内総Kの約98％が細胞内に分布している．1日に摂取するKの量は約1～2 mEq/kg（40～120 mEq）であり，摂取したKはまずすべて細胞外液に分布する．Kは細胞内液には3,500 mEq程度存在するが，細胞外液には約50～60 mEq程度しかなく，1日のK摂取量は細胞外液中のK総量よりも多いため，すべてが細胞外液に分布すると高度の高カリウム血症を生じる．これをきたさないためには分～時間単位での細胞内へのKシフトを起こす急性調節が肝要である．また，時間～日の単位での体外排泄で慢性調節

表4　高ナトリウム血症の治療

	体液量過剰を疑う状況	体液量欠乏を疑う状況
濃いInputへの対応	・塩分制限 ・等張液・高張液投与中止 ・低張液（5％Gなど）投与 　（少量か，利尿薬併用）	・より低張液への輸液変更 ・多量の低張液投与
薄いOutputへの対応	・利尿薬投与 　（低張輸液の併用）	・利尿薬中止 ・ADH投与 ・浸透圧利尿の回避 　高血糖の是正 　浸透圧物質投与回避 　（脳浮腫改善薬・造影剤・高カロリー輸液など） ・発熱や下痢への対応

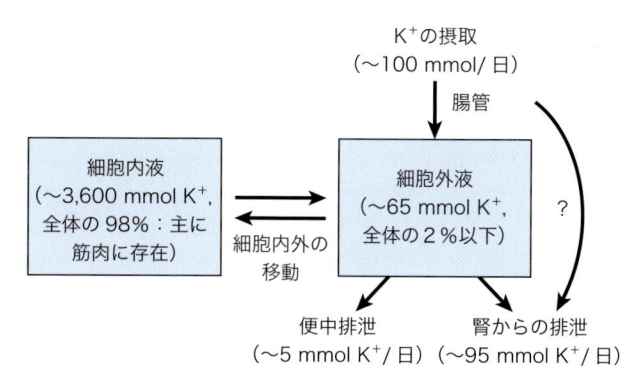

図9　Kの体内収納

を行う．体外排泄の経路としては消化管や皮膚もあるが，便は5〜10 mEq/日，汗は10 mEq/日程度の排泄であり，ほとんどは尿から排泄される（図9）．

1）Kの急性調節機構（図10）

　前述したようにKの急性調節は細胞内へのK移行によって行われる．Kの移行に関与する因子としてはインスリンが最も重要であり，その他にβ_2カテコラミン受容体刺激，甲状腺ホルモン，アルカローシスなどが関与している．逆に，細胞外へのK移行促進因子もあり，それを含めて，以下に示す．

①インスリン

　インスリンはブドウ糖の存在にかかわらずKを細胞内に移行させる．Na/H交換輸送体が活性化され，細胞内Na濃度上昇，二次的なNa/K ATPaseの亢進を通じてKの細胞内取り込みを進める．

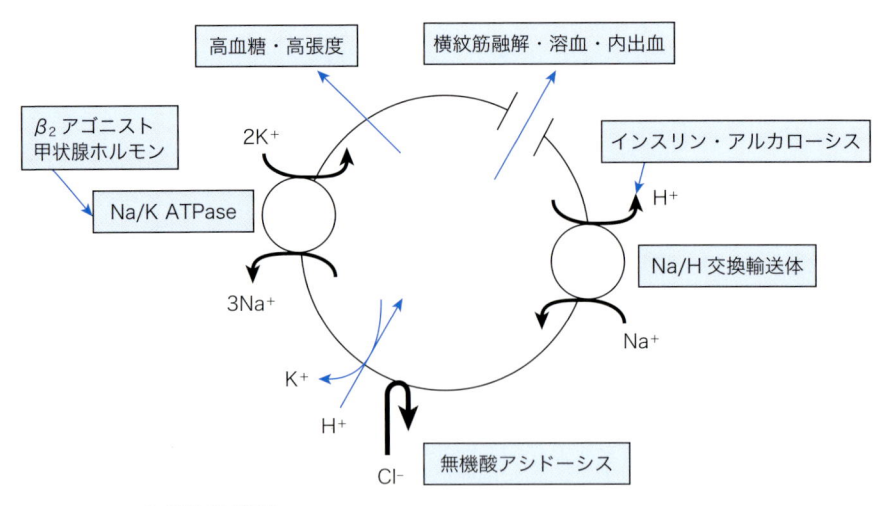

図10　Kの急性調節機構

②β₂カテコラミン（および甲状腺ホルモン）

カテコラミンはβ₂受容体を介してNa/K ATPaseを活性化する．甲状腺ホルモンも同様である（甲状腺機能亢進症に伴う低カリウム血症性周期性四肢麻痺の原因ともなる）．

③酸塩基平衡異常

代謝性アルカローシスの場合，細胞内からH^+が細胞外へ移行するためにNa/H交換輸送体が活性化され，インスリンと同様の経過をたどり，Kの細胞内取り込みを促進する．

ただし，H^+は細胞内に取り込まれるとき，陰イオンを伴わない場合はKを細胞外に放出する．陰イオンを伴って細胞内に取り込まれるときはKの細胞外への移動を起こさない．

また，有機酸アシドーシスの場合は陰イオンを伴って細胞内に入る．尿細管性アシドーシスや下痢などの無機酸アシドーシスは陰イオン（おもにClイオン）は細胞内に入れないため，Kの細胞外への移動を伴う．よってアニオンギャップ正常の無機酸アシドーシスのときはK分布に影響する．

④その他

横紋筋融解症や，溶血などの細胞壊死が起こる場合や高血糖などの高張な状態，サクシニルコリン使用による持続性脱分極，細胞膜のK透過性低下を伴うバリウム中毒，高カリウム血症性周期性四肢麻痺などがあげられる．いずれも細胞外へのK移動を起こす．

2）Kの慢性調節機構

Kの慢性調節はほぼ腎臓で行われる．腎臓では，濾過されたKは近位尿細管でほとんど再吸収され，皮質集合管の主細胞での排泄で主に調整されている（図11）．K欠乏状態では15 mEq/Lまで排泄量を低下させられるが，Na再吸収のためゼロにはできない．このため長期の飢餓では低カリウム血症をきたしうる．

皮質集合管でのK分泌は，尿細管腔の陰性荷電で形成される電位勾配に従う．この陰性荷電は主細胞の尿細管腔側に発現しているアミロイド感受性上皮型Naチャネル amiloride-sensitive Na channel（ENaC）を介したNa再吸収であり，もう1つは非再吸収性の陰イオンの存在で

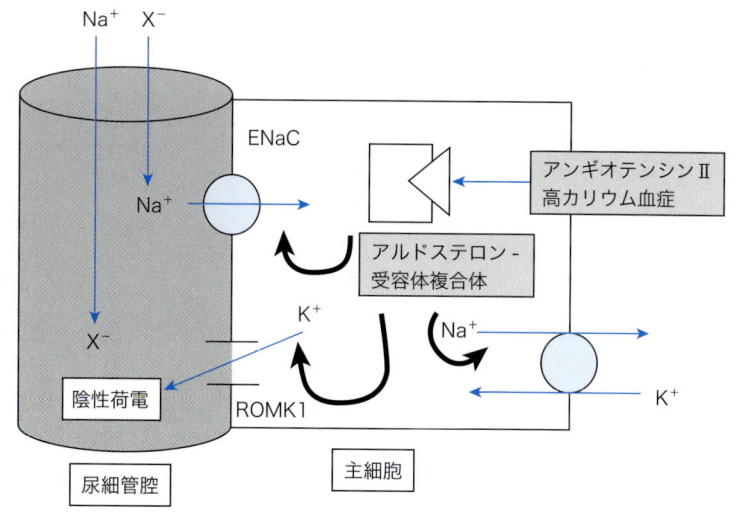

図11　Kの慢性調節機構

　ある．前者によるNa再吸収はアルドステロン作用に依存している．アルドステロンはこのほかにも，同じく管腔側に発現するROMK1の発現の増加，集合管上皮細胞の血管側のNa-K ATPaseの発現の上昇に関与して，尿細管腔へのK排泄を促進する．非吸収性の陰イオンとしては，重炭酸イオンやケト陰イオンがあげられる．例えば代謝性アルカローシスや炭酸水素ナトリウム負荷における重炭酸尿や糖尿病における利尿がK喪失の原因となる．

　以上から，皮質集合管でのKの慢性調節機構では，①Naの皮質集合管への十分な到達，②尿細管腔内陰性荷電の形成，③アルドステロン作用が重要な因子である．

文献・参考図書

1) Ellison, D. H. & Berl, T. : Clinical practice. The syndrome of inappropriate antidiuresis. N Engl J Med, 356 : 2064-2072, 2007

総論 いまさら聞けない輸液のキホン

初期研修医のための基礎知識②
～酸塩基平衡と血液ガスの解釈

清水さやか，柴垣有吾

■はじめに

前項では水バランスと電解質（Na, K）の生理と病理の基本を解説した．本項では引き続き，酸塩基平衡の基本と血液ガスの解釈について押さえておくべきエッセンスを解説する．

1 酸・塩基とは？

酸とはH^+（プロトン）を供与するもの，塩基（アルカリ）とはそれを受取るものと定義され，これらは生体の各種反応に必要不可欠なものである．

酸を陽イオンであるプロトンと陰イオンA^-の化合物として表現すると以下のようになる．

$$HA \Leftrightarrow H^+ + A^-$$

この式からわかるように，酸の存在はプロトンのパートナーとなる陰イオン（A^-）の存在を意味し，逆に，この陰イオンの過剰な存在を証明することで，過剰な酸の存在（＝代謝性アシドーシス）を見出すことができる．この陰イオンが，クロール（Cl^-）や重炭酸（HCO_3^-）以外であれば，普段測定しない陰イオンの濃度が増加し，後述するアニオンギャップ（AG：Anion Gap）が上昇することになる．また，塩基（以下，アルカリ）は，主に弱酸である重炭酸や有機酸（クエン酸など）の塩（えん）であり，肝臓で代謝されて，最終的にHCO_3^-を生じる．このHCO_3^-がプロトンの受容体となるのである．

H^+は種々の蛋白質の陰イオン残基に結合しており，pH＝7.4，つまり，$[H^+]=10^{-7.4}=10^{-7}\times 0.4=40\times 10^{-9}=40$ nmol/Lという濃度で存在する．一方，細胞内液のpHはほぼ7.0であり，全くの中性である．細胞外液のpHが7.4と細胞内液のそれよりも高いのは，細胞内での代謝によって常に生まれるH^+を濃度勾配形成により細胞外へ移動しやすくして，細胞内のpHを一定に保つためである．つまり，重要な代謝活動が行われる細胞内は中性であることが重要である．

細胞内が中性であることの利点の1つは，リン酸やアミノ酸など細胞内の生体構成物質の多くがこのpH下ではイオン化していて，細胞内に留まりやすい（イオン・トラッピング）ことがいわれている．細胞内のpHが酸性になることは，このイオン・トラッピングが破綻し，細

胞内から物質が流出したり，必須の代謝活動を支える各種蛋白質（酵素など）の三次元構造や機能に重大な変化をもたらしたりするため，pHを一定に保つことが重要となる．

❷ 酸の産生

酸はすべての栄養素の代謝によって産生される．そのうち炭水化物・脂肪からは1日12,000〜24,000 mmolの炭酸ガス（CO_2）と水（H_2O）が産生され，換気機能が正常であればCO_2は呼気中に排泄され，体内に酸として蓄積しない（＝**揮発性酸**）．しかし，換気機能が悪く，CO_2が十分に体外に排泄されない場合は

$$CO_2 + H_2O \leftrightarrow H_2CO_3 \leftrightarrow H^+ + HCO_3^- \quad （式1）$$

の反応から，酸を生じ，いわゆる**呼吸性アシドーシス**を呈する．

正常でも炭水化物・脂肪からそれぞれL-乳酸・ケト酸は生成されるが，その生成速度は遅く，その代謝分解速度を上回ることがないので，すぐにCO_2にまで代謝されて，呼気中へ排泄され，酸の蓄積（代謝性アシドーシス）には繋がらない．

一方，蛋白質もその構成物であるアミノ酸20種中13種は中性で，その代謝物は尿素・炭酸ガス・水からなり，換気が正常であれば体内に酸の蓄積は起こらない．しかし，含硫アミノ酸や陽荷電アミノ酸，有機リン酸は最終代謝物としてCO_2以外の酸を生じ，呼気中への排泄ができないため，腎排泄が必要なH^+（＝**不揮発性酸**）を生じることになる．逆に，陰性荷電アミノ酸および一部の有機酸は最終代謝産物として，アルカリ（HCO_3^-）を産生する．差し引きで，結局，不揮発性酸の産生量は1日50〜70 mmolとなる（図1）．つまり，不揮発性酸の産生は1日約1〜1.5 mmol / kg体重であり，これらはすべて腎臓からの排泄を必要とする．このうち，約30 mmolを占める有機リン酸はリン酸塩の形で尿中に排泄される．残りの酸はアンモニウムイオン（NH_4^+）として尿中排泄を受ける．定常状態でも酸の産生量は変化するが，生体ではアンモニア（NH_3）の産生量を調節して，酸排泄を円滑に行っている（酸の産生量が多ければ，アンモニアの産生は普段の約10倍にも達する）．

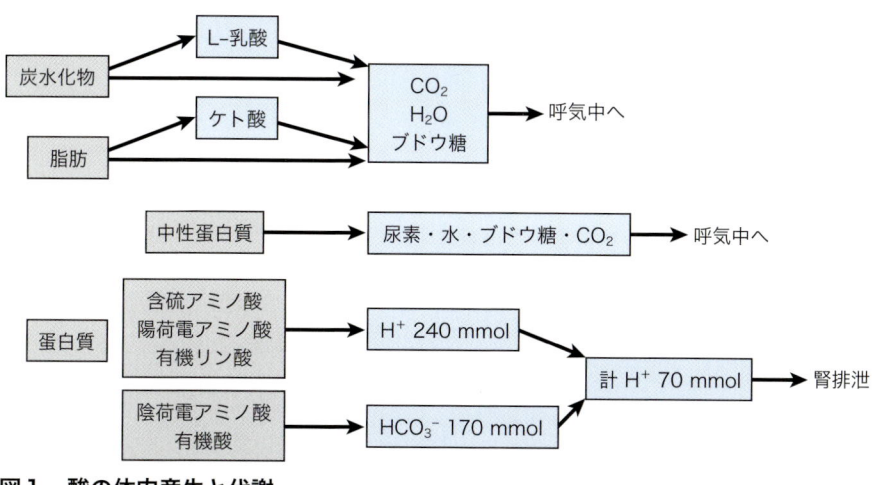

図1 酸の体内産生と代謝

状況によっては，炭水化物や脂肪からも不揮発性酸が生じる．例えば，炭水化物は組織低酸素（ショック・高度貧血・低酸素血症）やビタミンB1欠乏の状態では乳酸の産生をきたし，脂肪はインスリン欠乏やアルコール多飲・長期飢餓などによりケト酸を産生し，代謝性アシドーシスの原因となる．

体重60 kgの人の細胞外液12 L中のH^+は$40 \times 12 = 480$ nmol存在し，細胞内液24 L中のH^+の量は細胞内のpH＝7.0と計算すると約2,400 nmolであり，計約3,000 nmolのH^+が体内に存在する．一方，1日に腎から排泄されるべきH^+は約60 mmol（1 mmol/kg体重）＝60,000,000 nmolと圧倒的に多く，いかに**迅速かつ持続的なH^+の排泄が重要**であるかがわかる．

❸ 酸の処理

前述のように，産生される酸は迅速に処理されなければ，たちまち高度なアシドーシスが生じることになる．不揮発性の酸は最終的には腎で尿中に排泄を受けることになるが，時間のかかるプロセスであり，pHを維持するための緊急避難的な対応が必要である．

この緊急避難的な対応が緩衝作用であり，HCO_3^-や細胞内蛋白質が体内の重要な緩衝物質として働いている．緩衝作用により，急激なpH上昇を回避しつつ，徐々に，しかし，確実に腎臓での酸排泄が進行し，産生された酸は完全に処理されることになる．

まとめると，酸の負荷に対する生体防御機構は以下の通りである（図2）．

① 緩衝作用（秒〜分の単位：緊急避難的対応）
② 換気作用＝呼気中へのCO_2排泄（分〜時間の単位：急性調節）
③ 尿からの酸排泄＝HCO_3^-産生（時間〜日の単位：慢性調節）

❶ 緩衝系（バッファー）の仕組み

緩衝系の意義は酸や塩基の新たな負荷があったときにpHの変化を最小限に抑えるというものである．緩衝物質をB^-とすると，プロトンとの間に以下の平衡式が成立する．

$pH = pK + \log([B^-]/[HB])$ （式2）

ここで，pKは緩衝物質によって規定される定数であり，pHはHBの濃度とB^-の濃度が等しい時にpKの値をとる．プロトンの負荷で最もpHの変化が少ないのが，このpH＝pKの前後であり，このpKが中性（7.0）に近く，量も多いものが緩衝物質として効果的であり，HCO_3^-や細胞内蛋白質（ヒスチジンのイミダゾール基）がこのような条件を満たす（リン酸緩衝系のpKは6.8と最も中性に近く（図3），理想的な緩衝物質であるが，細胞外液中では量がきわめて少なく，細胞外液の緩衝物質としては重要ではない．しかし，細胞内や尿中の緩衝物質としては重要な役割を果たしている）．

HCO_3^-は細胞外液中の緩衝物質のほとんど，細胞内液の約4割を占め，体内で最も重要な緩衝系である．HCO_3^-緩衝系（BBS）の平衡式を以下に示す．

$H^+ + HCO_3^- \Leftrightarrow H_2CO_3 \Leftrightarrow H_2O + CO_2$ （呼気中へ排泄） （式3）

BBSが最も重要な緩衝系である理由は，①**量的に多い**，②**pKが6.1であり7に近い**，ということ以外に，換気が保てる限りCO_2が体外に持続的に排出されることで，式3が常に右へ進

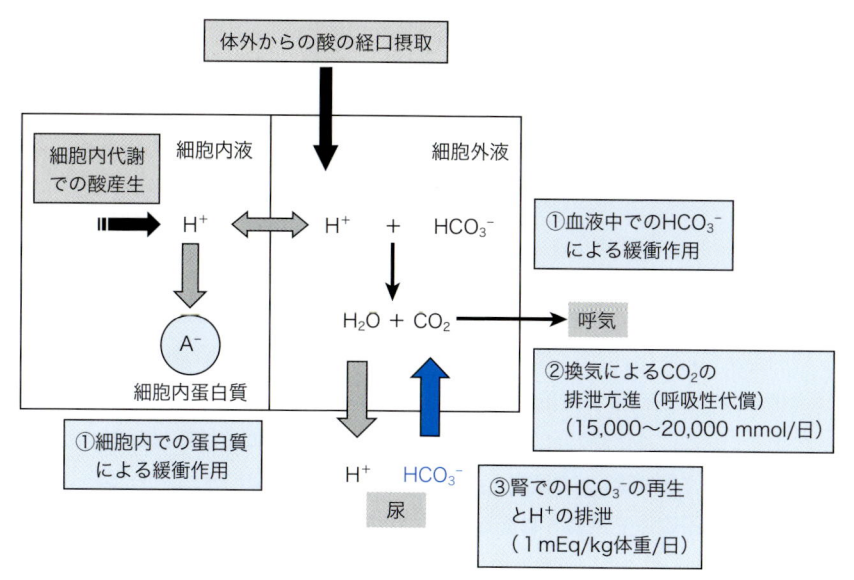

図2　酸の処理・排泄のオーバービュー

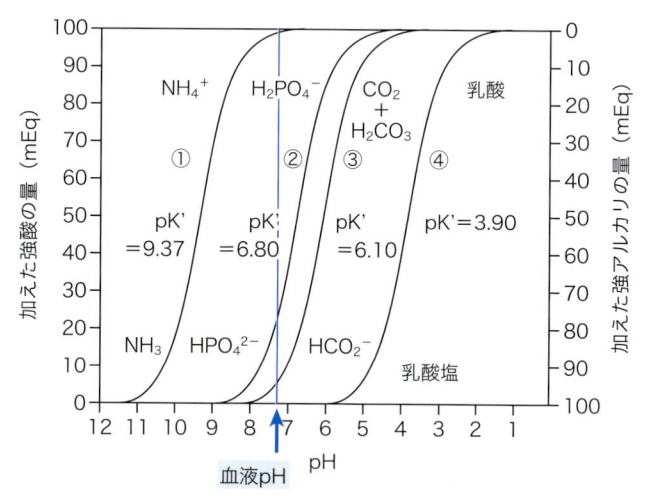

図3　各種緩衝物質とpH
①アンモニア緩衝系，②リン酸緩衝系，③重炭酸緩衝系，④乳酸緩衝系

行する＝**③緩衝系として効率が高い**ということが大きい．細胞内蛋白質も緩衝作用をもつが，蛋白質の本来の機能がH^+との結合により，構造変化によって低下するリスクをはらんでおり，BBSが緩衝系として優先される．

　ここで，BBSが有効に働くためには，式3においてCO_2が低く保たれる，つまり，その部位の毛細血管での二酸化炭素分圧PCO_2が低く保たれることが重要である．このためには1つには，過換気によって動脈血の二酸化炭素分圧（$PaCO_2$）が低く保たれることが重要であるのは前述したとおりであるが，もう1つ重要なポイントがある．それは，十分な組織還流によって

CO_2 の洗い出しが行われる（結果として，静脈血二酸化炭素分圧 $PvCO_2$ が低く保たれる）ことである．よって，酸の産生・負荷が増加した場合にBBSが有効に働くには過換気となってその部位の毛細血管に入る動脈血の二酸化炭素分圧 $PaCO_2$ を下げることと，組織還流を増加させて毛細血管の下流の静脈血の二酸化炭素分圧を下げることの両方が重要なのである（→総論4，60ページ参照）．

❷ 腎での酸排泄の仕組み

体に酸（HA）が負荷されると，BBSと換気による CO_2 の排泄よってpHの急激な低下は避けられるが，BBSで必要な HCO_3^- の低下は免れない．そこで，腎臓が中性物質から H^+（酸）と HCO_3^-（アルカリ）を同量ずつ生成して，H^+ は尿中に排泄し，HCO_3^- は体内に回収するということを行っている．具体的には，腎の役割は**①近位尿細管における HCO_3^- の再吸収**と**②近位尿細管での NH_4^+ と HCO_3^- の産生と集合管での H^+ の排泄**の2つよりなる．

・近位尿細管における糸球体で濾過された HCO_3^- の回収

血中の HCO_3^- 濃度は約24 mEq/Lであり，GFRが100 mL/分＝144 L/日とすると，1日に約3,600 mEqの HCO_3^- が濾過される．細胞外液中の量は24×12＝約300 mEqであるから，pHを保つためには**濾過された HCO_3^- はすべて回収される**（再吸収される）必要がある．実際，近位尿細管では濾過された HCO_3^- の9割が再吸収される．

そのメカニズムは HCO_3^- が近位尿細管で Na^+–H^+ 交換輸送体や H^+–ATPaseによって尿細管腔に分泌された H^+ によってトラップされ，炭酸脱水素酵素（CA：carbonic anhydrase）の働きにより CO_2+H_2O の形で再吸収される．近位尿細管細胞では再吸収された CO_2+H_2O は再びCAの働きにより，H^+ と HCO_3^- に分離し，H^+ はこの再吸収メカニズムに再利用され，HCO_3^- は体内に回収される（図4）．よって，ここでは正味の酸の排泄やアルカリの産生は起こらない．

この近位尿細管での HCO_3^- 再吸収メカニズムの破綻が近位尿細管性アシドーシス（PRTA）である．PRTAでは下流の尿細管での再吸収が代償性に増加することもあり，pHの低下は高度にはならない．一方，この部位での再吸収は血液の HCO_3^- 値が24 mEq/Lとなるまで続くが，体液量減少等によって，レニン・アンギオテンシン系が亢進すると再吸収も血液の HCO_3^- 値が24 mEq/Lを超えても持続する．そのため，代謝性アルカローシス維持の因子として重要である．

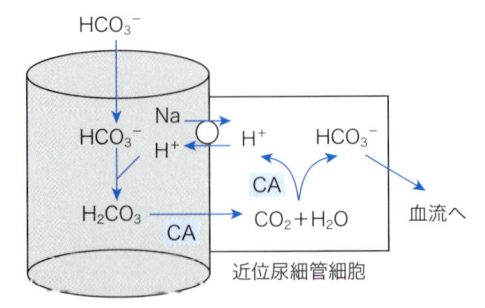

図4　HCO_3^- 回収のしくみ
CA：carbonic anhydrase

❸皮質集合管におけるの酸の排泄

　皮質集合管における，実質的な酸排泄はtype A介在細胞（type A intercalated cell）でのH⁺分泌によって行われる（図5）．この分泌は主細胞でのNa⁺再吸収に伴う尿細管腔の陰性荷電による受動的なものである．よって，酸の排泄は体液量減少やアルドステロン症による高アルドステロン状態によって促進される（代謝性アルカローシス）．

　といっても，酸排泄は分泌されたH⁺がそのままの形で排泄される訳ではない．たかだか1日1〜2Lの尿に50〜100 mmolのH⁺がそのままの形で含まれるとすると，この尿のpHは1未満となり，きわめて強い酸性となってしまう．**不揮発性酸の排泄は皮質集合管でのH⁺の分泌そのもので起こるのではなく，それによる尿pHの低下によって，滴定酸（主に，リン酸 HPO_4^{2-} ; pK 6.8）やアンモニア（NH_3 ; pK 9.4）がバッファーとなって**，H⁺を受け取り，尿pHを下げ過ぎないようにして排泄されるのである．

　尿におけるバッファーのうち，通常は滴定酸が50％程度のH⁺を処理するが，その量は基質であるリン酸の量によって固定している（1日30〜50 mmol程度）．このため，酸の負荷による不揮発性酸の増加に対し，量を増加させることのできるバッファーが必要であり，アンモニアがこの役割を担っている．アンモニアは近位尿細管においてグルタミンから同量の HCO_3^- とともに生成され，HCO_3^- は体内に回収され，アンモニアは皮質集合管で排泄されるH⁺の受け皿となって体外に排泄される（図6）．**酸負荷（アシドーシス）の状況では**，グルタミン分解酵素であるグルタミナーゼやホスホエノールピルビン酸カルボキシラーゼの活性が亢進して，**アンモニア産生が最大10倍（300 mmol/日）にも増大**し，酸排泄を増やすことができる．アンモニア緩衝系のpKは9.4と高く，尿がとりうるほとんどすべてのpHにおいて，NH_4^+（つまり，H⁺をトラップした形）で存在することも滴定酸よりも効率の高いバッファーであることを示している．

　皮質集合管における酸排泄の異常がいわゆる遠位尿細管性アシドーシスである．H⁺分泌メカニズム自体の異常であれば，それは"遠位"尿細管性アシドーシスといえる．しかし，保存期の慢性腎不全などでもみられるようにアンモニア産生の異常でも同様の病態となるが，アンモニア産生は前述のように近位尿細管で行われるため，これは実際には"近位"尿細管性アシドー

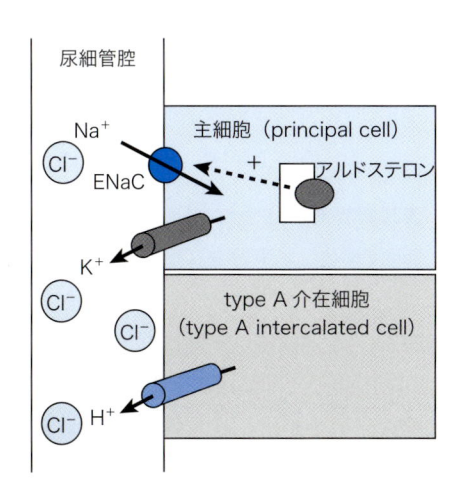

図5　皮質集合管での酸排泄メカニズム
アルドステロン作用などによるENaCを介したNa再吸収により，尿細管腔内の陰性荷電が生じ，H⁺ポンプから陽イオンであるH⁺の排泄が促進される．同時にKチャネルからのK⁺排泄も促進される．

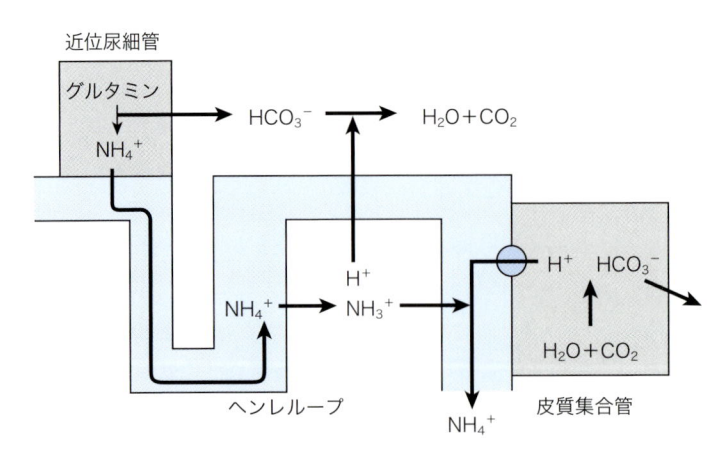

図6 酸の排泄におけるアンモニアの役割

シスである．近位尿細管でのアンモニア産生はpH低下でも増加するが，低カリウム血症もその要因の1つであり，低カリウム血症ではアンモニア産生増加に伴って，酸排泄が増加する（代謝性アルカローシスに傾く）．

❹ まとめ

不揮発性酸の産生と処理のオーバービューを図7にまとめる．不揮発性酸（HA）は主に蛋白質（特に，硫黄やリン含有アミノ酸）の肝臓での代謝により1日体重1 kgあたり1〜1.5 mEq生じる．ここで生じたプロトン（H^+）は腎の近位尿細管で中性アミノ酸のグルタミンの分解から生じたHCO_3^-によって緩衝を受け，CO_2となって呼気中に排泄される．一方，グルタミンの分解で生じたHCO_3^-の片割れであるNH_4^+はHAのH^+の片割れであるA^-とともに尿中に排泄される．

A^-が体内に残存している限りは，酸の排泄がされていないことを示している．A^-がCl^-であれば，高Cl性アシドーシスとなるし，Aが Cl 以外であれば，いわゆるアニオンギャップの上昇として捉えることができる．

4 血液ガスの解釈

❶ 用語の定義

アシデミアは血液pHが7.38〜7.40以下，**アルカレミア**は7.40〜7.42以上のことである．アシドーシスは体内のpHを下げる病態，すなわちHCO_3^-を下げる（代謝性），あるいはPCO_2を上げる（呼吸性）プロセスが存在する病態である．アルカローシスは逆にpHを上げる病態，すなわちHCO_3^-を上げる（代謝性），あるいはPCO_2を下げる（呼吸性）プロセスが存在する病態である．アシドーシス，アルカローシスはpHの値にかかわらず存在しうる．

平衡状態にある溶液は常に電気的中性を保つので，陽イオンと陰イオンは等しい量存在する．「通常測定される陽イオン」をナトリウムとし，「通常測定される陰イオン」をClイオンと重炭

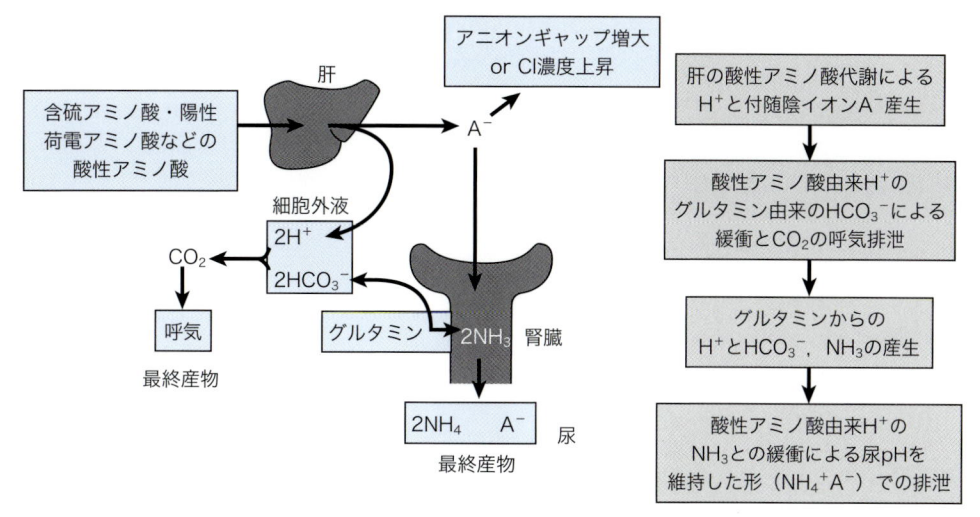

図7 酸の産生と処理のオーバービュー

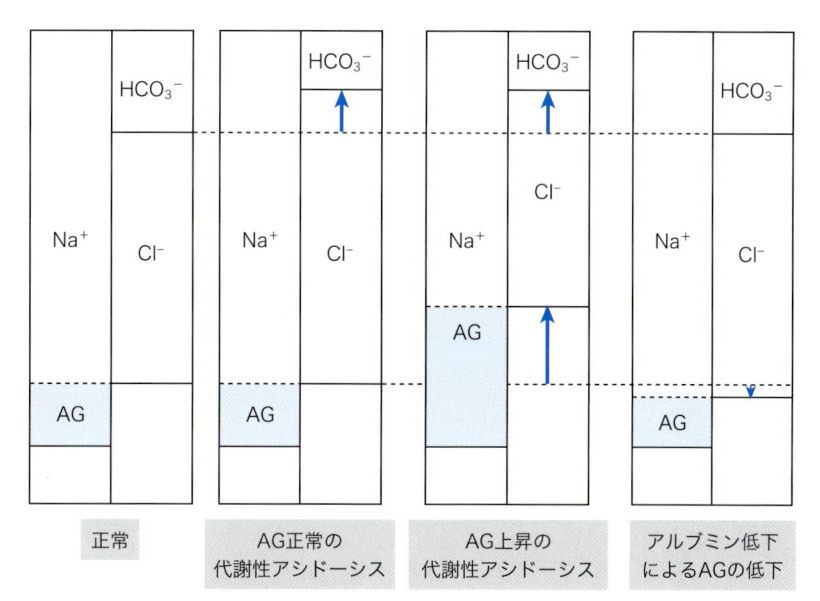

図8 アニオンギャップ（AG）

酸イオンとし，その差を**アニオンギャップ（anion gap：AG）**とよぶ（図8）．測定されない陽イオンは，カリウム，カルシウム，マグネシウム，プロトンがあり，測定されない陰イオンは，蛋白質（アルブミン含む），リン酸塩，硫酸塩，有機酸などがあり，これらを差し引きすると，AGの正常値は測定誤差も含めて 12 ± 2 mEq/L となる．

アニオンギャップ＝ $[Na^+] - ([Cl^-] + [HCO_3^-]) = 12 \pm 2$ mEq/L

AGを考えるうえで注意すべき病態として，アルブミン低下時があげられる．アルブミンは

表　酸塩基平衡異常に対する生理的代償性変化

1次性病態	1次性変化	代償性変化	代償性変化の範囲
代謝性アシドーシス	$[HCO_3^-]↓$	$PCO_2↓$	$\Delta PCO_2 = 1.2 \times \Delta [HCO_3^-] \pm 5$
代謝性アルカローシス	$[HCO_3^-]↑$	$PCO_2↑$	$\Delta PCO_2 = 0.7 \times \Delta [HCO_3^-] \pm 5$
呼吸性アシドーシス	$PCO_2↑$	$[HCO_3^-]↑$	$\Delta [HCO_3^-] = 0.35 \times \Delta PCO_2 \pm 3$
呼吸性アルカローシス	$PCO_2↓$	$[HCO_3^-]↓$	$\Delta [HCO_3^-] = 0.40 \times \Delta PCO_2 \pm 3$

測定されない陰イオンであり，これによりAGは低下をする．**アルブミン1 g/dLの低下でAGは2.5 mEq/L低下する**．

　AGが上昇している場合は，AGの1の上昇はHCO_3^-濃度1 mEq/Lの低下に等しいと便宜的に考える．すると**AG上昇を起こす病態がなかった場合のHCO_3^-の値は，測定されたHCO_3^-濃度にAG上昇分（⊿AG）を足せばよいこととなる**．これを補正HCO_3^-濃度という．

補正HCO_3^-＝測定された$[HCO_3^-]$＋⊿AG

　HCO_3^-濃度は24〜26 mEq/Lが正常であるが，**補正HCO_3^-が24 mEq/L以下であればAG正常の代謝性アシドーシスが，補正HCO_3^-が26 mEq/L以上であれば代謝性アルカローシスの存在が疑われる**．

　生体はアシドーシスあるいはアルカローシスの病態で，それを代償するような生理的反応を起こす．つまり代謝性アシドーシスに対しては換気を増やしてアルカローシスを誘導し（**呼吸性代償**），呼吸性アルカローシスに対しては腎の酸排泄を減らしてアシドーシスを誘導する（**腎性代償**）．代償の種類と代償性変化の範囲を表にまとめる．

❷血液ガスの読み方

①まずpHを見て，アシデミアかアルカレミアを判断する．ただしpH，PCO_2，HCO_3^-が正常であっても酸塩基平衡異常が存在する可能性がある．酸塩基平衡異常を疑う病態があれば，pH，PCO_2，HCO_3^-，AGまでチェックする．

②アシデミアあるいはアルカレミアが存在した場合，代謝性か，あるいは呼吸性変化によるものか，その両方かをチェックする．

③AGを計算し，高AG性代謝性アシドーシスの有無をチェックする．この際AGが上昇していたら，補正HCO_3^-濃度を計算する．AGが上昇していれば高AG性代謝性アシドーシスの存在を意味している．補正HCO_3^-を計算し，高AG性代謝性アシドーシスがなかった場合の別の代謝性アシドーシスや代謝性アルカローシスの存在をチェックする．

⑤代償性変化が予測の範囲内かどうかをチェックする．

総論

いまさら聞けない輸液のキホン

4 後期研修医のための"Tips" 水と電解質

柴垣有吾

■はじめに

総論2，3では輸液を行うにあたり，必要な体液電解質・酸塩基平衡の生理学のエッセンスを述べた．本項はそれを踏まえて，さらに，ややアドバンストな内容も盛り込んで，電解質・酸塩基平衡の知っておいて得するTipsをあげてみる．

1 水とNaに関するTips

❶細胞内液量・外液量と血清Na濃度・体内Na量の関係

血清Na濃度は血清の張度を反映し，張度の変化は細胞内外の水の移動を引き起こすことは総論2の通りである．血清Na濃度ひいては，血清張度が低下することは，細胞外液の張度の低下を意味し，細胞外液の張度が細胞内液に比較して低下すると，細胞内外の張度が等しくなるまで，水が細胞外から細胞内へ移動する．よって，細胞内の張度形成物質の量に変化（減少）がない限り，**血清Na濃度の低下は細胞内液量の増大を意味する**．

また，この張度を形成する物質の量によって，水の細胞内外への分布が規定されていること，また，Naのほとんどが細胞外に存在し，有効浸透圧物質のほとんど（随伴する陰イオンを含め）を占めることは，**細胞外液量は体内に存在するNa量によって規定される**ことを意味している．Naの主要な役割は細胞外液量を維持することにあるという言い方もできる．

- 細胞内液量は多くの場合，血清Na濃度によって規定されている
  （例：低ナトリウム血症では細胞内液量は増大する）
- 細胞外液量は多くの場合，体内Na総量によって規定されている
  （例：ナトリウム欠乏症では細胞外液量は減少する）

❷Na量バランスと血圧

総論2で述べたように，細胞外液量の増減は有効循環血漿量（あるいは有効動脈血液量）として，腎や心，頸動脈洞にあるセンサーによって感知され，レニン–アンギオテンシン–アル

ドステロン（RAA）系やNa利尿ペプチド，ADHなどが腎に働くことによって，尿中Na排泄量に反映させている．

しかし，このバランス維持のメカニズムが働く，働かないにかかわらず，尿中のNa排泄を規定するもう1つ重要な因子が腎還流圧である．生理学者であるGuytonの提唱する圧利尿曲線はこれを端的に表現している．

圧利尿曲線は図1に示すような血圧をX軸，尿Na排泄量をY軸にとった曲線であり，正常では急峻なカーブ（ほぼ直線に近い）を示す．これは正常では血圧が少し上昇するだけで尿中のNa排泄が増えることを意味している．しかし，RAA系や交感神経系が亢進している場合には曲線は右に移動すると同時に傾きが緩やかになる．また，ACE阻害薬（RAA系薬抑制薬など）を使用すると曲線は逆に左に移動するが，傾きは同様に緩やかになる．圧利尿曲線の傾斜が緩やかになることは，正常の場合に比較し，血圧をかなり上げないと尿中Na排泄量が増加しないことを意味している．よって，細胞外液量過剰（＝Na量の過多）の是正には十分な圧が必要なのである．

ここでいう圧とは血圧ではなく，腎還流圧を意味する．図2はアンギオテンシン負荷を施行すると全身血圧は上昇するが，腎動脈を縛って細くし，圧が伝わらないようにすることで腎還流圧を上昇させないようにすると，尿Na排泄量は低下し，体内Na過剰となることを示している．腎動脈狭窄症や動脈硬化腎症・腎硬化症などの状況では，このように血圧が高くなっても腎還流量が上昇しない可能性を示唆している．さらに，このような患者では血圧がそれほど低くなくてもNa排泄障害によるNa過剰症が起こることを示唆している．

One More Experience

脱水症とRAA系とSick Day Rule

細胞外液量低下時には循環血液量や血圧が低下し，腎還流圧が低下することでGFRひいてはNa濾過量が低下し，さらには圧利尿がかからないことも手伝って，尿Na排泄が低下する．さらに，RAA系が亢進することで尿細管でのNa再吸収を増やしている（アンギオテンシンⅡは近位尿細管，アルドステロンは遠位尿細管・皮質集合管でのNa再吸収を増加させる）．

もともと生物は海から陸に上がるにあたり，塩を得ることが難しい環境となることが前提であったために，RAA系やそれが働く尿細管を発達させてきた．よって，RAA系は人にはなくてはならない善人であったのである．ところが，現代人は塩を自由に得ることができる環境になったことで，必要以上に塩が体内に入るようになり，RAA系はいつのまにか悪役となってしまい，現在はRAA系抑制薬が現代病（高血圧・肥満）の治療薬として氾濫するようになった．

現代人であっても脱水症になるとRAA系は役割をもつはずであり，RAA系抑制薬は脱水時にはいきなり牙を剥く悪役となる．筆者らは体調悪化時のインスリン使用量の制限の際の標語であるSick Day RuleをRAA系抑制薬にも応用し，脱水症や血圧低下になるような体調不良（食欲低下・発熱・下痢・嘔吐など）時の使用を一時中止するように患者に伝えるようにしている．

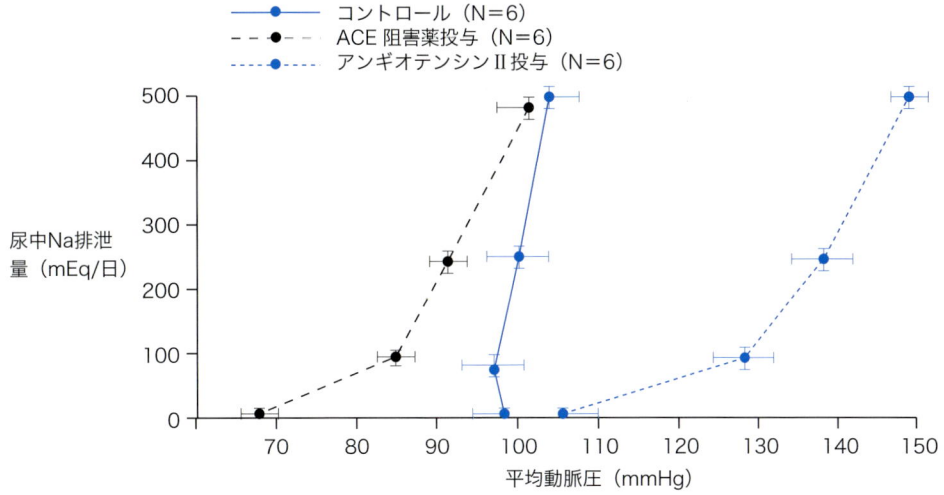

図1 圧利尿曲線
文献1より引用

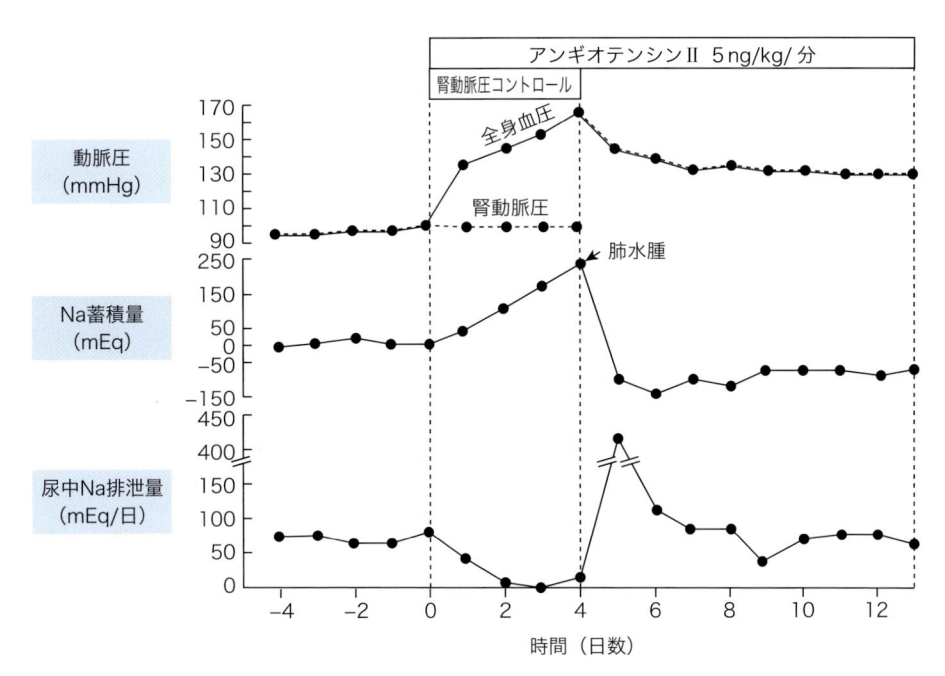

図2 アンギオテンシンⅡの投与と血圧，体内Na量の関係

❸ 低ナトリウム血症や高ナトリウム血症の何が悪いのか？

　　Na濃度は細胞内液量を規定することは述べたとおりである．つまり，Na濃度の低下は細胞内液量の増加，Na濃度の上昇は細胞内液量の減少をきたす．これは端的に言えば，それぞれ細胞浮腫，細胞虚脱を意味する．例えば，これが脳細胞で起これば，問題となることは容易に理解できるだろう．

一方で，軽度のNa濃度異常，例えば，軽度の低ナトリウム血症（Na濃度が125〜135 mEq/L）はあまり臨床的に重要視されないことが多い．その理由の1つとして，軽度の低ナトリウム血症は臨床的に重要な問題とならないのではないかという誤解があげられる．しかし，心不全や肝不全において低ナトリウム血症は重要な予後規定因子であることが知られている[2)3)]．さらに，軽度な低ナトリウム血症であっても転倒や骨折のリスクとなることがわかってきている[4)5)]．これは，低ナトリウム血症による中枢神経障害に加えて，低ナトリウム血症が骨強度を低下させることと関連がある．問題は，転倒などのような症状は概して低ナトリウム血症とは結びつけて考えられることが少なく，偶然の不幸なアクシデントとして片付けられかねないことである．また，このことが引き起こす結果も重要である．特に，高齢者での骨折はADL/QOLを低下させ，ひいては長期の入院とそれに伴う合併症と医学的・社会的，さらには経済的な問題も引き起こす．低ナトリウム血症は医原性の要素が高く，予防が十分可能であることを考えれば，**軽度の低ナトリウム血症も軽んじない**姿勢が重要である．

❹低ナトリウム血症・高ナトリウム血症を規定する重要な尿の濃さ（張度）

日常臨床においてNa濃度異常症としてより遭遇するのは低ナトリウム血症である．人間は元々低ナトリウム血症，つまり体が薄くなりやすいのであろうか？

日常，我々は汗をかき，皮膚から水蒸気を発散（不感蒸泄）して，体温を調節している．病的状態では下痢や嘔吐などで水分を喪失する．これら我々が通常喪失する液体はいずれも体液よりも薄い（低張な）ため，我々は実は常に体が濃くなる（高ナトリウム血症となる）リスクを抱えている．しかし，この高ナトリウム血症のリスクを抑えている大切な要因が飲水行動である．しかし，飲水というのは必ずしも必要量のみ行っているものではなく，かなり大雑把なもので習慣や文化などが少なからず影響しているものである．多くの場合，我々は必要以上に多くの水を摂取している．また，飲水が十分できない人でも医療機関にかかると必要以上の薄い（低張）輸液をされることが多い．よって，より頻度が高い異常は薄いInputが多いことによって体が薄まる（低ナトリウム血症となる）ことである．

最終的に，このNa異常を是正する切り札となっているのが，尿での張度の調節である．つまり，体が濃く（高ナトリウム血症）なれば濃い（高張な）尿を出し，体が薄く（低ナトリウム血症）なれば薄い（低張な）尿を出すのである．**我々が，唯一，その濃さ（張度）を調節できる体液が尿である**ということを理解してほしい（表1）．

❺低ナトリウム血症にならないようにするための輸液のTips

我々が失う体液はほとんどが低張なものであるため，それを補うために開発された輸液製剤はそのほとんどが低張である．失った体液をその分だけ補う場合にはほとんどの場合，問題ないが，多くの場合，必要以上の量の輸液が投与されることが多い．しかも，食事があまり食べられなくても，飲水はしている人も多い．このように，輸液をされている患者は余分な低張液の摂取（Input）が多い．前述のように，このような余分な低張なInputを尿が排泄することになる．

余分な低張Inputに見合う量の低張尿を作るためには十分な量の希釈尿が生成されること

表1　張度のIn-Outバランス

	喪失液の組成	喪失後のNa濃度			負荷液の組成
不感蒸泄（約1L/日）	水	↑		輸液	多くは低張（生食＋水）
発汗・胃液	低張（生食＋水）	↑		代謝液	水
胆膵・腸液	等張（生理食塩水）	→	↔	飲水	水
尿 Na＋K＜145	低張（生食＋水）	↑	⇐ 食事	Na 6 g	低張（生食＋水）
尿 Na＋K＞145	高張（生食－水）	↓		Na 12g	高張（生食－水）

喪失液は低張なものが多いが，多くの場合In（輸液・飲水・食事）はそれ以上に低張である．張度のIn-Outバランスを最終的に調節するのは尿である．体液の能動的な張度調節は腎臓でしかできない

表2　不適切な輸液による低ナトリウム血症のリスク
　　　＝以下のような患者には漫然と低張輸液を投与するな！！

- 食欲はないが，水は飲める
- 腎機能が悪い（GFR 30未満）
- 腎前性（腎還流の低下）要素がある＝体液量減少・（相対的 or 絶対的）血圧低下
- 利尿薬投与
- ADH分泌刺激（高度ストレス，重症疾患：特に感染症・悪性腫瘍，中枢神経疾患）

とADHが適切に抑制されることが必要である．よって，このような尿が作れない状況とはGFR低下（腎不全・腎還流量減少），利尿薬投与，ADH分泌刺激の存在である．

　よって，輸液による低ナトリウム血症のハイリスクは表2のようになる．このようなハイリスクでは低張液を投与する場合には低ナトリウム血症の発症に十分に注意し，その傾向がある場合には，投与量を減らしたり，より高張な輸液に内容を変更すべきである．

One More Experience

なぜ，サイアザイドがループ利尿薬より低ナトリウム血症を起こしやすいのか？

　サイアザイドもループ利尿薬も尿細管でのNaCl再吸収によって行われている腎臓での尿希釈能力を減弱させる．しかし，この部位で尿がやや高張になったとしてもADHが十分に抑制されれば，多量の尿を出すことで，余分な真水（自由水）は排泄可能であり，低ナトリウム血症は起こりにくい．よって，利尿薬による低ナトリウム血症の病態には体液量欠乏などによるADHの分泌刺激があることが不可欠である．

ここで，ADHによる尿濃縮機構は腎髄質が高浸透圧であるために，より浸透圧の低い集合管腔内の尿から髄質へ，水が受動的に移動することによる．サイアザイドはこの髄質高浸透圧の形成に影響を与えないが，ヘンレのループで再吸収されたNaClは髄質高浸透圧を作っているために，ループ利尿薬の使用はADHの作用（水の再吸収による尿の高張化）を阻害する．よって，ループ利尿薬はサイアザイドより低ナトリウム血症を生じにくいのである．

心不全における適切な輸液製剤とは？ 5％ブドウ糖液は"Na負荷"にはならない？

　そもそも心不全患者など体液量が過剰な患者に対しては，さらに体液量を増やすような輸液が必要かどうかはかなり疑問がある．しかし，実際にはこのような体液量過剰と思われる患者でも"循環血漿量は少ない"とか"食事が摂れていないから"という理由で輸液が行われてしまっていることも多いのではないだろうか？

　実際にはこのような患者においては明らかな細胞外液量低下の所見（血圧の低下，頻脈など）や細胞内液量低下の所見（高ナトリウム血症，意識障害など）がない限り，輸液はほとんどいらないことが多い．

　一方，このような患者に対して輸液がなされる場合，"Na負荷"になるからというさも妥当そうな理由で5％ブドウ糖液などの低張液が投与されることが多い．ところで，このNa負荷とは一体何だろうか？ 心不全患者でNa負荷が避けられるのは，Na負荷によって細胞外液量の増加が起こることが念頭にあると思われる．総論2で学習したように5％ブドウ糖液も細胞外液量を増加させる．ただ，生理食塩水よりは同じ量を投与したときの増加の割合が1/3程度に減るというだけである．一方，心不全など体液貯留性疾患ではADH亢進の合併が多く，GFR低下も多いことから，低張液投与は低ナトリウム血症を起こす可能性が非常に高い．よって，極論すれば，5％ブドウ糖液を投与するなら，その1/3量の生理食塩水を投与する方が，細胞外液量の増加の程度も同じで，低ナトリウム血症のリスクも低くすることができるのである．

❻高ナトリウム血症にならないようにするための輸液のTips

　総論2から述べているように，我々が生理的あるいは病的に失う体液は低張（体より薄い）のため，何も摂取しないと我々の体は濃くなる，つまり，高ナトリウム血症になるのが普通である．これを防いでいる機構が口渇による飲水であり，ADHによる尿濃縮（水喪失防止）である．

　よって，高ナトリウム血症のハイリスクは表3のような特徴をもつ患者である．このような

表3　不適切な輸液による高ナトリウム血症のリスク
　　　　＝以下のような患者には十分量の低張輸液を投与せよ！！

- 発熱・嘔吐・下痢・開放創・火傷などで低張液喪失が多い
- 意識障害や体動困難・高齢／乳幼児などにより水が自分で飲めない
- 腎機能が悪い（GFR 30未満）
- 高浸透圧物質の負荷（高血糖・マンニトール／グリセロール・高カロリー輸液）
- 利尿薬投与

患者では高張液（メイロン®など）や等張液の投与は注意が必要である．具体的には血清Na濃度をモニターし，Na濃度が高くなれば，自由水の入った低張液を併用すべきである．

> **One More Experience**
>
> **高ナトリウム血症の治療**
>
> 　低ナトリウム血症以上に，高ナトリウム血症の治療が問題となるのは，尿は多量の薄い尿は作れても，多量の濃い尿は作れないという点にある．よって，尿を濃くすることによって高ナトリウム血症を改善するのは限界があり，薄すぎる尿を是正するのが精々であるが，これでは高ナトリウム血症の悪化を防げても改善はできない．ということで高ナトリウム血症の治療は必然的に薄いInputを増やすことが中心となる．具体的には5％ブドウ糖液（経腸の場合，白湯）の投与や塩分制限を行う．投与量としては，以下の式が1つの目安となる．
>
> 水分喪失量 ＝ 0.6×体重（kg）×（血清Na濃度÷140 － 1）

❷ Kに関するTips

❶ 絶食時のKバランスと輸液に必要なK量

　総論2でも述べたように，体内においてKの98％近くが細胞内に存在するのに対し，血液を含め，細胞外液には約2％程度しか存在しない．よって，Kバランスの多寡が細胞外液のK濃度に影響を与えることは少ない．実際，100 mEq近いK欠乏があったとしても，血清K濃度としては0.3 mEq/L低下する程度に留まる．主なK排泄経路は尿であり，絶食などによりKのinputが0になると尿のK排泄も適切に低下し，1日約20 mEq程度まで抑えることが可能であるため，通常，数週間程度の絶食がない限り，高度な低カリウム血症（3 mEq/L未満）を生じることはない．

　しかし，逆にいえば，尿以外からの生理的K排泄（便や汗：10 mEq未満）も併せ，1日に20〜30 mEqのK補充をすることが望ましい．さらに，①尿K排泄を高める要因（高血糖などによる浸透圧利尿・サイアザイドやフロセミドなどの利尿薬使用，代謝性アルカローシスなどによるアルカリ尿），②腎外K排泄を高める要因（嘔吐・下痢など），さらに③細胞内への移行を起こす要因（ブドウ糖投与による内因性インスリン増加，インスリン製剤投与，代謝性アルカローシス）などがあると，血清K濃度を維持するためには，より多くのKの投与が必要となる．

❷ 酸塩基平衡とK異常

　血清K濃度は酸塩基平衡異常による細胞内外への移行によって変化することが示唆されている．つまり，陽イオンのプロトン（H^+）の出入りによって，電気的中性を保つために逆方向にKが移行するためである．

　例えば，pHが0.1低下すると血清K濃度は0.6 mEq/L程度上昇するとされている．一方で，急性代謝性アシドーシスではインスリン分泌亢進によるKの細胞内移行がアシドーシスによる

細胞外移行と相殺され，有意なK濃度上昇はきたさない[6]．また，乳酸アシドーシスやケトアシドーシスはH$^+$と一緒に陰イオンである乳酸イオンやβヒドロキシ酪酸が細胞内に一緒に移行するため，電気的中性を維持するためのK移行が起こりにくく，K濃度上昇をきたしにくいとされる．

代謝性アルカローシスでも同様にKの細胞内シフトは臨床的には有意ではない可能性が高いが，K排泄の増加が代謝性アルカローシスの原因や病態として関与していることから，体内K欠乏が多いことや，尿の重炭酸イオン（HCO_3^-）排泄増加による尿細管管腔内の陰性荷電増強に伴うK利尿の増加によって低カリウム血症をきたしやすい．

❸K異常と体格（筋肉量）との関係

輸液等によるK投与を考える際に重要なポイントの1つに体格の考慮がある．体内Kの貯蔵庫は細胞内である．最も細胞が詰まっているのは筋肉であり，体内Kプールは筋肉量の多さに比例するといってもよい．よって，同じ量のKが体内に出入りしても，筋肉量の少ない場合は血清K濃度に与える変化が強い．例えば，肥満のない体重40 kgと体重80 kgの人において同じ量のKを負荷した場合，細胞内へ移行するKの絶対量も，細胞外液量も前者が少ないため，血清K濃度は筋肉量が少ない方が上昇しやすい．逆に，同量のKが体外から排泄された場合も筋肉量の少ない方が低カリウム血症は高度となる．このことは治療の観点からも重要なポイントとなり，筋肉量の少ない患者では過度のK補正を起こしやすいので注意が必要である．

One More Experience

refeeding syndrome

輸液を必要とする患者において多く認める低カリウム血症の原因として，refeeding syndromeの頻度が高いことが知られている．refeeding syndromeは筋肉量が少ない低栄養患者に対して，高カロリー輸液や経腸栄養などによって急激なブドウ糖が負荷されることによって引き起こされる病態である．低栄養患者では食事摂取不良により体内のK（やP，Mg）は欠乏しているが，代謝も低下しているため代謝に必須なK（やP，Mg）の需要は少なく，細胞外液の濃度は正常であることも多い．しかし，ブドウ糖投与により，インスリン分泌が亢進するとブドウ糖と一緒にK（やP，Mg）も細胞内に移行するうえ，細胞内での代謝活動の再活性化に伴いK（やP，Mg）の需要も増えるため，細胞外のK（やP，Mg）は急激に低下する．

refeeding syndrome発症のハイリスクは低栄養状態・低筋肉量に加え，インスリンの使用や体外K喪失傾向（利尿薬使用，下痢，嘔吐，代謝性アルカローシス）を合併している患者であり，このような患者では輸液にKを追加し，場合によってはP，Mg，ビタミンB1の補充を必ず検討することが重要である．

3 酸塩基平衡に関するTips

❶ 輸液に伴う酸塩基平衡異常

輸液に伴う酸塩基平衡異常として知っておいてよいと思われることとしては以下がある．

1) カチオンギャップの高い輸液製剤投与による代謝性アシドーシス

細胞外液ではNa濃度とCl濃度は前者が36 mEq/Lほど高い．Naは水酸化ナトリウム，Clは塩酸から由来している（Cl以外の陰イオンは弱酸の塩）と考えると，Clが少ない細胞外液はややアルカリ性（実際，細胞外液のpH 7.4は弱アルカリ性）であることがわかる．これとは逆にNa濃度よりCl濃度が高いことをカチオンギャップ（アニオンギャップと逆で，Na以外の陽イオンの存在によって電気的中性が保たれているという意味）があるという．

輸液製剤のNaとCl濃度にも同様の理論をあてはめると，生理食塩水はNaとCl濃度が等しく，カチオンギャップはないものの，細胞外液に比して"相対的に"酸性である．よって，急速に多量の生理食塩水を投与すると希釈性アシドーシスとして知られる代謝性アシドーシスを起こす．さらに，アミノ酸製剤のなかにはカチオンギャップがかなり高い製剤が以前は多くあり，術後などの代謝性アシドーシスの原因として多かった．最近は，そのような"酸性"の製剤は減ったが，肝不全用製剤（アミノレバン®等）はカチオンギャップが高く，投与量が多くなくてもGFRの低下している患者に使用すると代謝性アシドーシスを引き起こしやすいので注意が必要である．

2) 輸血製剤・利尿薬に伴う代謝性アルカローシス

輸液製剤で代謝性アルカローシスをきたすものはアルカリそのもの（重炭酸ナトリウム液など）以外は少ない．ただし，輸血製剤は血液凝固を防ぐためにクエン酸塩が含有されているために製剤自体がアルカリ性である．アルカリが投与されても，腎でのアルカリ排泄能力は高いので，普通は持続的な代謝性アルカローシスをきたすことは稀であるが，GFRの低下している患者ではアルカリ（重炭酸イオン）排泄能が低下し，代謝性アルカローシスをきたす．

また，本来は真逆の治療であるが，輸液をされる患者では利尿薬も使用されていることも多い．利尿薬は体液量欠乏によるRAA系活性化，体液量欠乏による相対的HCO_3^-濃度上昇，K欠乏などによる代謝性アルカローシスの発症と維持に貢献している．

❷ 酸塩基平衡異常の見つけ方

酸塩基平衡異常症の診断には血液ガスが必須であることはいうまでもないが，動脈血の血液ガス検査の場合は施設によっては測定機器がなかったり，検査費用の問題もあり，ハードルの高い検査である．1つの方法としては静脈血を使用することであり，動脈血と比較し，pHで0.04低く，HCO_3^-で1.5 mEq/L高く出る．ただし，PCO_2は静脈血で6 mmHgほど高いが，末梢循環低下（高度体液量欠乏や心機能低下）ではかなり高くなり，解釈が難しくなる．

もう1つの方法が血清Na濃度とCl濃度の差をみる方法である．アニオンギャップ（AG）の計算式を変換すると$Na^+ - Cl^- = AG + HCO_3^-$となる．AGの基準値は12±2，$HCO_3^-$は24であり，$Na^+ - Cl^-$の基準値は36となる．よって，$Na^+ - Cl^-$が36を大幅に超える場合には，AGか$HCO_3^-$のどちらかが上昇していることを意味するが，AGの上昇は同程度のHCO_3^-の低

下をきたすため，AGが上昇してもAG＋HCO_3^-は変化しない．よって，$Na^+ - Cl^- > 36$はHCO_3^-の上昇を意味し，代謝性アルカローシスか呼吸性アシドーシス（による代償性のHCO_3^-上昇）の存在を示唆する．同様に，$Na^+ - Cl^-$が36を大幅に下回る場合には，AGかHCO_3^-のどちらかが低下していることを意味するが，AGの低下は総論3で述べたように，低アルブミン血症や高γグロブリン血症・高カルシウム/マグネシウム血症などで生じ，酸塩基平衡異常を意味しない．よって，そのような病態がなければ，$Na^+ - Cl^-$が36を大幅に下回る場合はHCO_3^-の低下を意味する．つまり，代謝性アシドーシスか呼吸性アルカローシス（による代償性のHCO_3^-低下）を示唆するが，このうち，AG上昇性の代謝性アシドーシスでは前述したように$Na^+ - Cl^-$の値は不変である．

❸ 代謝性アルカローシスのハイリスク患者

　重症患者や腎不全患者などでは代謝性アシドーシスの頻度は高いが，一般的には輸液を必要とする患者では代謝性アルカローシスを合併している患者が多い．

　代謝性アルカローシスを合併するハイリスクは利尿薬（ループ・サイアザイド）使用，嘔吐・胃液ドレナージ，低カリウム血症合併，（潜在的）アルカリ投与（血液製剤，Ca/Mg含有の胃薬・下剤など）＋腎機能低下である．

　よって，このような患者においては，$Na^+ - Cl^-$をモニターし，この値が上昇傾向（つまりHCO_3^-上昇の可能性）であれば，血液ガスで確かめることが重要である．

❹ 代謝性アシドーシスに対するアルカリ投与

　代謝性アシドーシスに対するアルカリ投与が適応となるのはpHが7.15〜7.2未満となる場合に限られるとされる．この理由はpHが7.15〜7.2未満となって，はじめて，代謝性アシドーシスが致命的な合併症（血管拡張・心機能低下によるカテコラミン不応性の血圧低下など）を起こすからである．しかも，pHの低下が高度であり，かつ進行の速い代謝性アシドーシスは末梢循環不全による乳酸アシドーシスにほぼ限られる．乳酸アシドーシスですら，高度でなければ，その原因となる病態の改善により速やかに乳酸は代謝され，アシドーシスが改善するため，アルカリ投与の適応は少ない．逆に，アルカリ投与による弊害として細胞外液量過剰（Na負荷による），低カリウム血症，治療後の代謝性アルカローシス，ボーア効果（赤血球からの酸素遊離阻害）による組織低酸素，高CO_2血症，細胞内の逆説的アシドーシスなどの問題が指摘される．このうち，高CO_2血症，細胞内の逆説的アシドーシスについてその病態をもう少し述べる．

　総論3で述べたように，酸の産生・負荷が増加した場合にBBS（重炭酸イオン緩衝系）が有効に働くには過換気となってその部位の毛細血管に入る動脈血の二酸化炭素分圧（$PaCO_2$）を下げることと，組織還流を増加させて毛細血管の下流の静脈血の二酸化炭素分圧を下げることの両方が重要なのである（図3）．

　このことは，治療の観点からも非常に重要である．つまり，**アシドーシスの改善には，①換気の維持**に加えて，**②組織還流を保つこと**が必要で，具体的には，輸液や輸血をして循環動脈血液量を保ち，強心薬によって心機能を維持することが必要となる．換気や組織還流に問題があるのに単に治療目的でアルカリ（HCO_3^-）を投与すると，組織の二酸化炭素分圧が急上昇し，

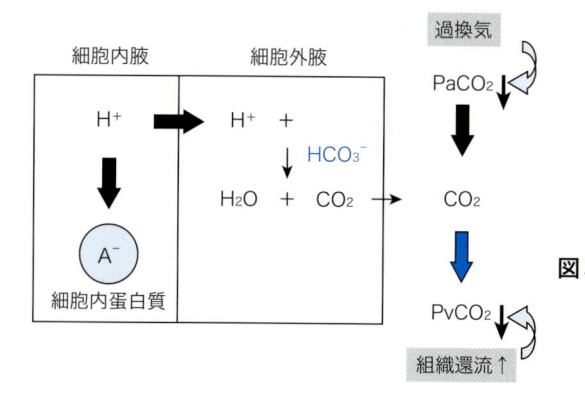

図3 重炭酸イオン緩衝系（BBS）が有効に働くためには$PaCO_2$，$PvCO_2$がともに低く維持されることが必要である

CO_2が細胞内に逆拡散して細胞内で式3（総論3，44ページ参照）の左方向への反応を起こし，アシドーシス（いわゆる逆説的アシドーシス）を起こすリスクが高くなるのである．

> **One More Experience**
>
> **代謝性アルカローシスに対する輸液治療**
>
> 　代謝性アルカローシスの病態としては体液量欠乏がない（尿Clが高いことが多い）アルドステロン過剰によるものもあるが，多くは体液量欠乏を合併する（尿Cl低下を伴うことが多い）病態である．後者の場合，欠乏しているものはNaClだけでなく，KClも多く，K欠乏自体がアルカローシスの維持要因でもあるため，輸液は生理食塩水だけでなく，KClも適宜追加することが非常に重要である．
>
> 　生理食塩水やKCl以外の方法として，前述したカチオンギャップの高い輸液製剤（アミノレバン®など）も代謝性アルカローシスの治療として有効である．特に，Na負荷が好ましくない病態（心不全など）での使用に適した製剤であるといえる．

文献・参考図書

1）Hall, J. E.：The kidney, hypertension, and obesity. Hypertension, 41：625-633, 2003
2）Klein, L., et al.：Lower serum sodium is associated with increased short-term mortality in hospitalized patients with worsening heart failure: results from the Outcomes of a Prospective Trial of Intravenous Milrinone for Exacerbations of Chronic Heart Failure (OPTIME-CHF) study. Circulation, 111：2454-2460, 2005
3）Kim, W. R., et al.：Hyponatremia and mortality among patients on the liver-transplant waiting list. N Engl J Med, 359：1018-1026, 2008
4）Renneboog, B., et al.：Mild chronic hyponatremia is associated with falls, unsteadiness, and attention deficits. Am J Med, 119：71, 2006
5）Gankam Kengne, F., et al.：Mild hyponatremia and risk of fracture in the ambulatory elderly. QJM, 101：583-588, 2008
6）Wiederseiner, J. M., et al.：Acute metabolic acidosis: characterization and diagnosis of the disorder and the plasma potassium response. J Am Soc Nephrol, 15：1589-1596, 2004

第1章

ケースから学ぶ
主要症候への輸液と治療

第1章 ケースから学ぶ主要症候への輸液と治療

1 ショック

横手 龍

Point

- ショックは急性全身性循環障害の結果，末梢組織における酸素需要に対して，必要な酸素供給ができなくなる状態である
- ショックの遷延は重要臓器の機能破綻を導き，急速に死に至る場合も多いので，一刻も早いショックからの離脱が望まれる
- ショックバイタルでは，緊急処置の実施と並行して，迅速なショックの原因の鑑別が求められる
- ショックバイタルでは，とにかく静脈路を確保し，まず血圧を維持する一時的な処置を行う
- 緊急処置の実施と並行して迅速にショックの病態を鑑別し，適切な輸液療法や必要な手技を行う必要がある

■はじめに

　ショックバイタルの患者に遭遇した場合，緊急処置を行うとともに，応援の医師やコメディカルを要請してマンパワーの確保を行う．**早期に循環虚脱を解除して，末梢組織の酸素代謝異常を改善するためには，豊富なマンパワーのもとでの適切なチームプレーの実践が不可欠である**．ショックに対応する緊急処置を行うと同時に，身体所見や受傷機転，古典的なショックの身体所見〔いわゆる，"ショックの五徴"（表1）〕の有無，観察される循環動態などから，速やかにショックの鑑別のあたりをつける必要がある[1]．

表1　ショックの五徴

①皮膚・顔面蒼白（pallor）
②肉体的・精神的虚脱（prostration）
③発汗・冷汗（perspiration）
④脈拍微弱（pulselessness）
⑤不十分な呼吸（pulmonary insufficiency）

頭文字を取って5Psとよばれている

問題解決型ケーススタディ

◆症例１：外傷による徐脈性ショック

来院前の情報（救急隊による搬送）

28歳女性．バイク走行中に，中央分離帯に衝突した自損単独事故．救急隊到着時，意識JCS I-3R，呼吸30/分，脈拍52/分，血圧73/57 mmHg，SpO₂ 94％（酸素投与なし）であった．不穏であり，具体的な疼痛部位などの訴えはできない．両上肢の動きは活発であるが，両下肢は動かさない．

⇨ 何を予想する？ 必要な検査は？

病院前でショックバイタルを呈する外傷例である．外傷だけに，第1に出血性ショックが疑わしいが…．もちろん，胸部外傷による閉塞性/拘束性ショックの可能性も外すことはできない．しかし，脈拍52/分…，少ないな．ショックなのに徐脈か…．救急外来に，ポータブル胸部および骨盤部X線検査と超音波検査の準備を指示しておこう．

来院時の所見

発語（「痛いよ！」）があり，気道は開通している．胸郭の運動は若干低下しているが，自発呼吸は安定．呼吸音は左右差があり，左側で軽度低下あり．皮下気腫，頸静脈の怒張，気管の偏移はみられず，胸部の打診で両側とも鼓音なし，左側で濁音あり．SpO₂ 100％（10 L/分リザーバー付き酸素マスク）と酸素化はクリア．皮膚の色調は蒼白でなく，冷感もないが，乾燥して発汗はなし．脈拍56/分，血圧72/51 mmHgであった．意識はGlasgow Coma ScaleでE4V4M5，両側とも瞳孔径は正常かつ対光反射は迅速．体表に活動性の外出血は認めない．体温（腋窩）は35.6℃であった．両上肢に明らかな運動麻痺は認めないが，両下肢の自動運動はなし．

⮕ まずどう考える？

本例は外傷であるため，Japan Advanced Trauma Evaluation and Care（JATEC™）が推奨する外傷初期診療プロセスにおけるPrimary SurveyのC：Circulationに相当する評価を行う必要がある（詳細は第1章7「外傷」を参照）[2]．出血性および閉塞性ショックでは，通常は頻脈を呈し，末梢血管は収縮し，皮膚は発汗・冷感が著明である．一方，本例は徐脈性のショックであり，皮膚所見も出血性および閉塞性ショックの際に典型的なものではなかった．しかし，外傷によるショックの原因は，出血性および閉塞性ショックが最も多く緊急度も高いため，これらのショックの診断（否定）と治療が優先される．したがって，本例では両上肢から18 G針で末梢静脈路を確保し，細胞外液製剤（乳酸リンゲル液）の急速大量輸液〔全開ボーラス輸液（1 L）〕を開始した．

出血性および心外閉塞/拘束性ショクの存在の有無の診断（否定）

　続いて，胸部と骨盤部のポータブルX線検査を実施し，検査結果が出るまでの間に超音波検査を行った．超音波検査では，右胸腔にごく軽度の液体貯留（血胸）を疑わせる所見があったが，右胸腔，心囊内，Morrison窩，脾周囲，膀胱直腸窩にecho free spaceは認めなかった．この超音波検査をFAST（focused assessment with sonography for trauma）という．FASTはショックの原因となる腹腔内大量出血，大量血胸，心囊液貯留を確認することに特化した検査であり，各臓器の詳細な観察は一切行わず出血を検出することのみに主眼を置いた検査である．X線検査の結果でも，大量血胸はなく，不安定型骨盤輪骨折も認めなかった（図1）．輸液量が1L投与されたところで，血圧は92/53 mmHgと軽度の上昇にとどまり，心拍数は54/分と依然徐脈であった．その後まもなく，心拍数が40/分台に低下して，収縮期血圧も70 mmHg台に低下した．このため，再度FASTを行った．左胸腔の液体貯留像の増大はなく，その他の部位に新規のecho free spaceの出現はなかった．

次にどうする？

　外傷による出血部位として，軽度の右血胸を認めるものの，ショックの原因となりうる大量血胸，腹腔内出血，心囊液貯留はなかった．このため，下肢の対麻痺という神経学的所見の存在，低血圧にもかかわらず乾燥して温かい皮膚所見，徐脈という所見から，胸髄レベル以下の脊髄損傷による神経原性ショックと診断し，細胞外液は維持量（80 mL/時）に減量し，ドパミン持続静注を開始した．その後，ドパミン5 μg/kg/分の容量で収縮期血圧90 mmHg台での維持が可能となった．

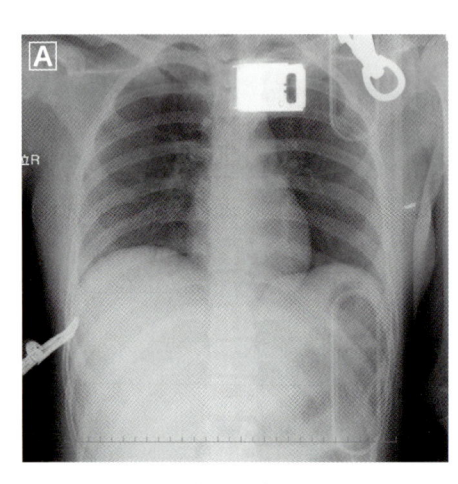

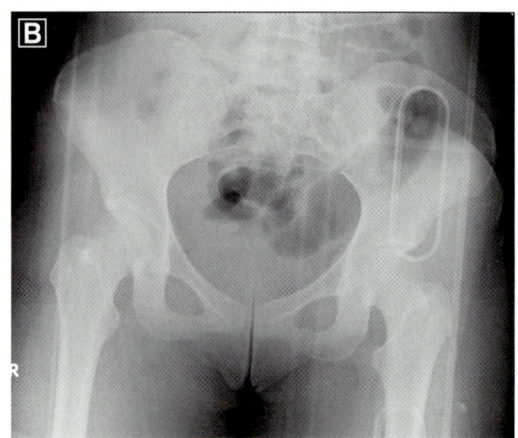

図1　症例1のポータブル胸部および骨盤部X線
外傷診療のPrimary SurveyのCでは，胸部および骨盤部に循環を脅かす病態がないかをチェックする．胸部では，①大量血胸，②フレイルチェストをきたす多発肋骨骨折と肺挫傷，③陽圧呼吸を行う患者の気胸，④挿入したチューブ類の位置確認，骨盤部では不安定型骨盤輪骨折の有無をチェックする．本例では，循環を脅かす病態はみられない

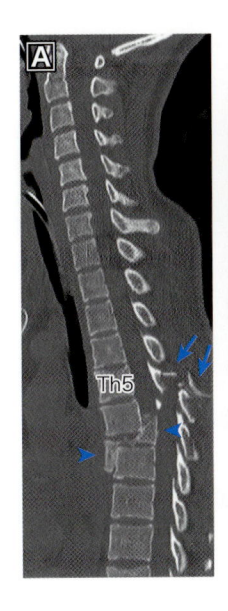

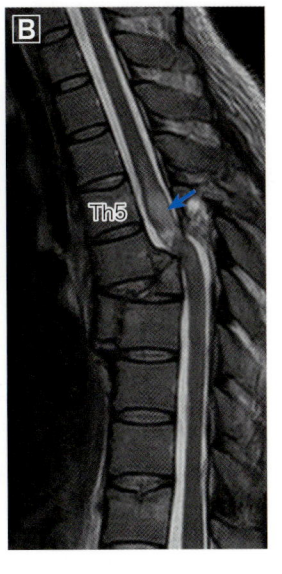

図2 症例1の胸椎CT（A）および胸椎胸髄MRI像（B）

A）Th6/7レベルでの脱臼骨折を認める．Th5棘突起（➡）とTh7椎体の（➡）に高度の破壊がみられる．B）Th5-6椎体高レベルを中心に胸髄内に高輝度変化（➡）を認める

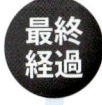

最終経過　その後の治療と経過

血圧が安定化したため，JATEC™におけるSecondaryおよびTietiary Surveyを行った[2]．画像検査では，頭部CTで外傷性くも膜下出血が，胸椎CT検査で第7胸椎前方脱臼骨折が認められた（図2）．胸腹骨盤部の造影CTでは，胸部に軽度の右血胸が認められたが，腹骨盤部では液体貯留像や明らかな実質臓器損傷を認めなかった．第7胸椎脱臼骨折による胸髄損傷と診断して，即日緊急手術を行った（観血的脱臼整復・後方固定術）．術後はICUに入室した（3病日に退室）．徐脈と低血圧が遷延し，低容量ドパミンの使用を約2週間行った．経過中に下肢対麻痺の改善はなく，また，びまん性軸索損傷による高次機能障害が残存した（第74病日にリハビリテーション目的に転院）．

◆症例2：肝機能障害のある頻脈性ショック

症例　来院前の情報（近医からの紹介）

63歳男性．数日前より全身倦怠感が出現し，市販の感冒薬を内服して自宅安静をしていたが，徐々に増悪して食事摂取も困難となった．近医を受診して低血圧，黄疸と重度の肝機能障害（AST 5,018 IU/L，ALT 3,644 IU/L，LDH 5,252 IU/L，ALP 371 IU/L，γGTP 120 IU/L）を指摘され，救命救急センターに紹介搬送となった．

来院時の所見

意識JCS I-1，心拍数132/分，血圧95/57 mmHg，呼吸数34/分，SpO_2 100％（酸素6 L/分フェイスマスク），体温36.0℃．頸静脈の怒張（吸気時に増悪），吸気時の脈圧低下（奇脈），

末梢チアノーゼが観察され，軽度の呼吸苦の自覚があった．来院時の動脈血ガス検査では，pH 7.314，PaO_2 77.2 Torr，$PaCO_2$ 32.9 Torr，HCO_3^- 16.3 mEq/L，BE -12.96 mEq/L，Lactate 12.96 mEq/L，SaO2 95.9％（酸素6Lマスク）と高度の乳酸アシドーシスを認めた．

➦ まずどう考える？

頸静脈怒張と奇脈を呈する頻脈性ショックであり，心外閉塞・拘束性ショックを疑った．本例における収縮期血圧は，"見かけ上" 90 mmHg台を計測しているが，これは心外閉塞/拘束性ショックによる静脈還流量の減少に対して，心拍数の増加という代償機転が作用した結果，かろうじて維持されているにすぎない．動脈血ガス分析で高度の代謝性（乳酸）アシドーシスを呈しており，この状態はすでに中等度のショックであると認識すべきである．

超音波検査を実施すると，心囊腔に大量の液体貯留が観察されたため，心タンポナーデによる拘束性ショックと診断した（図3）．静脈還流量の確保のために，末梢静脈路から細胞外液製剤（乳酸リンゲル液）の急速輸液（全開ボーラス輸液）を開始した．本例の心囊液の貯留は多量であり，比較的慢性に経過した心囊液貯留と考えられた．一方，急性心筋梗塞や急性大動脈解離によって急激に発症した心囊内出血とは考えにくかったが，（バイタルサインが許容できたこともあり）急性大動脈解離を完全に否定する目的で胸部大血管造影CT検査を実施した（図4 A，B）．

➦ 次にどうする？

造影CTで胸部大血管に異常のないことを確認した後に，救急外来初療室内で超音波ガイド下に心囊ドレナージを実施した．開始直後に約700 mLの淡血性の心囊液がドレナージされた．心囊ドレナージの実施後，速やかにショックを離脱した（図4 C，D）．

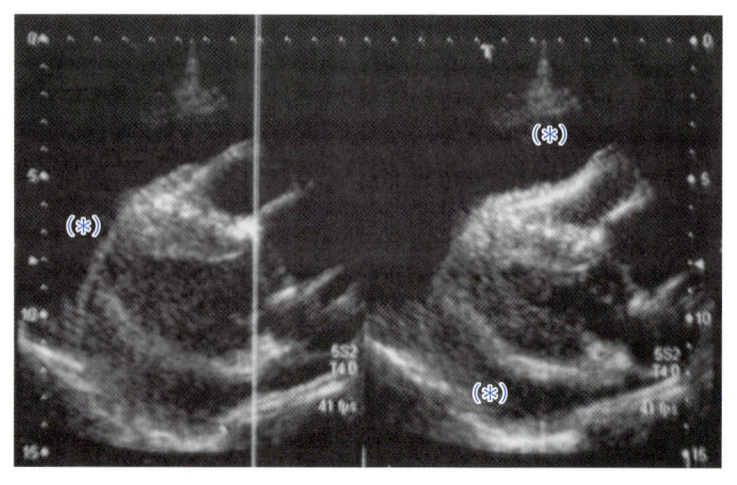

図3　症例2の心臓超音波検査所見
多量の心囊液貯留（＊）がみられる

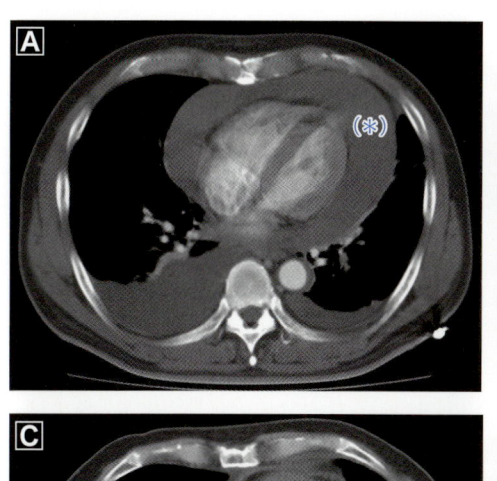

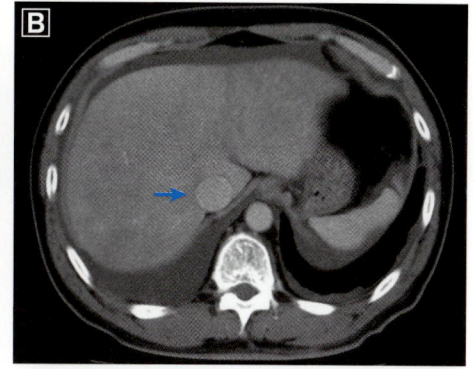

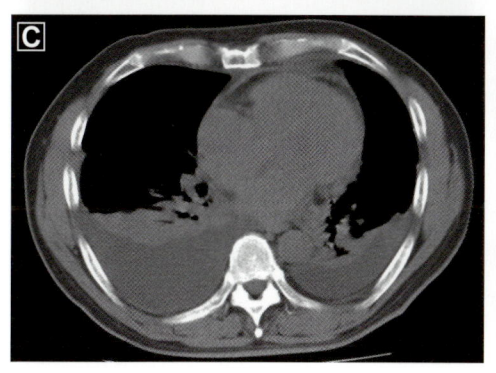

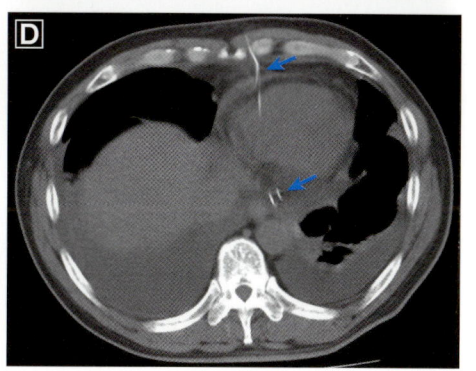

図4 症例2のCT像
A，B）来院直後．多量の心囊液貯留（＊）がみられる．下大静脈は緊満し（→），静脈還流障害が示唆される．C，D）ドレナージ後．ドレナージは良好で，心囊水はほとんど消失している．ドレナージカテーテル（→）

最終経過

その後の治療と経過

心囊ドレナージ実施後，ICU に入室した（翌日に退室）．心囊内に留置したカテーテルは3日間で抜去した．また，本例の肝機能障害は，心タンポナーデによる静脈還流障害を原因とする一過性のものであり（いわゆる"うっ血肝"），経過観察のみで徐々に改善した．後日判明した心囊液の細胞診では classV が検出され，癌性心囊液貯留が示唆された．本項執筆時は内科に転科して，原発巣を検索中である．

解説：ショックの基礎知識と輸液療法

1 ショック時の循環動態[3)4)]

　ショックは急性の全身性循環障害の結果，末梢組織における酸素供給と酸素需要のバランスが崩れ，必要な酸素需要に見合う酸素供給ができなくなった状態である．ショックの病態を循環動態と酸素代謝の両面から理解することで，正しいショックの診断と適切な治療が可能となる．

❶ 心拍出量と酸素運搬量

> 酸素運搬量＝心拍出量（CO）×動脈血酸素含量（CaO_2）

で表わされるように，心拍出量は末梢組織への酸素運搬量を決定する一義的な因子であり，きわめて重要である．心拍出量は次式で規定される．

> 心拍出量(CO) ＝ 1回拍出量(SV) × 心拍数(HR) ＝ (LVEDV − LVESV) × HR

　　　CO：cadiac output　　SV：stroke volume　　HR：heart rate
　　　LVEDV（left ventricular end-diastolic volume）：左室拡張末期容量
　　　LVESV（left ventricular end-systolic volume）：左室収縮末期容量

　LVEDVは前負荷（静脈還流量）を，LVESVは心収縮性を示す（左心機能が低下すると，LVESVは増加する）．この式とFrank-Starling曲線（図5）から，心拍出量の低下は，①LVEDV（前負荷）が減少する病態（循環血液量の減少ショック，心外閉塞・拘束性ショック），②LVESVが増加する病態（心収縮力が減少する病態＝心原性ショック），③徐脈のいずれかで起こることがわかる．

❷ 平均動脈圧

> 平均動脈圧＝心拍出量×末梢血管抵抗

　通常，ショックの病態は血圧の低下をみることで疑われ，古典的なショックのスコアリング法でも必ず血圧の基準が含まれる．しかし，式で示されるように，平均動脈圧は心拍出量と末梢血管抵抗の関係で二次的に決定されるものであることに注意が必要である．例えば，出血性ショックで前負荷の減少により心拍出量が減少してくると，生体では代償機転が作用して，心拍数の増加と末梢血管抵抗の上昇が同時に生じることで，平均動脈圧を一定に保とうとする．しかし，心拍数が増加しすぎると左室拡張時間の短縮により1回心拍出量は減少し，かえって心拍出量は減少する．したがって，代償機転の作用により，平均動脈圧は不変であっても，実際の心拍出量は減少しているので，酸素運搬量は減少していることが予想される．以上より，

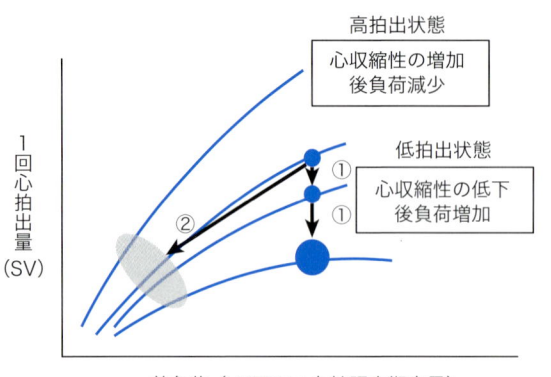

図5　Frank-Starling曲線からみたショック時の血行動態変化（文献4より許可を得て一部改変し，転載）

ショックの循環動態をとらえる場合，**血圧が正常だからといってショックを否定することは妥当ではない**．また，末梢血管抵抗の上昇は，臨床的には末梢循環不全として観察できるので，血圧が正常であっても皮膚の冷感やチアノーゼ，CRT（capillary refilling time：毛細血管再充満時間）の延長があれば，ショックを疑って対応する必要がある．

2 ショックの分類[1〜5]

ショックは循環動態をもとにした分類がわかりやすい．正常循環の模式図を示す（図6）．本項 1 で解説したように，平均動脈圧は①前負荷（静脈還流量），②心機能（心収縮性），③後負荷（末梢血管抵抗），という3つの決定因子で規定される（図7）．つまり，ショックという循環動態が破綻した状態は，この3つの因子のいずれかの異常として説明できる．循環動態に基づいたショックの分類を（表2）に示す．この分類に基づいてショックを迅速に診断して，速やかな治療介入を行う必要がある．

❶ 血液分布異常性ショック

末梢血管抵抗の減弱によって，末梢血管が過剰に拡張した病態である．その結果，末梢血管での血液の貯留が起こり，相対的な循環血液量の減少が生じるため血圧が維持できなくなり，ショックに陥る．感染性ショック，アナフィラキシーショック，神経原性ショックに分類される．前2者では，さらにケミカルメディエーターによる血管透過性亢進が併存する．

❷ 循環血液量減少性ショック

循環血液量が減少し，心臓への静脈還流量（前負荷）が急激に低下した結果，心拍出量（左室拡張末期容量）が減少してショックに陥る．出血，脱水などが原因．循環血液量の30％程度までの前負荷の減少では，代償性にカテコラミンの分泌増加（末梢血管抵抗の増大と心拍数の増加）と体液の血管内への移動が起こり，収縮期血圧の低下は生じない．しかし，出血が重度

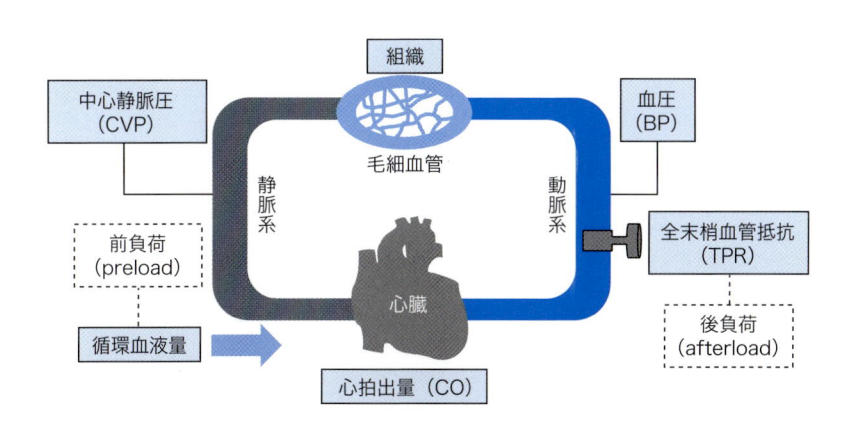

図6 正常循環の模式図（文献6を参考に作成）

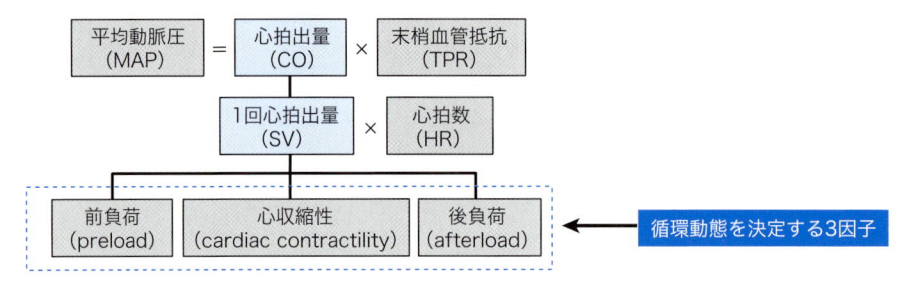

図7 循環動態を決定する因子（文献1を参考に作成）
MAP：mean arterial pressure

表2 ショックの原因と主要原因

血液分布異常性ショック (distributive shock)	A）感染性ショック（septic shock） B）アナフィラキシーショック（anaphylactic shock） C）神経原性ショック（neurogenic shock）
循環血液量減少性ショック (oligemic shock)	A）出血性ショック（hemorrhagic shock） B）体液喪失（fluid depletion）
心原性ショック (cardiogenic shock)	A）心筋性（myophathic） 　①心筋梗塞（myocardial infarction） 　②拡張型心筋症（dilated cardiomyopathy） B）機械性（mechanical） 　①僧帽弁閉鎖不全（mitral regurgitation） 　②心室瘤（ventricular aneurysm） 　③心室中隔欠損（ventricular septal defect） 　④大動脈弁狭窄症（left ventricular outflow obstruction） C）不整脈（arrythmia）
心外閉塞・拘束性ショック (extracardiac obstructive shock)	A）心タンポナーデ（pericardial tamponade） B）収縮性心膜炎（constrictive pericarditis） C）広範囲肺塞栓症（massive pulmonary embolism） D）緊張性気胸（tension pneumothorax）

で遷延した場合はこの代償機構は破綻し、血圧が低下しショックに至る．したがって、この代償機構が破綻する前に、ショックを早期に認知し、速やかな輸液治療を開始しなければならない．

❸心原性ショック

心臓の一次的障害により心臓のポンプ機能が低下し、心拍出量が低下する．末梢血管収縮による代償が破綻すると、血圧が低下してショックに陥る．

❹心外閉塞・拘束性ショック

1）緊張性気胸

胸壁開放創や肺実質の損傷部位における空気漏出部位が一方弁のような構造をとった場合、吸気時には胸腔内に順行性に流入するが、呼気時には弁が閉じてしまうことによって逆行性に空気が排泄されない結果、空気が進行性に胸腔内に貯留していく．このような状態が持続して、

胸腔内圧が異常に上昇し，健側への縦隔変位と静脈還流が障害されてショックに陥る．

2) **心タンポナーデ**

心囊内に貯留した血液または空気によって，心拡張が強く制限され，静脈還流が障害されショックに陥る．

3) **急性肺血栓塞栓症**

血栓による広範囲の肺血管床の機械的閉塞に加えて，液性因子や低酸素への反応としての肺血管攣縮によって，著しい肺血管抵抗の上昇が生じる．その結果，重度の肺高血圧から右心不全に至り，右心からの血液が左心系に到達せず左室前負荷が減少して心拍出量が減少し，ショックに陥る．

3 ショック時の輸液療法[6]

❶ 基本的な考え方

ショックの鑑別ができた後は，その病態に応じた輸液や処置を行うことになる．くり返しになるが，ショックとは図7に示した循環の決定因子3項目のうち，いずれかが破綻した状態である（単独項目あるいは複数項目の破綻）．したがって，**ショックの病態把握後の輸液療法の基本は，破綻している循環の決定因子に対する循環補助を実践すること**である．しかし，ショックの鑑別に時間をかけるあまり低血圧状態を遷延させてしまうことは避けなければならない．血圧を上昇させるための一時的な処置や輸液を実施しつつ，その流れのなかで病態を把握してショックの鑑別を行う必要がある．

❷ ショック時の初期輸液

具体的な輸液治療の流れを図8に示す．まず，18 G以上の留置針で末梢静脈路を2ルート確保して，細胞外液製剤の急速輸液を開始する*．収縮期圧が60 mmHgを下回る（あるいはそれ

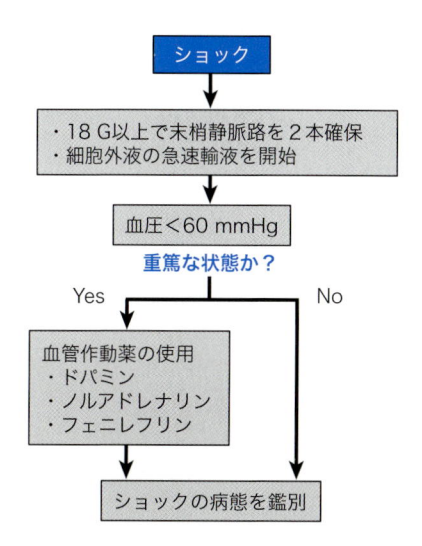

図8 原因不明のショック時の初期対応
（文献6を参考に作成）

に準じる）ような重篤な状態では，カテコラミン（フェニレフリン製剤，ドパミン製剤，ノルアドレナリン）などの使用も行い昇圧を図る．ここまでの処置は病態に基づくものではなく，低血圧の遷延自体がもたらす不利な状況をとりあえず回避するためのものである．緊急避難的に直面する低血圧状態を回避したら，本格的にショックの鑑別に移る．ショックの鑑別の間は，当初からの急速輸液は継続する．ショックの鑑別がついたら，個々の病態に応じた適正な輸液治療に移行する．

　＊病院前情報で既往歴などから，明らかに心不全による心原性ショックが疑われる場合などは，当然急速輸液などは禁忌である．ここで示した初期輸液の流れは，全く情報がない状況で原因不明のショック患者に遭遇したケースを想定したものである．

❸ ショックの病態に応じた輸液治療の実際（図9）

破綻した循環決定因子に対応する輸液治療を行うことになる．破綻因子が単一でなく，複数に及ぶ場合もあるので，注意が必要である．例えば，感染性ショックでは，後負荷の異常（末

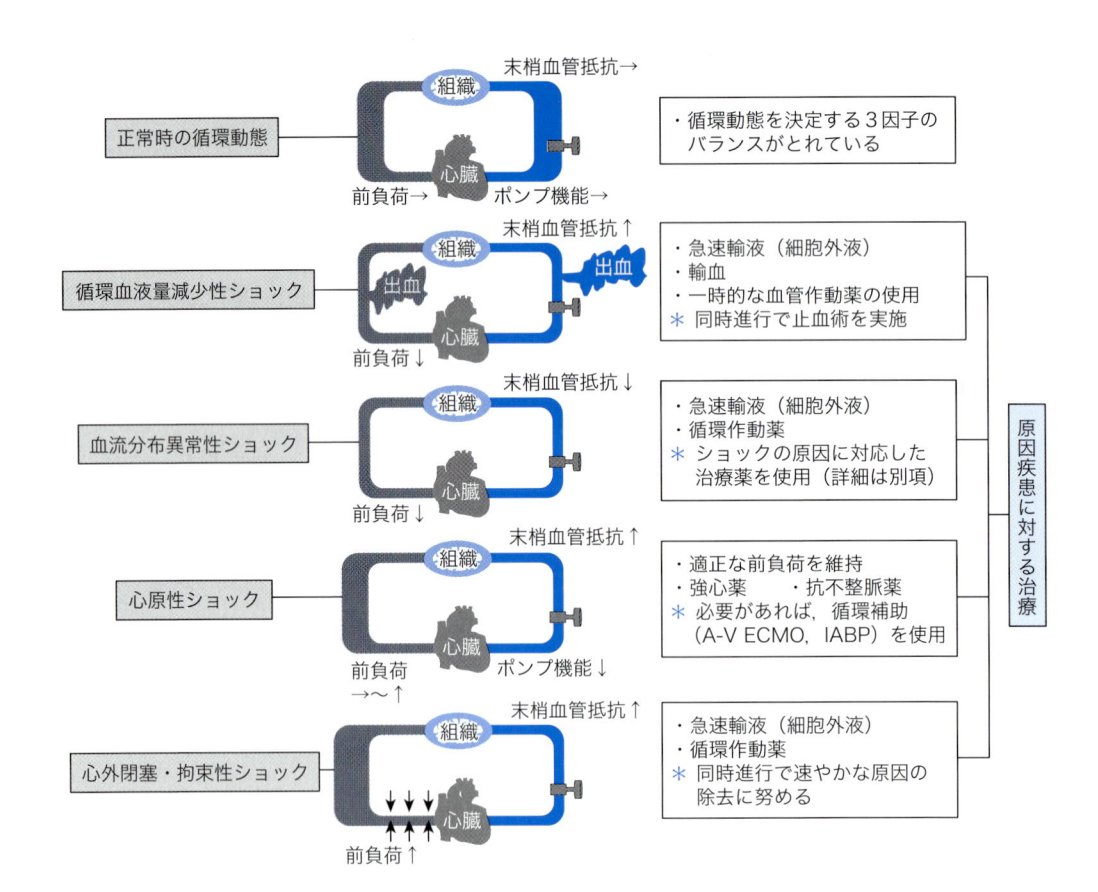

図9　ショックの血行動態に応じた初期輸液治療の実際
A-V ECMO（arterio-venous extracorporeal membrane oxygenation），IABP（intraaortic balloon pumping，大動脈バルーンパンピング）

梢血管抵抗の減弱）と前負荷の異常（相対的な静脈環流量の低下）が起こるので，2つの異常に同時に対応する輸液を行う必要がある．具体的には，**前負荷の減少に対しては，細胞外液製剤による補充**であり，**末梢血管抵抗の減弱に対しては血管作動薬を使用する**ことになる．この際，血圧，心拍数，尿量などの生理学的所見，エコーで観察される下大静脈径や左房径，base deficitsや乳酸値などの動脈血液ガス分析結果，中心静脈カテーテルを介した中心静脈圧や中静脈酸素飽和度（$ScvO_2$），動脈圧心拍出量モニター（ビジレオモニター®）から得られる動脈圧心拍出量（APCO），などの各種輸液パラメーターから得られる情報を総合的に評価して，その後の至適な輸液量を調節していくこととなる．

・パラメーター評価の際の注意点

　パラメーター値の絶対値そのものよりも，その値のトレンドを評価することで，患者にとっての至適値を予想・設定することが重要である．また，単一のパラメーター値に依存することなく，各種パラメーター値を総合的に勘案して評価しなければならない．また，心不全のような心機能低下の場合には，β刺激薬や抗不整脈薬を併用する必要があるかもしれない．各ショック病態における輸液治療の詳細については，図9や別項を参照して頂きたい．

Pros & Cons 賛成論 反対論

❖ ショックの定義に低血圧は必要ない？

　本項では血圧が正常だからといって，ショックを否定してはならないことをくり返し強調してきた．古典的に低血圧をショックの絶対的指標とした場合，生体の代償機転による血圧維持機構によって，ショックの本態である心拍出量低下による組織酸素運搬量低下がマスクされてしまい，結果としてショックの認知が遅れてしまう場合があるからである．組織酸素代謝障害がショックの本質であることは異論がなく，近年，Antonelliらは「ショックの定義に低血圧は必要がない」とまで言い切っている．彼らはまた，「組織酸素需要が十分に満たされていない微小循環不全の存在が重要であり，その指標は低血圧の有無にかかわらず，皮膚などにおける末梢循環不全を示唆する身体所見の存在と血中乳酸値の上昇，$ScvO_2$値の低下である」と述べている[7]．さすがに，ここまで「低血圧の存在」を完全に無駄と位置付け，ばっさりと"事業仕分け"するのには，抵抗がありますが…（その心は十分理解できますが）．

文献・参考図書

1) 「ICU実践ハンドブック―病態ごとの治療・管理の進め方―」（清水敬樹 編），羊土社，2009
   ↑筆者の勤務する施設のICUスタッフ・レジデントの手によるICU管理ハンドブックです．非常に実践的で読みやすい内容となっているものと自負しています．

2) 「外傷初期診療ガイドラインJATEC™．第三版」（日本外傷学会外傷初期診療ガイドライン改訂第三版編集委員会 編），へるす出版，2008
   ↑外傷を取り扱う救急医・外科系医師にとって必携の書です．JATEC™コースの受講にも本書の購入は必要です．

3) 枡井良裕, 明石勝也：ショック.「救急診療指針（改訂第 3 版）」（日本救急医学会専門医認定委員会 編）, pp.98-103, へるす出版, 2008
   ↑救急科専門医をめざす医師の必読書です. 分厚いですが, とても読みやすい構成となっています.

4) 板垣大雅, 土井松幸：Q4 ショック下での循環動態の特徴は？. 救急・集中治療 21：842-846, 2009
   ↑ショックの総論・各論について詳細に述べられています. 一読を勧めます.

5) 横田順一郎 編：症例から学ぶ「ショック」の認知とその対応. レジデント 1 (8)：16-119, 2008
   ↑レジデント向けの雑誌ですが, このショックの特集はとても読み応えがありました. 写真や図表が多く, 一読を薦めます.

6) 杉田学：ショックの鑑別と輸液.「輸液療法の進め方ノート（第 2 版）」（杉田学 編）, pp.70-75, 羊土社, 2009
   ↑初期研修医やレジデントを対象として, さまざまな病態に対する初期輸液や治療輸液について, わかりやすく解説されています.

7) Antonelli, M., et al.：Hemodynamic monitoring in shock and implications for management: International Consensus Conference, Paris, France, 27-28 April 2006. Intensive Care Med, 33：575-590, 2007

第1章 ケースから学ぶ主要症候への輸液と治療

2 意識障害

中村俊介

Point

- 病院前の情報をもとに，意識障害患者を受け入れる前に必要な準備を行う
- できるだけ早く患者に接触し，緊急に行わなければならない処置の有無を確認する
- 生理学的徴候の異常を確認し，蘇生や処置を行いつつ，原因となる病態を検索する
- 病歴および既往歴を聴取し，処置に対する反応も評価して鑑別診断を進める
- 一次性脳損傷を疑う場合は，脳浮腫発生の危険を考え，5％ブドウ糖液は用いない

■はじめに

　救急医療の現場において，意識障害は遭遇することが多い症候であるが，その原因が多岐にわたるため，鑑別を要する疾患は多く，早期の診断が困難なことも少なくない．意識障害患者では，虚血や低酸素状態のための二次的脳損傷が付加される危険があるため，診断に至らないまでも，安定した状態となるように初期診療を進めることが重要となる．本項では，意識障害患者に対する初期診療と輸液療法について解説する．

問題解決型ケーススタディ

症例 来院前の情報（救急隊からの搬送）

56歳男性．自宅のトイレの前で倒れているところを発見された．周囲に吐物を認め，呼びかけに反応がないために救急要請となった．
救急隊到着時の意識レベルはJapan coma scale（以下，JCS）Ⅲ-100，血圧176/92 mmHg，脈拍90/分・整，呼吸数20/分，体温36.9℃であり，room airでのSpO$_2$ 92％，酸素マスク10L/分投与下でSpO$_2$ 99％，瞳孔径は左右とも3.0 mm，対光反射は両側とも正常．

表 意識障害の鑑別診断（AIUEO TIPS）

A	apoplexy / alcohol / acidosis	脳卒中，アルコール，ビタミンB1欠乏，代謝性アシドーシス
I	insulin	低血糖，糖尿病性ケトアシドーシス，非ケトン性高浸透圧性昏睡
U	uremia	尿毒症
E	encephalopathy / electrolyte	肝性脳症，粘液水腫，甲状腺クリーゼ，副腎不全，高血圧性脳症，電解質異常
O	oxygen / opiate / overdose	低酸素血症，高二酸化炭素血症，麻薬，薬物過量摂取
T	trauma / temperature / tumor	頭部外傷，慢性硬膜下血腫，体温異常，脳腫瘍
I	infection	髄膜炎，脳炎，敗血症
P	pharmacology / psychiatric	薬剤性，精神疾患
S	syncope / seizure / shock	失神，痙攣，各種ショック

⇨ **何を思いうかべる？ 必要な検査は？**

①**考えておくべき疾患**

脳卒中，アルコール関連疾患，低血糖症，低酸素血症，頭部外傷，失神，痙攣など

②**必要な検査**

血液検査（簡易式血糖測定を含む），動脈血ガス分析，12誘導心電図，ポータブル胸部単純X線撮影，頭部CTなど

▶ **来院前の準備を行う**

来院前に得た情報をもとに，疾患を想定し必要な準備を行う．まず初期診療にあたるチームを招集し，感染防御のための標準予防策（スタンダードプリコーション）を行いつつ，病院前の情報を共有する．意識障害の原因となる疾患（表，**AIUEO TIPS**）を思いうかべつつ，必要な検査となる採血や心電図の準備を行い，ポータブルX線撮影やCT検査のため放射線科へ連絡しておく．

嘔吐していたことや意識障害の存在から吸引や気管挿管など気道確保の準備，また酸素投与の準備も行う．倒れているところを発見されているので詳細は不明だが，血圧が上昇しており，脳卒中など一次的脳損傷の可能性がある．このため**脳浮腫発生の危険を考え，5％ブドウ糖液でなく，細胞外液補充液として乳酸リンゲル液や酢酸リンゲル液などの輸液の準備を行う．**

来院時の所見

救急車内まで様子を見に行ったところ，声かけに対する開眼はなく，呼吸にあわせてゴロゴロと音が聞こえた．救急搬送中，車内で意識レベルがJCS Ⅱ-30まで改善し，病院到着の直前に嘔吐したとのこと．

救急処置室に搬入し，口腔内の吐物を吸引したところ呼吸時のゴロゴロ音は消失した．呼気に

アルコール臭なし．胸部を聴診したところ呼吸音の異常はなかった．心電図モニターおよびパルスオキシメーターを装着し，バイタルサインの測定，意識レベルの評価を行った．意識レベルはGlasgow coma scale（以下，GCS）でE2V3M4であり，血圧184/90 mmHg，脈拍88/分・整，呼吸数16/分，体温36.9℃，酸素マスク10L/分投与下でSpO$_2$ 100%，瞳孔径は3.5 mmで左右差なく，対光反射は両側とも正常であった．

➡ 緊急度の高い状態か？

救急車搬入口で待機し，救急車のところまで患者を迎えに出て，できるだけ早く患者に接触する．患者の意識・気道・呼吸・循環の状態を大まかな評価で，気道に問題があり，緊急度の高い状態と判断した．搬送中や到着直前の情報を救急隊から聞きつつ，救急処置室へと移動した後，直ちに緊急処置として口腔内の吸引を行った．処置の後は評価を行って，問題が解決されたかどうかを確認する．

経過1 経過ならびに身体所見・ベッドサイド検査の結果

気道・呼吸に問題はなく，血圧上昇がみられた．静脈路を確保し，同時に採血を行い，乳酸リンゲル液500 mLを用いて60〜90 mL/時（体重換算で1.0〜1.5 mL/kg/時）で輸液を開始．神経学的異常所見として右上下肢に運動麻痺を認めた．体温は正常であったため，バスタオルを掛け，保温のみ行った．

動脈血ガス所見：pH 7.438，PaCO$_2$ 38.6 mmHg，PaO$_2$ 158.3 mmHg，HCO$_3$ 13.2 mEq/L，BE −0.8 mEq/L．血糖値138 mg/dL．WBC 10,200/μL，Hb 13.2 g/dL，Na 142 mEq/L，K 3.6 mEq/L．12誘導心電図ではⅠ，aVL，V2–V5において非特異的なST低下を認め，ポータブル胸部単純X線撮影で異常はみられなかった．

【初期輸液（術前まで継続）】

| 乳酸リンゲル液 | 500 mL | 1.0〜1.5 mL/kg/時 |

➡ 身体所見・ベッドサイド検査から考えられることは？

運動麻痺がみられること，血圧が高値であることから脳卒中が疑わしい．動脈血ガス所見から低酸素血症，高二酸化炭素血症，アシドーシスの存在は否定．また血糖値に大きな異常はなく，電解質異常もみられなかった．心電図検査で異常はみられたが，非特異的なST変化であり，くも膜下出血の可能性もあるように思われる．

身体所見・検査所見から脳卒中を疑い，次に頭部CT撮影を行う．**移動また検査中の血圧に十分に注意し，急変に対応できるよう呼吸管理器具や鎮静薬・降圧薬などの薬剤を準備しておく．**

図1 頭部CT
基底層およびシルビウス裂のくも膜下出血（▶）
と脳内血腫（→）を認める

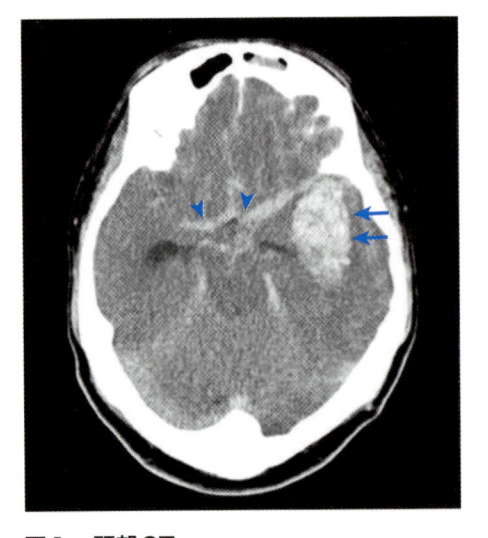

図2 3D-CTA
左中大脳動脈瘤（→）

経過2 頭部CT検査の結果

基底層，シルビウス裂（Sylvian fissure）を中心としたくも膜下出血（図1▶），および左シルビウス裂と連続する脳内血腫を認める（図1→）．追加して撮影した3D-CTAでは左中大脳動脈瘤が確認された（図2→）．

↳ 頭部CTから考えることは？

くも膜下出血および脳内血腫が確認されたため，直ちに脳神経外科医に連絡を取った．緊急手術になることを念頭において，家族に病歴聴取を行い，既往について，また高血圧があるのならば普段の血圧についての情報収集を行う．

最終経過 その後の経過

病歴，既往について聴取したところ，高血圧があり内服治療を受けているが，普段の血圧はわからないとのことであった．アレルギーや喘息はなく，その他に特別な既往はなかった．本日も普段と変わらない様子であり，突然のことで動揺している様子．

鎮静・鎮痛薬を投与し，降圧薬を用いて血圧を140 mmHg台にコントロールした．脳内血腫を伴うくも膜下出血であったため，同日緊急に開頭血腫除去術，脳動脈瘤頸部クリッピング術が行われた．

解説：意識障害患者への初期診療と輸液療法

1 意識障害患者および脳卒中患者の初期診療

❶ACEC（Advanced Coma Evaluation and Care）

　　意識障害を呈する傷病者に対する病院前救護の標準化を目的として，PCEC（Prehospital Coma Evaluation and Care）が策定され，コース開催による普及が進められている．同様に病院到着後の初期診療における診療手順の標準化について，ACEC（Advanced Coma Evaluation and Care）策定に向けての検討が進められている．

❷ISLS（Immediate Stroke Life Support）

　　脳卒中については，病院前救護としてPSLS（Prehospital Stroke Life Support），病院到着後の初期診療としてISLS（Immediate Stroke Life Support）が策定され，すでにコースガイドブックも出版されている．

　　ACEC，ISLSのアルゴリズム（図3，4）に示されるように，意識障害患者・脳卒中患者ともに，まず，①搬入前の準備を行うこと，②第一印象から緊急処置の有無を確認すること，③二次的脳損傷を防ぐため気道・呼吸・循環といった生理学的徴候を安定化させること，が重要となる．

2 意識障害患者への輸液のポイント

　　意識障害の原因は多岐にわたるため，初期輸液については，まず病態の増悪をきたさないものを選択しなければならない．そのため，心機能や腎機能などの問題がなければ，1.0〜1.5 mL/kg/時での細胞外液補充液の投与を開始し，全身状態の安定化を図りつつ，意識障害の原因検索を行う．その後，必要があれば，原因となる病態に応じた輸液内容に変更し，投与量や投与速度を調整する．

　　5％ブドウ糖液は，ブドウ糖が代謝されることによって水分のみの補給となるため，脳卒中や脳挫傷などの一次性脳損傷では脳浮腫を生じる危険がある．このため，原因が明らかでない意識障害患者の初期輸液には用いない．

意識障害患者の搬送連絡
救急隊からの情報提供（MIST，内因性ロード＆ゴー！）

搬入準備
初期診療チームの招集，感染防御，初療室の準備，ＣＴ室への連絡

意識障害患者の搬入

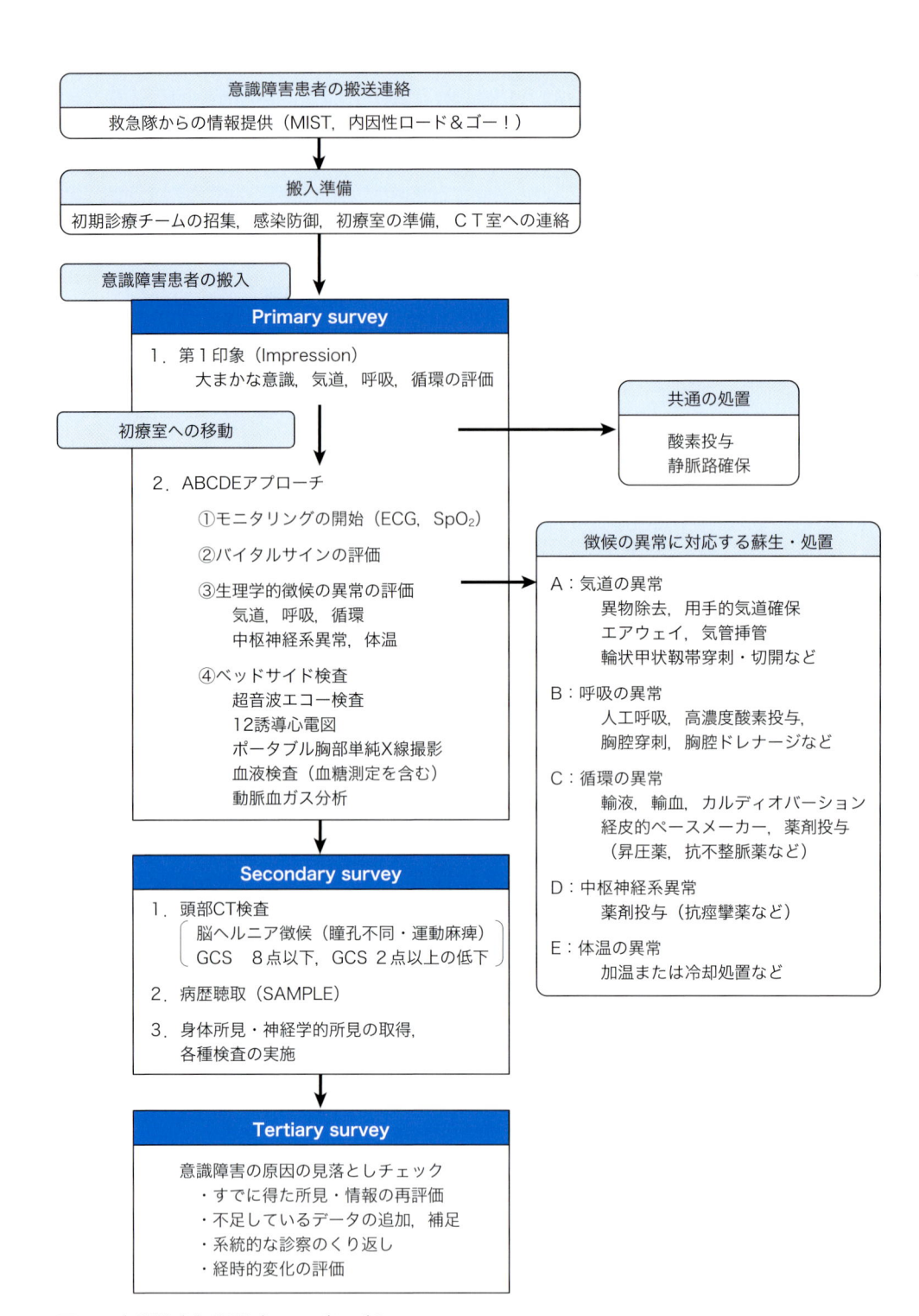

Primary survey

1. 第1印象（Impression）
   大まかな意識，気道，呼吸，循環の評価

初療室への移動

2. ABCDEアプローチ

   ①モニタリングの開始（ECG，SpO_2）

   ②バイタルサインの評価

   ③生理学的徴候の異常の評価
   　気道，呼吸，循環
   　中枢神経系異常，体温

   ④ベッドサイド検査
   　超音波エコー検査
   　12誘導心電図
   　ポータブル胸部単純X線撮影
   　血液検査（血糖測定を含む）
   　動脈血ガス分析

共通の処置
酸素投与
静脈路確保

徴候の異常に対応する蘇生・処置

A：気道の異常
　異物除去，用手的気道確保
　エアウェイ，気管挿管
　輪状甲状靭帯穿刺・切開など

B：呼吸の異常
　人工呼吸，高濃度酸素投与，
　胸腔穿刺，胸腔ドレナージなど

C：循環の異常
　輸液，輸血，カルディオバージョン
　経皮的ペースメーカー，薬剤投与
　（昇圧薬，抗不整脈薬など）

D：中枢神経系異常
　薬剤投与（抗痙攣薬など）

E：体温の異常
　加温または冷却処置など

Secondary survey

1. 頭部CT検査
   〔脳ヘルニア徴候（瞳孔不同・運動麻痺）
   　GCS　8点以下，GCS　2点以上の低下〕

2. 病歴聴取（SAMPLE）

3. 身体所見・神経学的所見の取得，
   各種検査の実施

Tertiary survey

意識障害の原因の見落としチェック
・すでに得た所見・情報の再評価
・不足しているデータの追加，補足
・系統的な診察のくり返し
・経時的変化の評価

図3　意識障害初期診療アルゴリズム

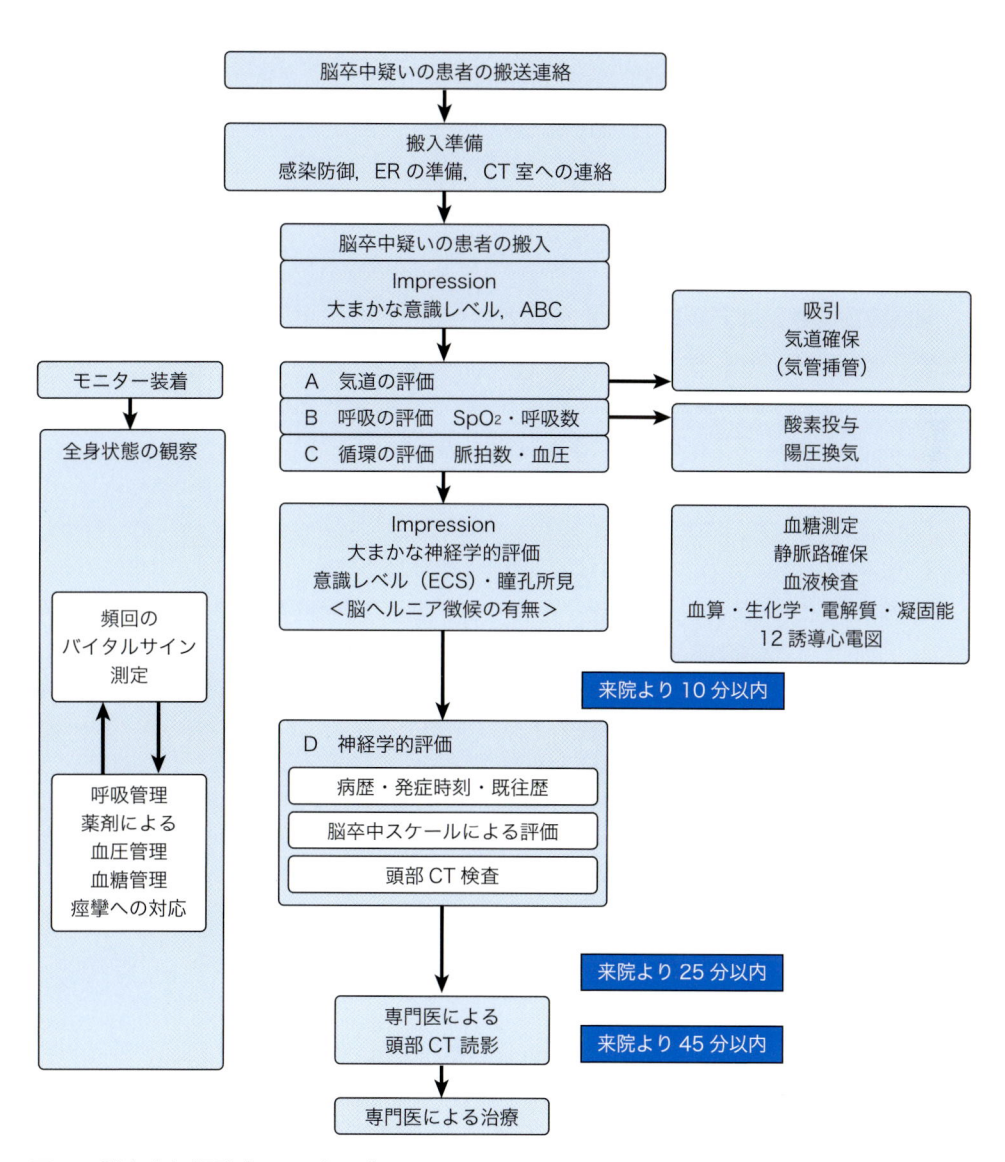

```
脳卒中疑いの患者の搬送連絡
          ↓
搬入準備
感染防御，ERの準備，CT室への連絡
          ↓
脳卒中疑いの患者の搬入
Impression
大まかな意識レベル，ABC
          ↓
A  気道の評価          →  吸引
                          気道確保
                          （気管挿管）
B  呼吸の評価  SpO₂・呼吸数  →  酸素投与
                                陽圧換気
C  循環の評価  脈拍数・血圧
          ↓
Impression                  血糖測定
大まかな神経学的評価        静脈路確保
意識レベル（ECS）・瞳孔所見   血液検査
＜脳ヘルニア徴候の有無＞     血算・生化学・電解質・凝固能
                            12誘導心電図
          ↓
                     【来院より10分以内】
D  神経学的評価
   病歴・発症時刻・既往歴
   脳卒中スケールによる評価
   頭部CT検査
          ↓
                     【来院より25分以内】
専門医による頭部CT読影
          ↓          【来院より45分以内】
専門医による治療

モニター装着
  ↓
全身状態の観察
   ↑↓
頻回のバイタルサイン測定
   ↑↓
呼吸管理
薬剤による血圧管理
血糖管理
痙攣への対応
```

図4　脳卒中初期診療アルゴリズム

One More Experience

全身痙攣＋低血糖

症　　例：65歳，男性．自宅で倒れているところを発見された．アルコールばかり摂取し食事はほとんど摂っていなかった．来院時に全身痙攣を認め，血糖値は37 mg/dL．

　全身痙攣が確認された場合は即，気道確保，酸素投与およびジアゼパムの投与を行う．痙攣が消失した後，低血糖に対して50％ブドウ糖液を投与する前に，Wernicke脳症を考慮し，補酵素であるビタミンB1の投与を行う．

　一時的なビタミンB1過剰による問題はないので，アルコール関連疾患が考えられる場合は積極的にビタミンB1の投与を行うことが重要．

意識障害の原因はアルコール？ それとも…？

症　　例：72歳，男性．大きな音を聞いた家族が様子を見に行くと，廊下で倒れていた．意識はJCS Ⅰ-1，脈拍50回/分と徐脈と認める以外はバイタルサインに異常なし．運動麻痺なし．呼気にアルコール臭を認める．比較的元気な様子．

　必ず外傷初期診療ガイドラインやACECのアルゴリズムを念頭において診療を進める．飲酒している症例では，すべてをアルコールが原因としてしまいがちになる．病歴の一部にとらわれないよう注意しなければならない．筆者は，足を滑らせて階段から転落したと考えていた症例が洞不全症候群による失神であったという経験がある．本症例のように意識障害が軽度で徐脈を認める場合は，心疾患の存在も疑い輸液量が過剰とならないよう投与速度に注意する．

Pros & Cons　賛成論　反対論

❖ 一過性脳虚血発作（TIA）

　意識障害を伴う椎骨脳底動脈系の一過性脳虚血発作は，失神との鑑別を要する．複視，片麻痺，小脳失調など，他の椎骨脳底動脈系の症状が意識障害の前後でみられない場合は，一過性脳虚血発作は否定的と考える．

　近年，一過性脳虚血発作については，24時間以内という症状の持続時間の設定が外されて定義されている．これはMRIの普及によって，発作の持続時間が24時間以内であっても，約1/3の症例で拡散強調画像における新鮮梗塞巣が認められることが明らかになったためである．

❖ 抗てんかん薬

　近年，新規の抗てんかん薬としてガバペンチン，トピラマート，ラモトリギン，レベチラセタムが承認，発売された．これらは欧米では単剤での治療が認められているが，日本では他の抗てんかん薬で十分な効果が認められない場合の併用療法のみが保険適応となっている．

てんかん治療では，まず発作型を診断し，第一選択薬の単剤治療から開始するのが原則である．副作用や相互作用を考え，特に妊孕性のある女性では催奇形性を考慮して，単剤治療を目指すべきであるのだが…．

文献・参考図書

1) 「PCECコースガイドブック」（意識障害に関する病院前救護の標準化委員会 編），へるす出版，2008
2) 「PSLSコースガイドブック」（脳卒中病院前救護ガイドライン検討委員会 編），へるす出版，2007
   ↑病院前救護と整合性のある初期診療を行うために一読を．
3) 「ISLSコースガイドブック」（ISLSコースガイドブック編集委員会 編），へるす出版，2006
   ↑脳卒中に対する初期診療のためのガイドライン．コース開催されている．
4) 中村俊介：意識障害患者の初期診療．レジデント，3：17-25，2010
   ↑意識障害患者に対する初期診療のアルゴリズムを作成し解説したもの．
5) Caine, D., et al. : Operational criteria for the classification of chronic alcoholics: Identification of Wernicke's encephalopathy. J Neurol Neurosurg Psychiatry, 62 : 52-60, 1997
   ↑Wernicke脳症の診断に有用なcriteria（Caine criteriaとよばれる）を示した論文．
6) 「改訂第3版外傷初期診療ガイドライン」（外傷初期診療ガイドライン第3版編集委員会 編），へるす出版，2008
   ↑外傷患者の初期診療を行うために必読の日本におけるガイドライン．
7) Brignole, M., et al. : Guidelines on management (diagnosis and treatment) of syncope-update 2004. Europace 6 : 467-537, 2004
   ↑ヨーロッパ心臓病学会のガイドライン．過不足なくまとめられている．
8) Easton, J. D., et al. : Definition and evaluation of transient ischemic attack: a scientific statement for healthcare professionals from the American Heart Association/ American Stroke Association Stroke Council; Council on Cardiovascular Surgery and Anesthesia; Council on Cardiovascular Radiology and Intervention; Council on Cardiovascular Nursing; and the Interdisciplinary Council on Peripheral Vascular Disease. The American Academy of Neurology affirms the value of this statement as an educational tool for neurologists. Stroke 40: 2276-2293, 2009ovira A., et al. : Diffusion-weighted MR imaging in the acute phase of transient ischemic attacks. AJNR, 23 : 77-83, 2002
   ↑AHAによるTIAの定義．発作の持続時間の設定が外されている．
9) 「てんかん治療ガイドライン2010」（てんかん治療ガイドライン作成委員会 編），医学書院，2010
   ↑日本神経学会監修による成人および小児のてんかんについてのガイドライン．

第1章 ケースから学ぶ主要症候への輸液と治療

3 呼吸不全

石田順朗

Point

- 呼吸不全に対する輸液は，常に適切な全身管理の一環として考えるべきである
- 急性呼吸不全では血管内脱水を呈し，初期輸液による循環動態改善が必要となる場合が多い
- 一方で輸液負荷のストライクゾーンが狭く，過剰輸液により肺水腫をきたしやすいことに注意が必要である

■はじめに

呼吸苦は救急外来，病棟でよくみられる徴候である．ここでは，心機能の低下した高齢者に，肺疾患が加わった場合の初期対応を輸液療法を中心に解説する．

問題解決型ケーススタディ

症例　現病歴と既往歴（かかりつけ医からの紹介）

82歳男性．1週間前から咳嗽，呼吸苦，37℃台の発熱を認めた．3日前にかかりつけ医を受診した．気管支炎の診断の下に，セフジトレンピボキシル（メイアクト®），アンブロキソール塩酸塩（ムコソルバン®）を処方された．入院当日に呼吸苦が増悪し，かかりつけ医より当科を紹介され，入院となった．既往歴として高血圧，脂質異常症があり，バルサルタン（ディオバン®）40 mg，ベシル酸アムロジピン（アムロジン®）5 mg，ピタバスタチンカルシウム（リバロ®）1 mgを処方されている．最近温泉には行っておらず，24時間風呂も使用していない，トリ飼育歴もない．

　⇨病歴からまずどう考える？

　　高齢者の発熱と咳嗽，呼吸苦であり，市中感染による気道感染症がありそうである．

すでにβ-ラクタム系抗菌薬（メイアクト®）が3日間投与されているにもかかわらず，病状は増悪しているので，異型肺炎に対する目配りが必要である．レジオネラやクリプトコッカスへの曝露を疑わせる病歴はない．

経過1 身体診察の結果

気道開存．努力様呼吸．呼吸数：28/分．SpO_2 87％（室内気）．血圧：142/62 mmHg．脈拍：94/分．ショックの5Pなし．意識清明．麻痺なし．体温37.8℃．結膜に貧血・黄疸なし．胸部両肺湿性ラ音あり．背部右側湿性ラ音あり．起坐呼吸なし．腹部平坦かつ軟．腸グル音正常．下腿沈下性浮腫あり．
平常時の体格：身長174 cm，体重58 kg．

➡ 身体所見から考えられることは？

右側優位の湿性ラ音と咳嗽，喀痰を認め，酸素化能の低下を認めた．肺炎が強く疑われる所見であった．一方で，両側下腿に沈下性浮腫を認め，水分貯留傾向がありそうであった．

経過2 入院時ルーチン検査の結果

＜血液検査＞
WBC 19,740/μL，RBC 5.21×10^6/μL，Hb 15.0 g/dL，Ht 48.5％，Plt 18.4×10^4/μL，TP 6.5 g/dL，Alb 3.5 g/dL，TB 1.0 mg/dL，AST 45 IU/dL，ALT 26 IU/dL，LDH 302 IU/dL，ALP 210 IU/dL，γGTP 55 IU/dL，BUN 22 mg/dL，Cre 0.6 mg/dL，Na 135 mEq/L，K 3.5 mEq/L，Cl 95 mEq/L，Glu 142 mg/dL，CRP 15.3 mg/dL，HbA1c 5.8％
＜血液ガス分析＞
入院時　酸素3 L/分，鼻カヌラ
pH 7.545，$PaCO_2$ 38.5 mmHg，PaO_2 66.6 mmHg，BE 9.4 mmol/L，HCO_3 32.5 mmol/L，$SatO_2$ 95.2％
＜インフルエンザ迅速検査＞
A型，B型とも陰性
＜心電図＞
完全右脚ブロック，心房細動，心室性期外収縮散発
＜胸部単純X線写真＞
両側上葉に浸潤影を認め，右胸水あり（図1）
＜喀痰検査＞
塗沫検査のGeckler分類[1]（MEMO①参照）は5群で品質は良好であり，グラム陽性球菌，グラム陽性桿菌，グラム陰性桿菌を認めた．抗酸菌塗沫検査はガフキー0号であった

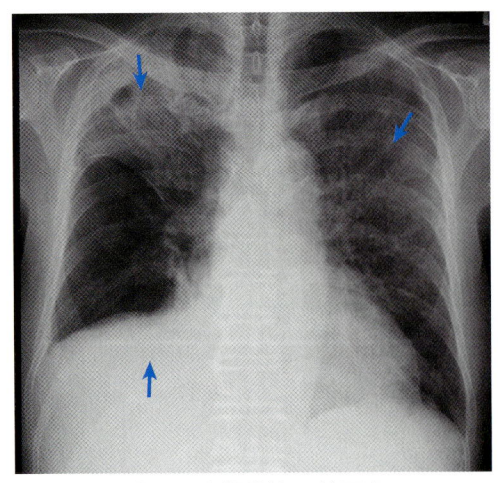

図1　第1病日：胸部単純X線写真
両側肺野に，右側優位に浸潤影を認め，右側に大量の胸水貯留を認める

MEMO ❶ 喀痰の品質検定のためのGeckler分類（表1）

唾液には上皮細胞が多く含まれ，喀痰には好中球が多く含まれる．喀痰のグラム染色を行い，上記基準によりGeckler4～6群を検査材料として適切と評価する[1]．

表1　Geckler分類

群	1視野あたりの細胞数（100倍）		判定
	上皮細胞	好中球	
1	＞25	＜10	−
2	＞25	10～25	−
3	＞25	＞25	−
4	10～25	＞25	＋
5	＜10	＞25	＋＋
6	＜25	＜25	−～＋＋

➤ 検査結果から考えられることは？

胸部単純X線写真にて両側上葉を中心に浸潤影を認め，肺炎と考えられた．インフルエンザウイルスへの罹患はなさそうである．一方で下腿沈下性浮腫が存在し，水分貯留傾向が認められた．うっ血性心不全が合併している可能性が示唆された．また心房細動が認められたのは，今回が初めてであった．このため，胸部単純CTならびに心臓超音波検査を施行することとした．

経過3 追加検査の結果

＜胸部単純CT（図2）＞
両側肺野に上葉を中心とした非区域性の浸潤影を認めた．両側胸水あり

＜心臓超音波検査＞
EF（左室駆出率）75％　左室肥大あり．中等度の僧帽弁逆流を認める．左房径 34 mm．下大静脈径 17 mm．呼吸性変動あり

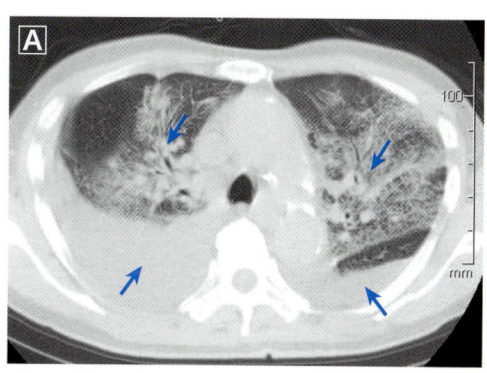

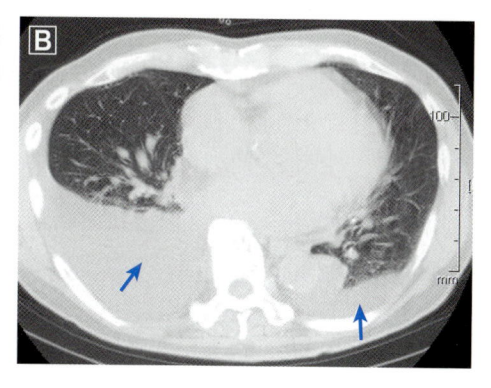

図2　第1病日：胸部単純CT
両側肺野に，上葉を中心とした非区域性の浸潤影を認め，肺水腫が疑われる

経過4 病態評価と初期治療計画

① 両側肺炎

CURB65 2点（BUN 22 mg/dL，年齢82歳）の市中肺炎である（表2）[2]．

MEMO 2

表2　市中肺炎の重症度分類（CURB65）

Confusion	意識障害
Urea	BUN 20 mg/dL 以上
Respiratory Rate	呼吸数≧30/分
Blood Pressure	収縮期血圧＜90 mmHg もしくは拡張期血圧≦60 mmHg
Age	65歳以上

Score0〜1	Score2	Score3〜5
死亡率1.5％ ↓ 自宅療養	死亡率9.2％ ↓ 短期入院 または外来通院	死亡率22％ ↓ 入院治療 特にScore4〜5はICU収容を考慮

その他の重症度分類として，カナダのPort Studyに基づくPSI，日本呼吸器学会が提唱したA-DROPがある

一般的に市中肺炎の起炎菌は，肺炎球菌，Haemophilus influenzae, Moraxella catarrhalis などが多いとされる．来院時の喀痰塗抹検査では複数菌種が検出され，起炎菌として有力な特定菌種を推定するに足る情報は得られなかった．一方で，入院時点で，すでにβ-ラクタム系抗菌薬（メイアクト®）を3日間内服していたにもかかわらず病状が増悪していたため，同薬が無効なマイコプラズマ，レジオネラ，肺炎クラミジアなどによる異型肺炎のリスクを考慮した．このため，肺炎球菌をカバーする目的でセフトリアキソン（ロセフィン®）1回あたり2g，1日2回点滴静注し，異型肺炎をカバーする目的で，クラリスロマイシン（クラリス®）400 mg/日を2回分服で併用した．なお，黄色ブドウ球菌は肺炎の起炎菌となることは少ないが，インフルエンザウイルス罹患後には主要起炎菌となることは留意しておく必要がある[3]．

また，全身性炎症反応症候群（systemic inflammatory response syndrome：SIRS）の基準を満たし（脈拍94/分，呼吸数28/分，WBC 19,740/μL），感染症を背景としていることから，Sepsis（敗血症）と診断した[4]．血液培養2セットを採取した．

② うっ血性心不全

入院時点で，胸部単純X線写真（図1），および胸部単純CT（図2）にて両肺浸潤影と胸水貯留を認めた．両肺浸潤影は非区域性であり，肺水腫が疑われた．また，両側下腿の沈下性浮腫の存在もあり，うっ血性心不全の合併が疑われた．心臓超音波検査にてEF 75％と心収縮能は良好であった．心房細動を認め，中等度の僧帽弁逆流を認めることが心拍出量低下に関連していることが疑われた．一方で，入院時点の身体所見では起坐呼吸や呼気性喘鳴や呼気延長などの肺水腫の徴候には乏しかった．酸素10 L/分マスク送気下にSpO$_2$は95％を維持でき，BUNの軽度上昇や下大静脈の呼吸性変動など，血管内容量がやや低下していることを示唆する所見も認められた．このため当初は利尿薬による除水は行わず，1,200 mL/日と少なめの輸液量（概ね1 mL/kg/時）で輸液を開始し，呼吸状態と循環動態の推移を観察する方針とした．

【第1病日：初期輸液】

ラクテック®D	1,000 mL	24時間（40 mL/時）
ロセフィン® 2 g＋生理食塩水	100 mL	×2回/日
総水分量	1,200 mL/日	

経過5 その後の臨床経過

入院後，第2病日までの尿量は250 mLであり，肺水腫が増悪（図3）し，起坐呼吸，呼気性喘鳴が著明となった．酸素10 L/分マスク送気下に，SpO$_2$は80％台前半にまで低下した．このため，輸液量を760 mL/日に制限し，フロセミド（ラシックス®）を40 mg静注し，さらに40 mg/日を持続静注した．カンレノ酸カリウム（ソルダクトン®）100 mg/日を併用し，脈拍120/分台の頻脈性心房細動に対してジゴキシン（ジゴシン®）0.125 mg/日を投与した．血栓形成予防としてヘパリン5,000単位/日を併用した．

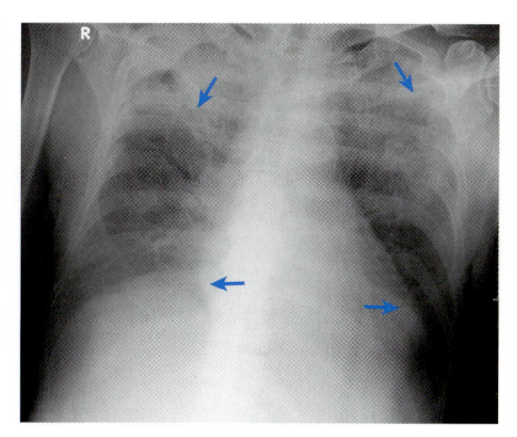

図3　第2病日：胸部単純X線写真
心拡大とともに，著しい肺水腫を認める

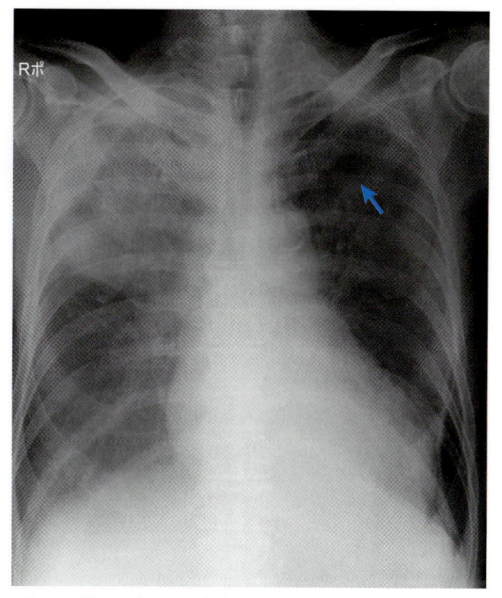

図4　第4病日：胸部単純X線写真
左肺の透過性が改善し，肺水腫は軽快している

【第2病日：肺水腫治療を優先した輸液】

ラクテック®D		500 mL	24時間（20 mL/時）
ラシックス®	40 mg		
ヘパリン	5,000単位		
ファモチジン	20 mg		
ソルダクトン®	100 mg＋生理食塩水	10 mL	静注
ジゴシン®	0.125 mg＋生理食塩水	50 mL	1日1回
ロセフィン®	2 g＋生理食塩水	50 mL	1日2回
ミノマイシン®	100 mg＋生理食塩水	50 mL	1日2回
総輸液量		760 mL/日	

　また非侵襲的陽圧換気〔non-invasive positive pressure ventilation：NIPPV（NPPV）〕を用いて呼吸管理を開始し，FiO_2（吸入酸素濃度）1.0，EPAP（呼気気道陽圧）5 cmH_2O，IPAP（呼気気道陽圧）15 cmH_2O とした．この設定によりSpO_2 100％を維持でき，呼吸苦も軽快し，安定した呼吸管理が可能となった．一方で経口薬内服困難のため，クラリスロマイシンをミノサイクリン（ミノマイシン®）200 mg/日に変更した．

　その結果，連日1,500 mL/日程度の利尿がつき，肺水腫は改善し，酸素化能も回復した．NIPPVも順調にウィーニングでき，第4病日に離脱できた．左肺の透過性が改善し（図4），肺炎も軽快傾向となった．

　許容される輸液量に余裕が生じるとともに，BUN 33，Cre 0.9と乖離がみられたため，除水により血管内脱水に至ったものと思われた．そこで同日から輸液量を1,200 mL/日まで増量した．内服可能となったため，ミノサイクリンはクラリスロマイシンへ戻した．

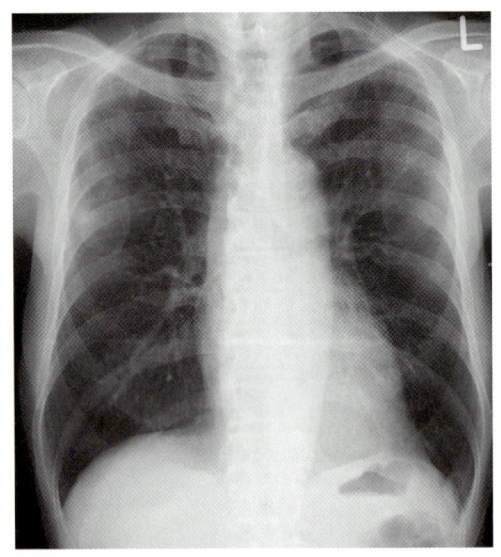

図5 第24病日：胸部単純X線写真
両肺の浸潤影は著明に改善した

【第4病日：肺水腫改善後の輸液】

ラクテック®D	1,000 mL	24時間（40 mL/時間）	
⎛ ラシックス®	40 mg ⎞		
⎜ ヘパリン®	5,000単位 ⎟		
⎝ ファモチジン	20 mg ⎠		
ロセフィン®	2g＋生理食塩水	100 mL	×2回/日
総水分量	1,200 mL/日		

　これとともに飲水，ゼリーなどの摂取を再開した．経口摂取量の増加とともに，徐々に輸液量を減量し，第20病日に輸液を終了した．
　尿中肺炎球菌抗原，尿中レジオネラ抗原は陰性で，喀痰培養検査からは一般細菌の発育を認めなかった．呼吸機能の改善，発熱など炎症所見の消失に伴い，セフトリアキソンは第7病日までで投与を終了した．マイコプラズマなどによる異型肺炎の可能性が否定できなかったため，クラリスロマイシンは第14病日まで投与を完遂した．第24病日までに，浸潤影，胸水ともに軽快（図5）し，BUN，Creも正常化した．
　一方で，マイコプラズマ，肺炎クラミジアに対するペア血清，血液培養など各種検査においても，起炎菌特定には至らなかった．

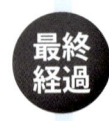

最終経過　輸液完了〜退院まで

　その後，ジゴキシン（ジゴシン®）0.125 mg/日，フロセミド（ラシックス®）40 mg/日，スピロノラクトン（アルダクトンA®）25 mg/日，塩酸ジルチアゼム（ヘルベッサーR®）100 mg/日を中心に心不全の管理を行い，心房細動による血栓形成予防目的にワルファリンカリウム（ワーファリン®）を併用した．リハビリテーションの後，第32病日に退院した．

解説：呼吸不全患者への輸液療法

1 呼吸不全における輸液の考え方

　肺内疾患はもとより，全身性炎症反応症候群において，肺は主要な標的臓器となり，呼吸不全に至る速度もメカニズムも多彩である[5]．同じ肺水腫をきたす疾患であっても，敗血症などに伴う急性呼吸促迫症候群（acute respiratory distress syndrome：ARDS）と，心原性肺水腫では，まったく逆の輸液管理を行う必要がある．病態に応じて経時的対応を行わなければ，医原性合併症により命取りとなる．すなわち，呼吸不全に対する輸液は，常に適切な全身管理の一環として考えるべきである[5]．

　急性呼吸不全では，不感蒸泄の増加などにより，当初は血管内脱水を呈し，初期輸液により循環動態を立て直さなければならないことが多い．その一方で，低酸素血症により抗利尿ホルモン（ADH）の分泌が亢進し，水分の体内貯留を引き起こす．さらに腎血流や糸球体濾過量の低下が，レニン-アンギオテンシン-アルドステロン系を亢進させ，水分，Naの蓄積を招く[5]．これに加えて低酸素血症により肺動脈が収縮し肺血管抵抗が上昇するhypoxic pulmonary vasoconstriction（低酸素性肺血管攣縮）と呼ばれる病態が発生する．これにより右心系に負荷がかかり，うっ血肝，浮腫などの右心不全が発生する[5]．呼吸不全の輸液管理においては，前述の循環動態への影響を常に留意する必要がある．また，肺炎，肺結核，気管支喘息などの肺疾患や，陽圧換気中の症例では，ADH不適合分泌症候群（syndrome of inappropriate secretion of ADH：SIADH）を合併し，低ナトリウム血症の是正のために輸液制限が必要になるなど，事態がさらに複雑化する場合がある．

2 本症例から学べること

　本症例では入院時点で肺水腫，胸水の貯留から，肺炎に加えてうっ血性心不全の存在を評価できていたにもかかわらず，その後，肺水腫の増悪に至った．CT所見を顧みると，両肺上葉に非区域性の浸潤影が多発し，右側有意に大量の胸水が貯留しており，この点に重きを置けば，入院当初から利尿薬を併用した方がよかったと思われる．一方で，肺炎に敗血症を合併している場合，血管内からサードスペースへの水分逸脱が亢進し，左心系の前負荷が不足し，なおかつ細動脈のトーヌスが低下し，感染性ショックに至る場合がある．このため，循環動態の維持に相応の輸液量が必要であるが，心機能との兼ね合いを考慮する必要があるため，至適輸液量の推定が困難な場合が珍しくない．つまり，肺炎にうっ血心不全が合併している場合には，輸液量のストライクゾーンが狭く，肺水腫が容易に増悪する可能性があることを常に念頭におく必要がある．呼吸状態，循環動態の変化を頻回にフォローアップし，後手に回らずに輸液量調節，呼吸管理を行う必要がある．

　また本症例では肺水腫の増悪に対して，利尿薬，強心薬の投与とともに，非侵襲的陽圧換気（NIPPV）を併用した．NIPPVは急性心原性肺水腫に対して有用であることが確立している．しかし，急性肺傷害（acute lung injury：ALI）あるいは急性呼吸促迫症候群（ARDS）に対し

ては有用性が確立していない[6)7)]．NIPPVの場合，PEEP（呼気終末陽圧）レベルに限界があり，肺炎で気道分泌物の多い場合や，意識障害をきたしている症例には使用しづらい．NIPPVに固執して気管挿管のタイミングを逸すると，挿管時の著しい低酸素血症，致死性不整脈などのリスクが上昇することに留意する[8)]．本症例ではうっ血性心不全が主要病態であり，安定した呼吸管理が可能であった．

■ まとめ

- 肺炎とうっ血性心不全が合併している場合，至適輸液量の推定が困難である
- 輸液量のストライクゾーンは狭く，容易に肺水腫が増悪する
- 心原性肺水腫に対する呼吸管理として非侵襲的陽圧換気（NIPPV）が有効である

One More Experience

肺水腫では臥位は厳禁！

症　例：78歳女性．昨年，急性心筋梗塞で入院歴がある．昨日から身体が浮腫み，空咳を認めていたが，就寝後に呼吸苦が強くなり，救急外来を受診した．血圧：188/96 mmHg，脈拍：110/分，呼吸数：36/分，SpO_2：70％（室内気）で，呼気性喘鳴と顔面，下腿に沈下性浮腫を認めた．うっ血性心不全による肺水腫を疑い，酸素投与を行いつつ，末梢静脈ラインを確保したが，SpO_2は76％までしか上がらなかった．心電図をとろうとして臥位にしたとたん，口から泡を吹いて顔面蒼白となり，意識消失，呼吸微弱，脈拍触知不能，徐脈となった．

解　説：臥位にすると心臓への静脈環流が増えて肺水腫が増悪し，あっという間に溺れてしまうリスクがある．肺水腫の症例は例え短時間でも不用意に臥位にしてはならない．

Pros & Cons 賛成論 反対論

❖ ALI/ARDSの輸液管理

積極的利尿戦略（conservative strategy）と積極的輸液戦略（liberal strategy）を比較した無作為化比較試験（FACTT試験）が行われ，積極的利尿戦略に軍配が上がった[9)]．ショックを伴わないALI/ARDS確診例には，水バランスをゼロに保つ輸液管理を行うことにより，人工呼吸器を装着しないですむ期間を増やすことができた．またこの間ショックや腎不全の頻度は増加しなかった．しかし，60日生存率の有意な増加は認められなかった[9)10)]．

❖ ALI/ARDSへのアルブミン投与の効果

低タンパク血症（血清TP＜6.0 g/dL）で人工呼吸中のALI/ARDS症例において，フロセミド＋アルブミンとフロセミド＋プラセボを投与し，無作為化比較試験を施行した．その結果，アルブミン投与例で有意な酸素化能の上昇が認められた．しかし予後を改善し得るかについてはデータが不足している[11)]．

文献・参考図書

1) Geckler, R. W., et al.: Microscopic and bacteriological comparison fo paired sputa and transtracheal aspirates. J Clin Microbiol, 6: 396-399, 1977
   ↑喀痰の品質検定に関するGeckler分類の原著.

2) Lim, W. S., et al.: Defining community acquired pneumonia severity on presentation to hospital: an international derivation and validation study. Thorax, 58: 377-382, 2003
   ↑英国胸部学会による市中肺炎の重症度分類についての原著.

3) 市中肺炎.「レジデントのための感染症診療マニュアル第2版」(青木 眞 著), pp.490, 医学書院, 2008
   ↑感染症診療の基本原則から各論に至るまで, 目から鱗が落ちる実践的知識の宝庫. 若手医師ばかりでなく, 経験ある先生方にもぜひ手にとっていただきたい名著.

4) The ACCP/SCCM Consensus Conference Committee; Definitions for Sepsis and Organ Failure Guidelines for the Use of Innovative Therapies in Sepsis; Chest, 101: 1644-1655, 1992
   ↑SIRS, Sepsisの定義についての原著.

5) 小倉裕司 ほか:呼吸不全患者の輸液法. Medical Practice 臨時増刊号, 23: 307-314, 2006
   ↑呼吸不全の循環動態への影響について, その病態生理が非常にわかりやすく解説されている.

6) Liesching, T. et al.: Acute Applications of Noninvasive Positive Pressure Ventilation: Chest, 124: 699-713, 2003
   ↑非侵襲的陽圧換気 (NIPPV) についてのreview.

7) 菊池 忠 ほか:急性肺傷害に対する非侵襲的陽圧換気法 (NPPV). ICUとCCU, 33: 605-610, 2009
   ↑急性肺傷害症例に対するNIPPVの適応と位置付けについての解説.

8) 竹内宗之, 今中秀光:NPPVについて確認しておこう. 呼吸器ケア, 4: 58-65, 2006
   ↑NIPPVについての基本事項の整理.

9) Acute Respiratory Distress Syndrome Network: Comparison of two fluid-management strategies in acute lug injury. N Engl J Med, 354: 2564-2575, 2006
   ↑急性肺傷害症例での積極的利尿戦略と積極的輸液戦略を比較する無作為比較試験. 重要論文.

10) Calfee, C. S. & Matthay, M. A.: Nonventilatory Treatment for Acute Lung Injury and ARDS. Chest, 131: 913-920, 2007
    ↑急性肺傷害, 急性呼吸促迫症候群の治療法に関するreview.

11) Martin, G. S., et al.: A Rondomized Controlled Trial of Furosemide with or without Albumin in Hypoproteinemic Patient with Acute Lung Injury. Crit Care Med, 33: 1680-1687, 2005
    ↑急性肺傷害症例でのアルブミン投与の影響に関する無作為比較試験.

第1章 ケースから学ぶ主要症候への輸液と治療

4 高体温
真夏に来院した，寒さを訴える高体温の高齢者

後藤庸子

Point

- 高体温の原因が何であるか考えること
  → 発熱なのか，うつ熱なのか，発熱ならば炎症はどこにあるか
- 高体温の時の輸液の量（体温上昇による不感蒸泄の増加）
- 高齢者特有の問題（口渇感を感じにくいこと，低ナトリウム血症の合併など）

■はじめに

　発熱・高体温は救急外来を受診する患者の症状として最も多いものの1つである．体温の上昇は，水分の需要を増やし，また，脱水は発汗を抑制してうつ熱を招く．発熱の原因の多くは炎症や感染症であり，その管理においても輸液の役割は大変重要であるが，少なくとも体温に応じた輸液管理が不適切であるために病態を悪化させることは避けなければならない．本項では，特に高体温時の輸液について考えてみたい．

問題解決型ケーススタディ

症例　来院前の情報（救急隊などからの情報）

　症例は79歳女性．独居でADL（日常生活動作）は概ね自立しているが，最近認知症の傾向があり，食事などは近所の住民の世話を受けていた．また，元来「寒がり」であり，自宅では来客時以外にクーラーを使用することはなく，たまに扇風機を使用することはあっても就寝時には消していた．また，窓は閉め切りで，空気の入れ替えをすることはほとんどないとのことであった．
　某年9月上旬（天気：晴れ，最高気温35.9℃，最低気温28.7℃，湿度46％）の9：30頃，い

つものように行きつけの喫茶店で朝食を摂っていたが，店主が普段と様子が異なることに気づき，救急要請した．救急隊到着時，意識レベル1/JCS，血圧150/80 mmHg，脈拍90/分，呼吸数18/分，SpO₂ 97％（room air），体温39.0℃，瞳孔径3 mm左右差ない，対光反応 両側迅速．クーリングをすると寒がるため，そのまま当院へ搬送された．
既往歴は69歳時に左尿管結石，膀胱炎，右大腿ヘルニア．70歳時に虫垂切除．また，詳細不明だがめまい症でベタヒスチンメシル酸塩（メリスロン®）6 mg/日を内服している．飲酒，喫煙はしない．

> ➡何を思いうかべる？ 必要な検査は？
> ①来院までにどんな疾患を考えておくべきか
> 　この年の夏は猛暑であり，生活の背景から第1に熱中症を考えた．また，クーリングにより寒がるという状況から，肺炎，尿路感染症，胆嚢炎等による発熱の可能性も同時に疑った．
> ②必要な検査は何か？
> 　炎症の有無・水・電解質の状態を評価するために，血液検査，尿検査が必要と考えた．また，感染源の評価に加えて心不全のリスクを評価するため胸部単純X線写真や腹部超音波検査も行うべきと考えた．

来院時の所見

来院時，鼓膜温38.4℃，腋窩温38.7℃，血圧150/78 mmHg，脈拍75/分・整，SpO₂ 97％（room air）．患者は半袖のシャツ，長袖のブラウス，薄手のベストに加え，スカーフを着用しており，顔面がべたつく程度の少量の発汗があった．着衣をシャツのみにすると寒さを訴えていた．
身体所見は，意識レベル1/JCS，眼瞼結膜に貧血なく，眼球結膜に黄染・充血ない．口腔咽頭に発赤・腫脹ないが，舌のみならず咽頭後壁までの粘膜の乾燥が著明であった．頸部リンパ節の腫大なく，甲状腺の腫大・圧痛ない．呼吸音に異常はないが，心収縮期雑音を聴取する．腹部に明らかな異常ない．下腿浮腫ない．神経学的所見上，明らかな異常を認めない．

> ➡身体所見から考えられることは？
> 　口腔粘膜の所見より高度の脱水が疑われた．しかし血圧の低下や顕著な脈拍数の増加はなく，循環動態は安定しているため，切迫した状況にはない．また浮腫や呼吸不全はないが，認知症があるため基礎疾患や排尿の状態が明らかでなく，心収縮期雑音を聴取することからも，心疾患の有無について評価する必要がある．

経過1　胸部X線写真

　胸部X線写真（ポータブル・坐位）：心胸郭比（CTR）56％．肋骨横隔膜角（CPAngle）は鋭で，肺野に明らかな異常影を認めず，肺血管陰影の増強はみられない．

↳ 胸部X線写真の結果から考えられることは？

　胸部X線写真より明らかな心不全はないと判断し，1号液（ソルデム® 1輸液）を150 mL/時で開始して血液・尿検査の評価を待つことにした．

　また，高体温の原因としては連日の猛暑や，冷房の使用状況から熱中症の可能性が強く疑われたが，寒気を訴えていたため，感染症の可能性を考慮すべきと考えて精査を開始した．

【初期輸液】

ソルデム® 1	150 mL/時

経過2　尿検査所見

尿検査の結果					
外観	清・黄色	蛋白	1＋	ビリルビン	－
比重	1.015	ケトン	－	白血球	－
pH	6.5	潜血	3＋	亜硝酸塩	－

↳ 尿検査の結果から考えられることは？

　尿比重は1.015と予想していたよりも低値であり，脱水・熱中症による高体温と考えてよいかどうか悩んだ．

　しかし，①外気温と患者の体温・体重から計算される不感蒸泄（後述）は2,000 mL/日にも及ぶこと，②患者の話から，水分はある程度摂取できている様子であったが食事量が不足していることから，必要な水分・塩分が不足していると考えた．そこで，低張性脱水の可能性も考え，血液検査の結果を待つとともに同じ速度で輸液を続行した．

経過3 血液検査所見

血算		生化学			
WBC	3,600/μL	Fib	227 mg/dL	ALT	20 IU/L
Hb	↓ 11.5 g/dL	FDP	3.19 μg/mL	CK	↑ 267 IU/L
Ht	↓ 32.5 %	D-dimer	↑ 1.33 μg/mL	Amy	50 IU/L
MCV	86.0 fL	生化学		Na	↓ 117.9 mEq/L
MCH	30.4 pg	TP	7.1 g/dL	K	↓ 3.2 mEq/l
PLT	12.8 × 10^4/μL	T-bil	↑ 1.1 mg/dL	Cl	↓ 83.1 mEq/L
凝固・線溶系		D-bil	0.3 mg/dL	Glu	124 mg/dL
		BUN	11.1 mg/dL	CRP	0.04 mg/dL
PT-INR	1.11	Cr	↓ 0.4 mg/dL	プロカルシトニン半定量	↑ 0.5〜2 弱陽性
APTT	42.7 秒	AST	↑ 32 IU/L		

↑：正常値より大，↓：正常値より小

血液検査の結果から考えられることは？

　血液検査の結果，プロカルシトニンは弱陽性を示したが，白血球数・CRP値ともに正常範囲にあり，少なくとも重症感染症は否定的できると判断した．熱中症，すなわち脱水を主因とする高体温と考え，頸部のクーリングを開始した．一方，患者は寒さへの耐性が低く，体表面からの冷却はshivering（ふるえ）をきたすため，体表面をタオルケットで最低限に保温した．

　低ナトリウム血症については病態を評価するため，尿生化学検査を追加することにした．また，低ナトリウム血症は高度であるが顕著な意識障害などのないことから，慢性的に生じたものと判断し，焦らずに補正してよいと考えた．

経過4 尿生化学所見

尿生化学検査の結果			
尿クレアチニン	93.2 mg/dL	尿K	51.1 mEq/L
尿Na	58.6 mEq/L	尿Cl	59.2 mEq/L

低ナトリウム血症の評価について

　尿生化学の結果を併せ，低ナトリウム血症の原因を次のような手順で評価した．

①血漿浸透圧はどうか

血漿浸透圧＝（2［Na］＋［K］）＋［BUN］/2.8＋［Glu］/18＝253（正常値285〜295 mOsm/L）

→ 血漿浸透圧が低下していることから，低浸透圧性低ナトリウム血症であると考えた．

②ADHの分泌はどうか

尿［Na］＋尿［K］＝58.6＋51.1＝109.7（ADH分泌過剰の参考値75 mEq/L以上）

尿浸透圧＝（尿比重−1）×35,000≒（1.015−1）×35,000＝525（ADH分泌過剰の参考値100 mOsm/L以上）

→ ADHは相対的に過剰に分泌されている可能性が高い．
　しかし，尿［Na］は58.6 mEq/Lと高く，腎臓からNaが喪失している可能性がある．

③FENa（尿中Na排泄率）はどうか

FENa＝（尿［Na］×血清［Cr］）/（尿［Cr］×血清［Na］）＝（58.6×0.4）/（93.2×117.9）＝0.002（Na排泄低下の基準値1以下）

→ 血清NaとともにFENaも低下しており，Naの摂取不足が疑われる．

❶ 低ナトリウム血症の評価

当初，食欲低下によるNaの摂取不足と相対的に過剰な水分補給が低ナトリウム血症の原因と考えていたが，尿［Na］は比較的高値であり，腎臓からNaが喪失している可能性もあると考えた．一方，FENaは1を大きく下回っており，低ナトリウム血症の原因としては，腎臓からのNaの過剰な排泄よりも摂取不足の関与のほうが大きいと判断した．

以上の結果から，本症例では①**連日の猛暑と衣服による体温調節の失調**が脱水・熱中症の主な原因であり，②**熱中症による食欲低下**が絶対的なNa欠乏をもたらし，③**脱水に対して主として水分のみを補給**したことが低ナトリウム血症を助長した．④しかし，水の絶対量は不足しており（低張性脱水と高齢で口渇感が生じにくいこと，食事量の減少が関係していると考えられる），④腎臓における尿濃縮能の低下からNa喪失〔鉱質コルチコイド反応性高齢者低ナトリウム血症（mineralo-corticoid-responsive hyponatremia of the elderly：MRHE）〕を合併している可能性があると考えた．

❷ Na補充の計画

続いて，Naの補充方法を次のように組み立てた．

通常，Naを補充する際には，橋中心性髄鞘崩壊症の合併を防ぐために血漿Na濃度の上昇率が0.5 mEq/L/時を超えず，かつ，最終的なNa濃度が130 mEq/Lを超えないようにしなければならない．Na欠乏量（mEq）＝正常総水分量×（130−現在の血漿Na濃度）であり，この患者の場合は，体重を45 kgと仮定すると45×0.5×（130−117.9）＝272.25 mEqのNaが不足していると計算した．

Na濃度が120 mEq/L以下で神経症状を伴う場合には通常，高張食塩水で補正した方がよいが，

本症例では高度な意識障害がなく，脱水があることからも生理食塩水で補正することが望ましいと考えた．患者に不足するNaを生理食塩水（Na濃度154 mEq/L）で補正するためには，272.25 mEq ÷ 154 mEq/L = 1.768 Lの生理食塩水が必要であり，130 − 117.9 = 12.1 mEq/LのNa欠乏を0.5 mEq/L/時未満の速度で補正するためには24時間かけて行わなければならない[1]．よって，本症例における生理食塩水の最大投与速度は1,768 mL ÷ 24時間 = 73 mL/時と計算した．

最終経過 低ナトリウム血症の補正とその後の経過

これらの結果がそろった時点で1本目の1号液が終了していたため，2本目として生理食塩水（テルモ生食）＋L-アスパラギン酸カリウム（アスパラ®K注）20 mEqを80 mL/時で開始した．

体温は来院時39.0℃であったが，クーリングと補液により30分後に38.9℃，90分後に37.6℃，150分後に37.1℃となった．ふるえ（シバリング）はなかったが，寒さの訴えが顕著であり，「寒がり」と低ナトリウム血症から甲状腺機能を中心とする内分泌異常の可能性も考えて評価すべきと考えた．また，低ナトリウム血症の原因検索を目的に入院後，ADH，レニン，アルドステロン，副腎機能，甲状腺機能を評価することにした．

【病態が判明した後の輸液（低ナトリウム，低カリウム血症があり心不全がない症例）】

生理食塩水	2,000 mL / 24時間
アスパラ®K	80 mEq / 24時間
総水分量	2,080 mL/日
総Na	308 mEq
総K	80 mEq

1) 生理食塩水

体重(kg) × $\begin{matrix}男性0.6\\女性0.5\end{matrix}$ × 1,000 mL ÷ 154 × 0.5 mL/時で投与する

※必要量＝体重(kg) × $\begin{matrix}男性0.6\\女性0.5\end{matrix}$ ×（130 − 血漿Na濃度）÷ 154 × 1,000 mL

※かけるべき時間＝（130 − 血漿Na濃度）÷ 0.5
→速度＝必要量/かけるべき時間

2) アスパラ®K　20 mEq/ 6時間
K3.0〜3.5 mEq/Lのときの摂取量60〜120 mEq/日
（Westermanら）

解説：高体温患者への輸液療法

1 水分の出納バランス

脱水は水分の出納のバランスが崩れること，すなわち水の摂取量を排泄量が上回ることによって生じる．摂取量とは，飲水（500 mL），食餌に含まれる水分（800 mL），代謝水（300 mL）の総和であり，排泄量とは尿（500 mL），皮膚からの不感蒸泄（500 mL），呼吸器からの不感蒸泄（400 mL），便（200 mL）の総和である〔※（ ）内は，標準的な1日あたりの量〕．

2 高体温の原因と脱水

高体温の患者をみたら，まずその患者の高体温の原因が発熱なのか，うつ熱なのかを考える必要がある．発熱・炎症の背景に脱水がある場合も少なくないが，通常，脱水は発熱ならば二次的なもの，うつ熱ならば一次的なものである．

3 体温・気温上昇による不感蒸泄の増加

体温の上昇そのものも不感蒸泄の増加により水分の需要を増やす．一般的に，平熱で室温が28℃のときの不感蒸泄は約15 mL/kg/日で，体温が37℃から1℃上がるごとに15％（100～150 mL）増加し，気温が30℃から1℃上がるごとに15～20％増加するといわれている．それを式で表すと以上のようになる．

$$\text{不感蒸泄} = 15 \text{ mL/kg/日} \times \{1.15^{(x-37.0℃)} + 1.15^{(y-30.0℃)}\}$$
※x：体温，y：外気温

本症例の場合，外気温は35.8℃，患者の体温は39.0℃であり，上記の計算式にあてはめると不感蒸泄＝15 mL/kg/日×$\{1.15^{(39.0-37.0℃)} + 1.15^{(35.8-30℃)}\}$＝15×$1.15^{(2+5.8)}$≒15×$1.15^8$＝45.88 mL/kg/日になる．この患者の体重は45 kg前後なので，不感蒸泄は2,064 mL/日と計算され，環境温の上昇と体温上昇により，通常よりも1,400 mL/日もの水分が多く必要であるということになる．

4 病態による不感蒸泄の変化

発熱・炎症の場合には，その病変によって，さらに水分の喪失が増加している可能性も考慮する．例えば，下痢では便が増加するし，肺炎では呼気からの不感蒸泄が増す．

5 発汗によるNaの喪失量

うつ熱・熱中症の場合，発症に先行して汗で水分・塩分が失われている．汗の成分はNa 50 mEq/L，K 5 mEq/L，Cl 50 mEq/L，HCO_3 0 mEq/Lであり[2]，発汗によって失われるNaは必ずしも多くない．しかし，不適切な水分補給は低ナトリウム血症の原因になる．

6 脱水の診断指標

脱水時にみられる主な身体所見とその診断精度は表1の通りであり，毛細血管再充満時間（CRT），口腔鼻粘膜の乾燥を除き有用な指標とはいいがたい．通常，尿の量と回数の減少，頻脈，口渇感は脱水の指標になるが，高体温の場合には体温の上昇や感染症によっても頻脈や意識の変容などをきたすため，必ずしもこれらの指標が脱水の判定に有用でないこともある．さらに高齢者では内服薬（利尿薬や降圧薬）の影響などにより，これらが有用な指標になりえな

表1　脱水の指標となる身体所見とその診断精度

指標	感度（%）	特異度（%）	LR＋	LR－
混迷	57	73	2.1	0.6
起立に伴う脈拍の上昇	43	75	1.7	0.8
起立性低血圧	29	81	1.5	0.9
四肢の脱力	43	82	2.3	0.7
腋窩の乾燥	50	82	2.8	0.6
不明瞭な発語	56	82	2.3	0.7
口腔鼻腔粘膜の乾燥・溝舌	85	58	2	0.3
舌の乾燥	59	73	2.1	0.6
毛細血管再充満時間（CRT）（年齢基準値との比較：小児と成人男性は2秒，成人女性は3秒，高齢者は4秒）	34	95	6.9	0.7

表2　高齢者が脱水症をきたしやすい原因

①加齢による体内総水分量の減少，細胞内水分量の減少
②腎臓における尿濃縮能の低下
③口渇中枢機能低下
④抗利尿ホルモン（ADH）に対する尿細管の反応低下
⑤頻尿や尿失禁を心配しての自己による飲水量制限
⑥食欲低下による食事摂取量の減少
⑦嚥下機能低下による食事摂取量と飲水量の減少
⑧代謝水の産生低下
⑨歩行障害などの運動能力の低下
⑩そのほか（認知症や感染症などの疾患，投与薬の副作用など）

文献4より引用

い．特に意識状態や脱力については，発症前の状態とよく比較して評価することが重要である[3]．

7 加齢と脱水

　また高齢者が脱水になりやすい要因として，口渇中枢の機能低下，嚥下機能低下，「トイレの心配」などによって食餌・飲水量が減少するほか，代謝水の産生低下によって水分の摂取が減少しやすいこと，また，尿濃縮力の低下やADHに対する尿細管の反応性低下によって，脱水傾向にあっても尿量が減少しがたく，排泄量が相対的に過剰になりやすいことなどがある．さらに，筋肉の減少・脂肪の増加により細胞内液が減少しており，循環血液量が減少しても細胞内液からの移動によって水分を補充することが困難になっている（表2）．

8 加齢と低ナトリウム血症

さらに高齢者では低ナトリウム血症の合併率が高く，急性疾患を有する高齢患者の11％，長期療養患者の約22％に血清ナトリウム低下を認めるといわれている[2]．浮腫性疾患による低ナトリウム血症を除くと，1/4はMRHEであると考えられている[5]．

9 初期輸液のポイント

輸液後，血管内に残る水分は生理食塩水が1/4，5％ブドウ糖液が1/12である．高齢者は心・腎機能に問題があるものが少なくないが，過剰輸液・心不全を必要以上に恐れてNa含有量の少ない輸液を選択すると血管内に水分がとどまらず，思うような効果が得られないこともある．したがって，初期輸液は基本的に1号液または細胞外液を選択し，バイタルサインの変化や検査の結果をみながら適宜調整する．過剰な輸液を避けるため，滴下速度に留意するとともに中心静脈圧や上大静脈径などを定期的に観察して循環血液量を評価することが有用である．

One More Experience

初期輸液のポイント
- 高齢者であることを恐れて輸液を控えるのは失敗のもと
  → 血漿量を増加させるためにはNaが必要である
  → 過剰輸液が心配ならば，微量用のルート（1 mL＝60滴）で開始する
- モニターをつけるとバイタルサインが一目瞭然であり，即対応できる．面倒でも，こまめに中心静脈圧や大静脈径を評価することで投与量が適切かどうかを判断することができる．

Pros & Cons 賛成論 反対論

❖ 鉱質コルチコイド反応性高齢者低ナトリウム血症について

鉱質コルチコイド反応性高齢者低ナトリウム血症（MRHE）は腎でのNa保持能力低下を基礎に惹起される低ナトリウム血症である．欧米ではその概念は確立していない．遠位尿細管のアルドステロンへの反応性低下や，Na摂取の減少などの因子に加えてNa保持がうまく代償されないために生じると考えられており，高齢者に発症しやすい．また，Na保持能の低下・体液量の減少により，アルギニンバソプレッシン（AVP）の分泌が代償的に亢進し[4]，体内のNa量が変わらないまま水分が保持されるため，低ナトリウム血症がさらに助長される．検査所見では，低浸透圧血症，尿中Na排泄亢進，高張尿，低尿酸血症を認めるが，腎・副腎機能には異常を認めない．また，低レニン血症，AVPの相対的分泌亢進などがみられ，身体所見上浮腫や脱水を認めないなどSIADHと診断基準が似ているが，軽度の体液量減少を

伴う点が異なる．フルドロコルチゾンを0.1〜0.3 mg/日で経口投与すると，遠位尿細管でのNa再吸収が徐々に回復して，低ナトリウム血症の回復が期待できる．

文献・参考図書

1) Ayus, J. C. & Arieff, A. I.：Pathogenesis and prevention of hyponatremic encephalopathy. Endocrinol Metab Clin North Am, 22：425-446, 1993

2) 内田俊也：水電解質異常．日腎会誌，44：18-28, 2002
↑水電解質代謝についてわかりやすく総説されている．

3) 中野博司：高齢者の脱水症への対策．日本医事新報，4334：62-66, 2007
↑高齢者の脱水に対する治療計画を立てるうえでの注意点を具体的にとりあげている．

4) 守尾一昭：特集 高齢者の脱水症，熱中症 1.脱水症の病態，病型：高齢者に特徴的な病態，病型はあるか？．Geriatric Medicine, 46：559-566, 2008
↑高齢者特有の問題をわかりやすく整理している．

5) 石川三衛：水・電解質異常をきたす特殊な病態の解説 鉱質コルチコイド反応性低ナトリウム血症（MRHE）．medicina, 40：1918-1919, 2003

第1章 ケースから学ぶ主要症候への輸液と治療

5 致死的胸痛疾患
特に急性冠症候群と急性大動脈解離について

田中 圭

Point

- 致死性胸痛疾患を疑ったら，病態の治療に備えてできるだけ早期にルート確保をする
- 急性大動脈解離を疑った場合は，降圧治療は可及的速やかに開始しなければならない
- ルート確保時に，腎機能が不明なときは1号液（開始液）を用い，良好と判明したら3号液（維持液）に変更する
- 造影剤使用後は浸透圧利尿に対して，生理食塩水などを用いた細胞外液補正を考慮する
- 輸液総量は，1日に必要な水分量を基に心機能と循環血液量を考慮して決定する

■ はじめに

　致死的胸痛疾患はそれぞれ病態が異なるため，病態に応じた輸液療法が必要である．しかし緊急度が高ければ確定診断がつく以前から初期治療のために輸液療法を開始する必要が生じる場合も多い．本項では胸痛疾患に対する一般的な初期輸液療法の開始から，致死的胸痛疾患のなかで特に急性冠症候群と急性大動脈解離の鑑別診断のコツと診断確定後の輸液療法について2症例を用いて解説する．

問題解決型ケーススタディ

◆症例1　急性冠症候群

症例 来院前の情報

症例：47歳，男性
午後3時30分にトイレに行った後，突然の胸痛が出現した．安静にして経過観察するも症状改

善せず，午後8時に救急要請した．
救急隊接触時，顔色不良で冷感湿潤があり強い胸痛が持続していたため，経鼻カニュラを用いて3 L/分で酸素投与が開始された．

⇨ **何を思いうかべる？ 必要な検査は？**

ポイント
- 安静でも持続する強い胸痛
- 顔色不良
- 冷感湿潤

救急隊からの報告で，患者は強い胸痛を訴えており，顔色不良である点から，致死的胸痛疾患を疑うことが重要である．鑑別診断をするためには胸痛の性状を詳細に聴取すること，十二誘導心電図を判読すること，ショックを示唆するような心臓血管系の機能障害の存在について，心エコー，胸部X線や造影CTによる画像診断が有用である．血液生化学検査は，鑑別診断のみならず，診断後の治療方針の決定にも有用である．

来院時の所見

身体所見
第一印象：顔色不良
1次評価（ABCDEアプローチ）
　Airway：異常音なし，気道開通
　Breathing：呼吸音に左右差なく清明，呼吸数24回/分，SPO_2はナザール3 L/分投与で98％
　Circulation：軽度の末梢冷感湿潤があり，CRT 3秒，心拍数82/分（整），血圧170/116 mmHg，心雑音なし
　Disability：意識レベルはGCS＝E4V5M6，瞳孔所見/対光反射は正常
　Exposure：36.2℃
2次評価
　S：背部痛を伴わない強い胸痛があり，その他の随伴症状なし
　A：小児喘息
　M：特になし
　P：高血圧（未治療）
　L：8時間前に朝食にパンを食べた
　E：喫煙歴：15本/日×25年間，10年前に母親が突然死した
- 詳細な身体診察
　　胸部：皮下気腫なし，外傷なし
　　腹部：腸音正常，腹痛なし
　　四肢：浮腫を認めなかった

⤷ 病態認識と初期に必要な行動は？

ポイント
- 冷感湿潤
- CRT 延長
- 収縮期血圧が 170 mmHg

呼吸音は清明であるが，病院到着前に救急隊が開始した酸素投与によってSPO$_2$：98％を維持しており，呼吸窮迫の存在については判断できない．

末梢冷感湿潤やCRT延長からショックの存在を認識することができ，収縮期血圧が維持されていることから代償性ショックが示唆される．低血圧性ショックに陥る前に迅速に今後の検査と治療方針を決定する必要があることを意識しなければならない．

⤷ いつどのような輸液療法を開始するか？

現時点で確定診断はついていないが，致死的胸痛疾患を疑っているので，**できるだけ早期からルート確保の目的で輸液療法を開始**する必要がある．

ショックの有無や種類によって，輸液の内容，投与量や速度が異なるため，ルート確保時は，低張電解質輸液のなかでも，Kが含まれず，細胞内液と外液の中間の組成をもつ1号液（開始液）を維持量から開始することが多い．

本症例では，採血と同時に1号液でルート確保し 20 mL/時で維持輸液を開始した．

【初期輸液】

1号液	20 mL/時

経過1　3次評価（検査）

患者は致死的胸痛が持続しており代償性ショックの状態にあるため，すべての検査結果を待つことなく治療を開始する必要があると判断した．

救急室到着から最初の15分間に得られた検査所見

心電図：心拍数82/分（洞調律），V2-5でST上昇とQSパターン，Ⅲ，aVFで陰性T波（図1）

心エコー：左心室前壁中隔領域の動きが低下，大動脈弁と僧帽弁には狭窄/逆流を認めなかった．大動脈基部と腹部大動脈にはっきりとした内膜のフラップを認めなかった．心嚢液貯留を認めなかった．下大静脈の軽度拡張（18 mm）と呼吸性変動を認めた

トロップT：陰性であった

胸部X線：気胸を認めなかった．心胸郭比50％，肺門部肺動脈うっ血を認めた．左大1弓の大動脈陰影の拡大や石灰化の内側偏位などを認めなかった（図2）

血液検査：WBC 9,300/μL，RBC 559 g/dL，Hb 17.4 mg/dL，Hct 51.1％，Plt 250×10^3/μL，その他の検査結果は現時点で出ていない

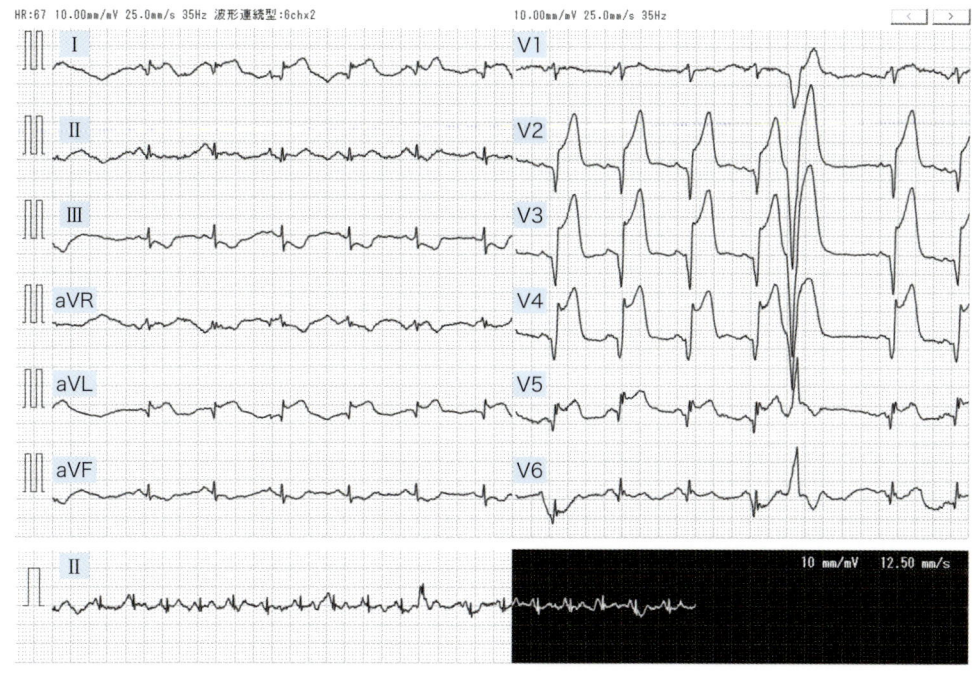

図1 V2〜V5，aVL誘導でST上昇と，Ⅲ，aVF誘導でST低下と陰性T波が認められる

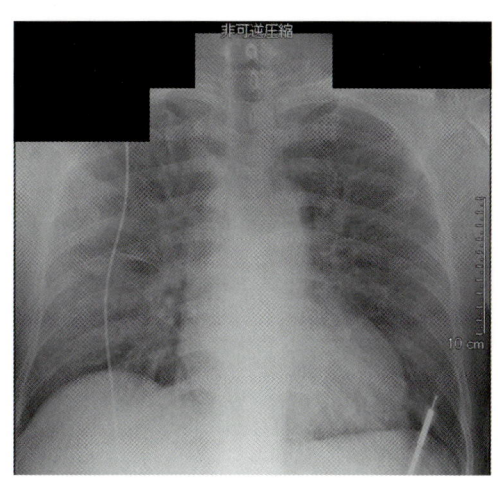

図2 胸部X線：心陰影の拡大と肺うっ血像が認められる

この時点でどう判断するか？

ポイント

- 背部痛を伴わない安静時持続性胸痛
- 虚血を疑う心電図上のST変化
- 心エコーの局所的な動きの低下，見える範囲（大動脈基部，腹部大動脈）に解離を疑うフラップが認められない，心囊液貯留なし

- 胸部X線で，気胸を認めない，心胸郭比拡大と肺うっ血所見
- WBC高値

　致死的胸痛疾患のなかで，背部痛がないこと，心エコーでフラップがみられないことから急性大動脈解離の可能性は低いと判断した．身体所見と胸部X線所見から緊張性気胸を否定した．心エコー所見から心タンポナーデを否定した．心電図所見と心エコーの局所的な壁運動低下から急性冠症候群を最も疑った．肺うっ血を伴う代償性ショックの原因として心原性ショックを疑った．

　緊急心臓カテーテル検査の方針とした．アスピリン（バイアスピリン®）200 mgを噛み砕いて内服させ，さらにクロピドグレル（プラビックス®）4錠を内服させた．

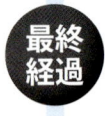

最終経過　確定診断と根本治療

来院から20分後心カテ室に入室し心臓カテーテル検査を行った．
冠動脈造影：左前下行枝起始部が完全閉塞していた（図3）
左室造影：前壁中隔領域の動きが低下していた
以上より，急性冠症候群と確定診断し，病変部に対し経皮的冠動脈形成術（PCI）を施行した．

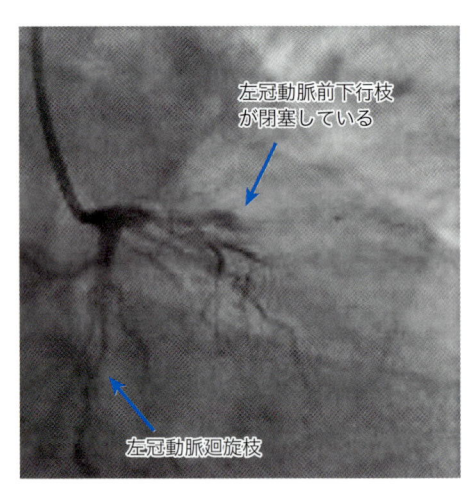

図3　左冠動脈造影

心臓カテーテル検査中に血液生化学検査の残りの結果が出た

AST 34 IU/L，ALT 40 IU/L，LD 204 IU/L，CK 167 IU/L，CK-MB 29 IU/L，T-BIL 0.7 mg/dL，TP 7.5 g/dL，ALB 4.3 g/dL，Na 140 mEq/L，K 4.5 mEq/L，Cl 103 mEq/L，BUN 14 mg/dL，Cr 0.80 mg/dL，eGFR 83 mL/分/1.73 m^2，CRP 0.05 mg/dL，血糖 133 mg/dL，PT-INR 0.85，APTT 23.2秒，Dダイマー－0.4 μg/dL

▶輸液療法をいつ変更するか

　確定診断後，細胞内液を補正するのか，細胞外液を補正するのかに応じて輸液の種

類を選択し，前負荷と後負荷と心機能の状態に応じて輸液量を決定することになる．
　この症例では，呼吸音は清明であるが，下大静脈の拡張が認められ，軽度肺うっ血像を認めることから左心不全が示唆されるため，輸液量を制限する必要があると判断した．また，腎機能障害がなかったので，維持輸液としてKを含む3号液（維持液）に変更し，20 mL/時で投与した．

【確定診断後の輸液】

3号液 （Kを含む）	20 mL/時

解説：急性冠症候群での輸液療法

1 心臓カテーテル検査後，急性冠症候群に対する輸液療法

　一般的な輸液療法の目的は以下の4つに大別される．

① ルート確保
② 水，電解質の補給
③ 栄養の補給
④ 病態の治療

　急性冠症候群における輸液療法の目的は，①ルート確保，②水，電解質の補正が主である．急性冠症候群を疑う患者すべてにおいて①ルート確保は実施すべきである．腎機能が不明な状態では，Kを含まない1号液（開始液）が選択されることが多い．②水，電解質の補正については，急性冠症候群では心筋の一部に虚血性の運動能低下が存在し，虚血範囲が広いほど左心室のポンプ機能は低下するため，一見血行動態が安定しているようにみえても代償機転が作用している可能性がある．そのため，丁寧な身体所見の収集と心エコーや胸部X線などの検査による評価が輸液療法の重要な指標になる．
　なお，心筋虚血の範囲が狭く心機能が十分に保たれていれば，心臓カテーテル検査やPCI後は，早期から経口摂取が可能なので，輸液療法は内服治療への移行期間に実施される．選択される輸液は，経口摂取量の不足分を補う目的で3号液などを維持量投与されることが多い．
　本症例では，翌日朝から食事と内服が開始になったため，輸液療法は24時間以内に中止になった．

2 造影剤使用に対する輸液療法

　造影剤を使用する検査では腎機能の保護が大切である．造影剤は腎臓から排泄される．造影剤の排泄に伴い浸透圧利尿を生じるため，補充目的で生理食塩液や5％グルコースを投与する

ことが多い．しかしこれらの輸液負荷が腎機能を保護するという明確なエビデンスはない．投与総量について尿比重の正常化を指標とする報告もあるがエビデンスに乏しい．造影剤の抗酸化作用を抑えるために尿のアルカリ化を目的として炭酸水素ナトリウム（メイロン®）やN-アセチルシステインなどを造影剤投与直前に投与すると腎保護作用があるとの報告もあるが投与量などに関する明確な指標はない．

　本症例では，生理食塩液1,500 mLを60 mL/時で投与した．輸液速度は経口摂取量と尿量に配慮しながら，通常必要とされる水分量の2,000 mL/日を超えないように注意した．

3 急性冠症候群の合併症に対する輸液療法

　急性冠症候群にショックを合併する場合がある．ショックには，左心不全や右心不全などの心原性ショックや心タンポナーデなどの閉塞性ショックがあり，それぞれ輸液の選択，投与量や速度が異なる．

　心原性ショックの治療を考えるうえで以下の項目に基づいて順番に考えると治療方針が立てやすい．

> ① 心拍数は適正か？
> ② 前負荷は適正か？
> ③ 後負荷は適正か？
> ④ 左室ポンプ機能は保たれているか？

① 心拍数の是正には，輸液療法はルート確保目的で行い，主に薬剤投与やカルディオバージョン/経皮ペーシングによる治療を行う．

② 前負荷は心室手前の心房負荷を指し，左房圧はSwan-Ganzカテーテルを用いた肺動脈楔入圧（PCWP）の上昇（18 mmHg以上）や中心静脈圧（CVP）上昇（10 mmHg以上）などで測定することができる．実際に初療室内ではSwan-Ganzカテーテルを挿入して輸液量や速度を決定するための指標となる肺動脈楔入圧（PAWP）や心係数（CI）あるいは中心静脈カテーテルを用いた中心静脈圧（CVP）などを測定できないことが多いため，身体所見や簡易な検査所見から血管内容量を推定する．

起座呼吸，ラ音の聴取，浮腫などがあり，胸部X線で心胸郭比（CTR）拡大，肺うっ血像，胸水貯留など，心エコーで下大静脈径の拡大（20 mm以上）と呼吸性変動の消失などの所見を認めた場合は，これ以上の前負荷はかけられないと予測する．輸液の投与量を制限し，速度を減じることになる．

③ 後負荷は左心室が血液を送り出す先の抵抗であり，具体的には末梢血管抵抗を意味する．アナフィラキシーショックや敗血症などでは低下することがあるが，心不全では代償機転により末梢血管抵抗は増加していることが多い．左心室の駆出機能が低下している左心不全の場合には末梢血管抵抗を下げ，後負荷を軽減することが必要で，収縮期血圧が保たれていれば血管拡張剤を投与することがある．

　右心不全は左室下壁心筋梗塞に右室梗塞を合併したときに起こりやすい．右室梗塞では右心

室の前負荷であるCVPは上昇するが，右心室の駆出機能の低下により左心室の前負荷であるPCWPは上昇しない．したがって肺水腫も起こらない．左心室に前負荷がかからないので左室駆出率が低下してしまう．ゆえに右室梗塞では，右室の駆出機能を高めるため，スターリングの法則に従い，輸液の投与量を増やしてCVPを上げる必要が生じる．血管内容量を増やすために細胞外液を補正する必要があるが，Naは細胞外液中の血管外液を増加させ浮腫を増悪させる危険性もあるので，過剰な投与は避ける．血管内に水分を貯留させるための方法として低分子デキストランやアルブミン製剤の投与も考慮する．右室梗塞による右心不全は数日から数週間で改善する場合が多い．

心タンポナーデは心嚢液貯留によって左心室の拡張障害が生じ，結果として左室駆出機能が低下する．心嚢水の除去が早急に必要となるが，前負荷を上げることで一時的に左室駆出率を上げられる可能性があるので，心嚢穿刺や開窓ドレナージを準備する間に，等張電解質輸液（細胞外液）の急速投与を考慮する．

問題解決型ケーススタディ

◆症例2　急性大動脈解離

症例　来院前の情報

症例：69歳，女性

午後3時ころ，嘔気を伴う突然の胸背部痛が出現し救急要請した．

救急隊接触時，顔色良好，SPO_2 ルームエアで98％，脈拍78/分（整），冷感湿潤なし，血圧は180/118 mmHgで左右差を認めなかった．意識清明であった．

⇨ 何を思いうかべる？　必要な検査は？

ポイント
- 突然の胸背部痛
- 血圧が180/118 mmHg

救急隊からの報告で，患者は背部痛を伴う胸痛を訴えており，高血圧である．致死的胸痛疾患を考えなければならないが，背部痛を伴う胸痛であることから大動脈解離の鑑別も不可欠である．鑑別の手順は症例1と同様である．

来院時の所見

身体所見

第一印象：顔色良好

1次評価（ABCDEアプローチ）

　　Airway：異常音なし，気道開通

Breathing：呼吸音に左右差なく清明，呼吸数22/分，SPO$_2$はルームエアで98％であった
　Circulation：末梢冷感湿潤はなし，CRT 1秒，心拍数74/分（整），血圧167/108 mmHgであった
　Disability：意識レベルはGCS＝E4V5M6，瞳孔所見/対光反射は正常
　Exposure：36.4℃
2次評価
　S：嘔気を伴う突然の強い持続性胸背部痛
　A：なし
　M：テルミサルタン（ミカルディス®）20 mg/日
　P：なし
　L：4時間前
　E：夕食の支度を始めたところ突然症状が出現した
・詳細な身体診察
　胸部：異常所見なし
　腹部：異常所見なし
　四肢：浮腫等なし

↳ 身体所見から何を考えるか？

ポイント
・突然の強い持続性胸背部痛
・高血圧の既往

　呼吸音は清明であり，SPO$_2$はルームエアで98％であることから呼吸窮迫の存在は否定的である．ショック徴候を認めない．未治療の高血圧と背部痛を伴う胸痛から急性大動脈解離は優先的に鑑別する必要がある．

↳ いつどのような輸液療法を始めるか？

　本症例は，呼吸と循環が保たれていたが，背部痛から急性大動脈解離を含む致死的胸痛疾患と位置づけ，採血と同時にルート確保の目的で1号液による20 mL/時の維持輸液を開始した．

【初期輸液】

1号液	20 mL/時

経過1　3次評価

急性大動脈解離を疑った場合は，病院到着時からすべての検査結果を待つことなく降圧治療を開始する必要がある．

救急室到着から最初の15分間に得られた検査所見

心電図：心拍数75/分．洞調律を認めた
心エコー：左心室の動きは正常，弁膜症を認めなかった．大動脈基部と腹部大動脈にはっきりとした内膜のフラップを認めなかった．心囊液貯留を認めない
トロップT：陰性であった
胸部X線（ポータブル）：気胸を認めなかった．心胸郭比52％
血液検査：WBC 12,600/μL，RBC 378 g/dL，Hb 11.5 mg/dL，Plt 282×10^3/μL

↳ この時点でどう判断するか？

ポイント
- 背部痛を伴う持続性胸痛
- 虚血を疑う心電図上のST変化を認めない
- 心エコーの局所的な動きの低下が認められない
- 胸部X線で，気胸を認めない，心胸郭比拡大や肺うっ血所見を認めない

　致死的胸痛疾患のなかで，背部痛があることは，強く急性大動脈解離を疑う所見である．身体所見と胸部X線所見から緊張性気胸を否定した．心エコー所見から心タンポナーデを否定した．心電図所見と心エコーの局所的な壁運動低下がないことから急性冠症候群は否定的と判断した．急性大動脈解離の確定診断のために造影CTを考慮した．

↳ いつ輸液療法を変更するか

　急性大動脈解離を疑ったら，高血圧に対する降圧治療は造影CTによる診断に先行して早急に開始しなければならない．高血圧を放置することは解離の進行による急変のリスクを高めるため，早期にルート確保し降圧療法を開始する必要がある．本症例では，本体を1号液20 mL/時として，側管からニカルジピン（ペルジピン®）3 mLをボーラス投与したところ，収縮期血圧が120 mmHgまで低下し，同時に胸背部痛は軽減した．続いてペルジピン®原液の持続投与を開始した．

【急性大動脈解離の疑いがある症例での輸液】

1号液	20 mL/時
ペルジピン®	3 mLボーラス投与

経過2　確定診断

　収縮期血圧を120 mmHg以下に下げてから造影CTを施行した．弓部大動脈から両側総腸骨動脈にかけて早期血栓閉塞を伴うスタンフォードB型急性大動脈解離を認めた．CT所見で腹腔動脈と上腸間膜動脈などの主要分枝動脈は真腔から起始しており腸管虚血を認めなかった（図4）．ICUに入院させ，観血的動脈圧モニターを装着した．

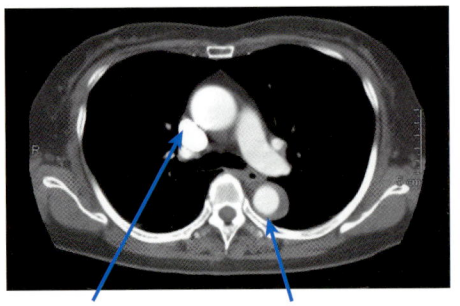

上行大動脈に解離を認めず，下行大動脈に血栓化した解離を認める

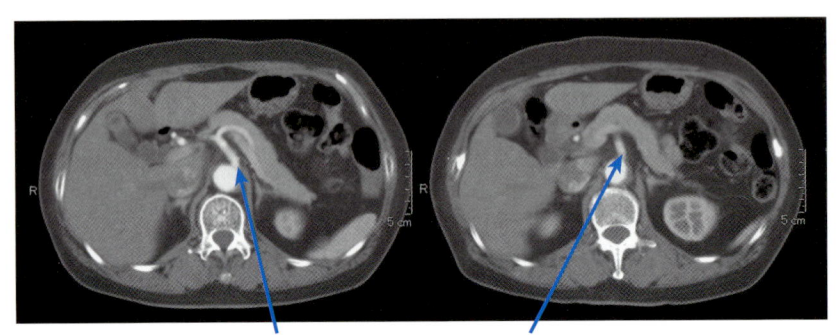

腹腔動脈と上腸間膜動脈は真腔から起始しており，良好に造影されている

図4　造影CT

⤵ICU入室後，残りの血液検査結果が出た

　AST 21 IU/L，ALT 12 IU/L，LD 189 IU/L，CK 95 IU/L，CK-MB 10 IU/L，T-BIL 0.3 mg/dL，TP 6.9 g/dL，ALB 4.0 g/dL，Na 140 mEq/L，K 3.5 mEq/L，Cl 102 mEq/L，BUN 21 mg/dL，Cr 0.60 mg/dL，eGFR 72 mL/分/1.73 m^2，CRP 0.12 mg/dL，血糖 183 mg/dL，PT-INR 0.95，APTT 28.8秒，Dダイマー 0.8 μg/dL

【最終経過】診断後の輸液療法

腎機能が良かったので，本体を3号液に変更した．輸液総量2,000 mL/日を基本として開始し，尿量を参考に投与量を調節した．尿量は0.5〜1 mL/時間を目標とした．側管からペルジピン®持続投与による降圧治療を継続し，収縮期血圧が120 mmHg以下を維持するように投与速度を調節した．

腹部所見，腹部X線やCT所見から腸管虚血の徴候が認められなかったので，翌日から食事を開始した．食事摂取量に応じて維持輸液を減量した．

【確定診断後の輸液】

3号液	2,000 mL/日
ペルジピン®	持続投与
	（収縮期血圧120 mmHg以下
	となるよう投与速度を設定）

解説：急性大動脈解離での輸液療法

　大動脈解離を疑った場合，優先される初期治療は降圧療法であり，輸液療法はルート確保の目的で実施される．輸液の選択，投与量，速度に対する考え方は，急性冠症候群と同様である．

　造影CTで確定診断する前に，初療室でニトログリセリン（ミリスロール®）やペルジピン®をボーラス投与して収縮期血圧を120 mmHg以下に下げる．引き続き持続投与を開始する．血圧を下げても胸背部痛が持続する場合には，鎮痛治療を行う．鎮痛には麻薬などの強い鎮痛薬が必要な場合が多い．収縮期血圧の管理ができたらCT室に移動し造影CTを行う．

　上行大動脈に解離があった場合はスタンフォードA型急性大動脈解離と診断し，緊急手術の適応と考え直ちに心臓血管外科にコンサルトする．上行大動脈に解離を認めず，弓部大動脈より末梢に解離が認められた場合は，スタンフォードB型急性大動脈解離と診断し，厳格な降圧治療と安静経過観察のため集中治療室にて管理を行う．スタンフォードB型急性大動脈解離で特に注意しなければならないのは，主要分枝動脈への解離波及による臓器虚血である．腹腔動脈や上腸間膜動脈に造影剤の欠損や，灌流臓器の虚血が認められる場合は，腹痛や腹部膨満感，胸部X線で小腸ガス像，アシドーシスの進行などが後から出現してくる場合がある．自覚症状に乏しいが急速に腸管虚血が進行する場合もあるので，主要分枝動脈に解離がある場合には早期に心臓血管外科にコンサルトする．末梢臓器への血流は，earlyとdelay phaseで造影CTを行い比較すると評価しやすいことがある．

　腸管の虚血性壊死に陥ってからの予後は悪い．

　本症例では，主要臓器の虚血が認められず腎機能が良いため，3号液を本体として維持輸液を行いながら，ペルジピン®やミリスロール®などの持続投与による降圧治療を行った．早期に食事と内服の降圧薬を開始して血圧に注意しながら輸液から離脱した．

文献・参考図書

1)「急性冠症候群の診療に関するガイドライン（2007年改訂版）」，日本循環器学会，2007
2)「レジデントノート増刊輸液療法パーフェクト」（飯野靖彦 編），羊土社，2009
3)「一目でわかる輸液（第2版）」（飯野靖彦 編），メディカルサイエンスインターナショナル，2007
4)「新心臓血管外科管理ハンドブック」（国立循環器病センター心臓血管部門 編），南江堂，2009
5)「輸液・栄養読本［水・電解質輸液編］第3版」，株式会社大塚製薬工場学術部，2008
6)「輸液療法の進め方ノート改訂版」（杉田 学 編），羊土社，2003

第1章 ケースから学ぶ主要症候への輸液と治療

6 腹痛・下痢・嘔吐

上山裕二

Point

- 嘔吐・下痢患者では脱水の程度を評価する
- 消化液にはHCO₃⁻が多く含まれ，大量喪失では脱水とアシドーシスを起こしやすい
- 輸液はアシドーシスの補正と細胞外液中心の輸液負荷を行う

■はじめに

　嘔吐・下痢はありふれた主訴であるが，多種多様な病態によって生じる徴候である．いずれも，体液の喪失のため脱水がみられるが，急速かつ大量の輸液は逆に病態の悪化を招くこともあるため，脱水の補正は慎重に行う必要がある．急性胃腸炎などと診断する前に，十分な病歴聴取と診断診察を心がけ，致命的な疾患を必ず除外してほしい．

問題解決型ケーススタディ

症例　来院前の情報（救急隊からの搬送）

救急隊です，患者収容お願いします．
75歳男性，昨日から腹痛があり，今朝2回ほど嘔吐された，とのことで救急要請されています．嘔気は現在も続いています．吐物の性状は食物残渣のみで，赤や黒といった色調はありません．現在の意識レベルはJCS1，顔面やや蒼白，血圧110/70 mmHg，脈拍110/分，呼吸数18/分，酸素飽和度はroom airで95％，体温は37.4℃です．あと10分で到着します…．

⇨何を思いうかべる？ 必要な検査は？

　患者は昨日からの腹痛と嘔気嘔吐ということで，比較的急性の発症だ．下痢などの他の随伴症状や腰痛や背部痛といった他の部位の痛みはないだろうか，また食事との

関係について尋ねてみる必要があるだろう．もし背部痛があれば大動脈解離は否定しておきたいし，CVA（costo-vertebral angle，肋骨脊柱角）の叩打痛があるようだと尿路結石による嘔吐かも知れない．高齢者であり，手術歴，特に開腹歴があればイレウスの可能性もあるだろう．これまでも同じような痛みや嘔気嘔吐で搬送されたことはないか，受診歴があれば診療録をチェックしてみよう．胃潰瘍や十二指腸潰瘍，膵炎や糖尿病の既往も聞いておく必要があるし，飲酒歴や喫煙歴などの生活習慣歴や，海外渡航歴も合わせて聞いておかなきゃいけないな．もし最近入院治療などが行われていればそのときに使用した薬剤による可能性もあり得るかもしれない．他に何もなければ最近流行っているノロウイルスなどによる急性胃腸炎なのかもしれない．

他の鑑別疾患は何があるだろう．最もありふれた疾患を思い浮かべる軸と，見逃せば致死的な疾患を思い浮かべる軸の2つが重要だったな．いずれにしても，痛みの"OPQRST"に沿って医療面接を行おう（表1）[1]．特に見逃せば致死的となる疾患については，急性大動脈解離，腸間膜の虚血，急性心筋梗塞，腹膜炎，絞扼性イレウス，急性化膿性胆管炎，糖尿病性ケトアシドーシス，滅多にないけど精巣捻転，といったところかな．もし女性なら子宮外妊娠も鑑別に入れておくんだったな．

必要な検査とすれば，バイタルサインを確認しつつ，まず輸液路を確保しておいて，同時に採血を行おう．胸部X線や心電図はルーチンに行うとして，病歴と所見に応じて腹部CTやX線検査も必要になるだろうな．そうそう，超音波検査も行うから今から電源を入れておこう．

表1　腹痛に対して過不足なく聞きだすためのOPQRST

O	Onset	発症様式（突然か，徐々にか）
P	Palliate/provoke	寛解・増悪因子と誘因（食物摂取や食事内容との関係，排便・排尿との関係，体位・体動との関係，月経との関係，呼吸との関係，など）
Q	Quality/quantity	痛みの性質（鈍い，鋭い，漫然とした，など），以前の腹痛との比較
R	Region/radiation	場所，放散痛の有無
S	associated Symptoms	随伴症状（嘔気・嘔吐，吐血・下血，下痢・便秘，黄疸，発熱，悪寒・戦慄，腹部膨満，体重減少，悪臭・多量帯下，不正性器出血，など）
T	Time course	時間経過（持続性か・間欠的か，増悪傾向か・不変か，痛みの変化―間欠痛から持続痛への変化，正中線上の漠然とした痛みから局所の持続的な痛みへの変化には要注意）

文献1を参考に作成

来院時の所見

医療面接では，昨日あたりから徐々に下腹部痛が出現，今朝になり吐き気がしてきて嘔吐してしまったという．随伴症状としては，水様下痢が2回あったが血便ではない．腹痛は間欠的．食事では特に思いあたるものはないが，同居している孫が一週間前に嘔吐下痢症といわれたらしい．今も嘔気は続いており，経口摂取困難である．開腹歴なし．

身体診察では，意識レベルJCS1，血圧90/60 mmHg，脈拍110/分，呼吸数18/分，酸素飽和度97％（room air），体温37.4℃．眼瞼結膜の貧血なし，眼球結膜の黄疸なし．口腔内乾燥あり，舌表面にしわを認める．呼吸音正常左右差なし，心音整で雑音なし，腹部は平坦，軟，肝脾腫触れず．皮膚ツルゴールは低下．四肢筋萎縮なし，全体の栄養状態は悪くない．

▶嘔吐・下痢

医療面接と身体診察の結果から，この患者は昨夜からの腹痛と今朝からの嘔吐下痢であることがわかった．急性の嘔吐下痢の原因にはさまざまなものがある（表2）[2]．本症例では一般的には急性胃腸炎を考えたいが，下血ではないかどうか便の性状はきちんと確認しておきたい．特に高齢者の場合，古い和式トイレなどでは便の確認をする習慣がないこともあり，下血であるにもかかわらず，便が緩いことから「下痢」と表現する可能性があるから注意が必要だ．多くの急性腸炎は自然軽快するが，2カ月以内の抗菌薬暴露歴がある場合は偽膜性腸炎の可能性もあるし，腸管出血性大腸菌〔EHEC（enterohemorrhagic E.coli），O157など〕の感染性腸炎では溶血性尿毒症症候群（hemolytic uremic syndrome：HUS）をきたし得ることから，注意が必要だ．急性胃腸炎の場合，発熱・血便・しぶり腹といった激しい腹痛では細菌性腸炎のこと

表2　嘔吐・下痢をきたす疾患：GASTROENTERITIS

G	Gastrointestinal	イレウス，ヘルニア，腸重積，捻転，胆石，炎症性腸疾患
A	Appendicitis	虫垂炎
S	Specific	緑内障，精巣や卵巣の捻転
T	Trauma	外傷，十二指腸・膵臓・小腸などの損傷
R	Rx	処方された薬剤（表3参照）
O	Obstetrics & Gynecology	産婦人科疾患，妊娠（子宮外妊娠，胞状奇胎），子癇，妊娠時高血圧，骨盤腹膜炎
E	Endocrine or metabolic	副腎機能不全，甲状腺機能亢進，糖尿病，腎不全，アルコール性ケトアシドーシス
N	Neurologic	片頭痛，高血圧緊急症，水頭症，頭蓋内圧亢進
T	Toxicology	アセトアミノフェン，重金属（ヒ素，鉄，水銀，リチウム），アルコール，毒キノコ，有機リン
E	Environment	食中毒，高山病，放射線，熱中症
R	Renal	腎不全，尿路結石，腎盂腎炎
I	Infection	感染性胃腸炎（ウイルス，細菌性，寄生虫），肺炎（胸膜炎），髄膜炎，肝炎
T	Tumor	消化器系腫瘍
I	Ischemic	虚血性腸炎，心筋梗塞，腸間膜動脈虚血
S	Supratentorial	テント上疾患，特に精神科領域

文献2を参考に作成

表3 下痢を起こす主な薬剤

下剤	カルメロース,酸化マグネシウム,センノシド,ピコスルファート
高アンモニア血症改善薬	ラクツロース
循環器薬	ジゴキシン
抗痛風薬	コルヒチン
血糖降下薬	メトホルミン
プロスタグランジン製剤	ミソプロストール
降圧薬	レセルピン,メチルドパ,クロニジン
抗菌薬	βラクタム系（ペニシリン系,セフェム系,クリンダマイシン）

が多く，多量・水様便・嘔吐を伴うといった症状の場合はウイルス性のことが多い．また食事との関連では，食後48時間以内の場合は多くはウイルス性腸炎で，特に夏季の海産物摂取があれば腸炎ビブリオ，鶏肉・卵摂取や爬虫類との接触歴があればサルモネラを疑う．食後48時間を超えて発症する場合は，カンピロバクターやEHECを疑う．また薬剤による下痢も念頭に置かなければならない（表3）．

▶診察のポイント

嘔吐・下痢時の腹部の診察に特有のものはなく，バイタルサインと脱水の程度を把握することが重要だ．まずは第一印象をチェック．歩行可能か，可能なら歩き方はどうか，表情や顔色はどうか，をみる．続いて意識を含めたバイタルサインのチェックをする．脱水があれば，血圧は低く脈拍が多くなっている可能性がある．これらに異常があればベッドに寝かせてモニター装着．ルートを確保し必要に応じて酸素投与を開始する．脱水の程度を身体診察で知る方法には，口腔粘膜の乾燥，舌のしわ，腋窩の乾燥，起立性低血圧，皮膚ツルゴール，などがあるが，いずれも巷でいうほど有効なものはない（表4）[3]．皮膚ツルゴールなどは高齢者ではもともと皮膚に張りがないため判断に迷うことも多い．

本症例では，バイタルサインで血圧がやや低下しており頻脈を認めるので，末梢が冷たく湿っている場合は循環血液量の減少が考えられる．眼瞼結膜の貧血や頸静脈の虚脱があれば消化管出血の除外をまず行おう．一方で血圧低下と頻脈を認めるものの末梢が温かくて顔面紅潮を認める場合は，アナフィラキシーの可能性やTSS（toxic shock syndrome, 中毒性ショック症候群）を疑う．また興奮を伴う意識障害や発熱・頻脈・発汗があれば甲状腺クリーゼを考え，甲状腺の触診をしてみる．ショックの治療に反応が悪いようなら，副腎不全も念頭に置く．

便の性状を細かく観察することも重要で，便潜血反応陽性かどうかをチェックする．便中白血球陽性の場合は，虚血性腸炎，粘膜障害型（大腸型）腸炎を考える．便培養も提出するが，偽膜性腸炎を疑う場合はCDトキシンの検査も行う．

検査所見としては，尿比重上昇，BUN上昇が見られた．また血液の濃縮によりHbやAlbは実際以上に高く測定されていることが多い．

表4　身体診察による脱水評価の感度/特異度

身体所見	感度（%）	特異度（%）	陽性尤度比（95%CI）
立位で脈拍が30/分以上増加	43	75	1.7（0.7〜4.0）
立位で収縮期血圧が20 mmHg以上低下	29	81	1.5（0.5〜4.6）
腋窩の乾燥	50	82	2.8（1.4〜5.4）
口腔粘膜および鼻粘膜の乾燥	85	58	2.0（1.0〜4.0）
舌の乾燥	59	73	2.1（0.8〜5.8）
舌の長軸方向のしわ	85	58	2.0（1.0〜4.0）
眼が落ちくぼんでいる	62	82	3.4（1.0〜12.2）
意識障害	57	73	2.1（0.8〜5.7）
四肢の筋力低下	43	82	2.3（0.6〜8.6）
発語不明瞭	56	82	3.1（0.9〜11.1）
毛細血管充満時間の延長	34	95	6.9（3.2〜14.9）

文献3を参考に作成

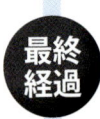

最終経過　診断〜輸液療法の開始

生化学検査でNa 128 mEq/L，K 3.4 mEq/L，Cl 94 mEq/L，BUN 46 mg/dL，クレアチニン1.2 mg/dL，尿中Na 10 mEq/L，尿クレアチニン26 mg/dL．急性腸炎による嘔吐下痢＋脱水と判断し，外来で点滴ラインを取り，輸液を行った．約2時間後に症状はやや軽快．本人，家族が入院での加療を希望したため，点滴を継続することとし内科病棟へ入院となった．

▶ 初期輸液計画の決定

低ナトリウム血症とBUN，Crの上昇を認める．FENa（fractional excretion of Na，ナトリウム排泄率）を計算すると，(10/128) ÷ (26/1.2) × 100 = 0.36と1％以下であるため腎前性の原因だと判断できる．初期輸液は，循環血液量の減少がみられることから，等張液である生理食塩水の点滴を開始，投与量は250〜1,000 mL/時としよう．

【初期輸液】

生理食塩水	250 mL〜1,000 mL/時

解説：嘔吐・下痢患者への輸液療法

1 脱水の程度と輸液

　　脱水患者を診た場合，経口的に水分を摂取できるかどうかを見極めることが必要である．経口摂取ができない場合や，ショックが少しでも疑われたら輸液が必要となる．ショックや脱水を離脱できたかどうかは，血圧が正常域まで回復し，利尿が得られたかどうかで判断する．

2 嘔吐下痢に伴う脱水の治療

❶経口補水液（oral rehydration salts：ORS）

　　嘔吐や下痢時には，体液の喪失と経口摂取の不足が原因で脱水となる．経口摂取可能であれば，OS-1®などの経口補水液を用いてもよい．特に小児の軽度〜中等度の脱水では経口補液が推奨される．このとき，普段どおりコップで水を飲ませると反射的に吐いてしまうことがあるので注意が必要．スプーンなどで一口ずつなめるように与えると吐きにくい．経口摂取困難であったり，脱水が重度であったりすれば，輸液が必要となる．

❷嘔吐下痢時の輸液

　　嘔吐下痢時の輸液の目的は，循環血漿量の是正と電解質・酸塩基平衡異常を改善することにあるが，嘔吐の場合と下痢の場合では，喪失する体液の組成の違いにより病態に違いが生じる（表5）．つまり嘔吐の場合は，胃液中のHClを喪失するために低Cl性代謝性アルカローシスや低カリウム血症の状態を呈するが，下痢では腸液のHCO_3^-を喪失するため，代謝性アシドーシスが進行する．このため嘔吐では低Cl性代謝性アルカローシスを呈するため生理食塩水を選択し，下痢においては乳酸リンゲル液や生理食塩水にKと$NaHCO_3$を加えて投与するのが一般的である．

表5　消化液の電解質組成

	分泌量 (mL/日)	電解質（mEq/L）			
		Na^+	K^-	Cl^-	HCO_3^-
唾液	1,500	9	25	10	15
胃液	2,500	60	9	85	10
膵液	700	140	5	75	121
胆汁	500	145	5	100	40
小腸液	3,000	110	5	100	30
下痢便	—	100	20	80	30

❸ 輸液のスピード・輸液量

　脱水が進行すると腎前性の腎不全や急性尿細管壊死を招くことがあるが，急速に脱水を補正しようとして逆に過剰な水分補給を行うと，肺水腫やうっ血性心不全を起こすことがあるので注意が必要である．

　輸液の方針は原則として輸液開始6〜8時間で欠乏量の1/3を補給し，16〜24時間でさらに欠乏量の1/3を是正するくらいを目安とする．急速に輸液を行わず，また欠乏量の1/2〜1/3を投与する理由として，①輸液によりそれまでの体液の平衡状態を急速に崩してしまう恐れがあること，②循環器系への大量の負荷をかけることは危険であること，③求めた欠乏量はあくまで推定量に過ぎないこと，などがあげられる．この1/2から1/3という数字は安全係数であり，実際に欠乏していると推定される量に対し経験的な安全係数を掛けて投与する．危機的な状況を脱した場合は，一般的に2〜3日かけてゆっくり補正することが望ましいため，1/2〜1/3の安全係数を掛けた量を投与すると考えることもできる．

　具体的には，腎機能や心機能に問題がなければまず輸液500 mLを2時間程度のスピードで行い，症状の改善具合をみる．症状が軽快してきたようであれば，輸液のスピードを落とし，引き続き経過をみていく．Kの補給については，脱水が著しいときには腎機能が障害されていることが多いため，利尿が得られたことを確認してからの方が安全である．

One More Experience

皮下輸液

　さて末梢ラインをとる段階になって，なかなかルートが入らない場合はどうしたらいいだろう．中心静脈ラインを確保するのも選択肢の1つだが，末梢ルートに比べると手技は難しく，また感染症や刺入時合併症の心配もある．こんなとき，裏ワザとして知っておきたいものに「皮下輸液」がある[4]．古くからあるこの手技は，近年，在宅医療や緩和医療の分野で見直されつつある．手技は簡単で，腹壁や上腕，大腿などをアルコール綿で消毒し，20〜24Gの静脈確保用留置針を用いて外套を根元まで皮下に留置し固定するだけだ．滴下速度は40〜60 mL/時程度．量が多くなればそれだけ皮下の浮腫が強くなるので，投与可能なのはせいぜい500〜1,000 mLまでなのだが，末梢ラインがとりにくい高齢者に対するとっておきの輸液法として知っておくと代替案として十分役に立つ．添付文書上は生理食塩水のみ使用可能だが文献上は5％ブドウ糖やKを含んだ輸液も投与可能のようだ．皮下輸液の利点・欠点（表6）について十分理解し，本人家族にきちんと説明してから投与することが望ましいのは言うまでもないだろう．

表6 皮下輸液の利点・欠点

利点	
	安価である
	静脈路輸液より簡便
	肺水腫などの急な心負荷をきたしにくい
	静脈路に比べ単純な刺入でよい
	在宅でも看護師により可能である
	血栓症の心配がない
	局所感染や血行感染の心配がない
	クレンメを開け閉めすることでいつでも輸液の再開／中止ができる
欠点	
	輸液スピードが遅い，大量輸液はできない
	薬剤投与ができない，高カロリーは不可能
	局所の浮腫
	異物に対する局所反応の可能性がある

文献4を参考に作成

文献・参考図書

1) 「診療エッセンシャルズ」（松村理司 編著），pp.240-256，日経メディカル開発．2004
2) 「救急外来腹部診療スキルアップ」（井 清司 著），pp.52，CBR，2006
　↑井先生の腹部疾患への熱い思いが伝わってくる．
3) McGee, S., et al. : Is this patient hypovolemic? JAMA, 281：1022-1029, 1999
　↑脱水の診断には丁寧な身体診察に加えて血液検査が必要．
4) Sasson, M., et al. : Hypodermoclysis: an alternative infusion technique. Am Fam Physician, 64：1575-1578, 2001
　↑皮下輸液について丁寧にまとめてある．
5) 「輸液を学ぶ人のために第3版」（和田孝雄，近藤和子 著），医学書院，1997
　↑いわずと知れた輸液についてのバイブル的存在．

第1章 ケースから学ぶ主要症候への輸液と治療

7 外傷

阪本雄一郎

Point

- 外傷患者における静脈路は成人の場合，18G以上（可能であれば14G，16G）の留置針を用いて確保する
- 特に出血性ショック症例に対しては，状況に応じて39℃に加温した急速輸液を行う
- 外傷の「初期輸液療法」は，循環の反応を確認し，治療方針決定の目安となる
- 大量輸血療法の際には新鮮凍結血漿の投与も必要である

■ はじめに

　外傷患者のショックの原因は90％以上が出血性ショックである[1]．1981年にMorley Caraが作成した救命曲線によると大量出血の死亡率は30分を超えると50％以上となる．この救命曲線が目安であることはいうまでもないが，外傷患者の診療では受傷から処置開始までの時間経過がきわめて重要である．出血性ショックの治療において重要な点は，rapid fluid resuscitation（急速輸液療法）と止血処置をいかに迅速に行うかである．よって，外傷患者における輸液療法はきわめて重要な治療法の1つであるといえる．本項では外傷患者に対する輸液・輸血療法について解説する．

問題解決型ケーススタディ

症例　来院前の情報（救急隊からの搬送）

　胸部の刺創によるショック状態の42歳，男性の救急搬送要請．救急隊からの連絡によると左前胸部に3カ所の刺創が認められ，呼吸循環動態は，自発呼吸は認められるものの頻呼吸であり橈骨動脈は触知しない状態．また，意識レベルもJCS3桁と意識障害が認められる．

⇨ **何を思いうかべる？ 必要な検査は？**

①出血性ショックへの対応

　胸部刺創によるショック状態であることは救急隊の連絡からも明らかである．外傷患者におけるショックの原因は，大量出血による循環血液量減少性ショック（出血性ショック）の頻度が全体の90％以上と最も高い[1]．よって，患者が病院に到着する前から緊急輸液・輸血の体制を整えなければならない．出血性ショックの際に最も注意しなければならないのは低体温やアシドーシスが進行した際の凝固障害である．よって，レベル1システム1000等の急速加温装置が配備されている施設では機器の準備をしておくべきである．また，通常このような場合には患者の血液型が不明な場合が大半であるためO型（＋）の濃厚赤血球の準備を開始して患者の病院到着を待たなければならない．

　また，この患者のように刺創の部位が明らかな場合には心タンポナーデや緊張性気胸などの閉塞性ショックの可能性もあるため来院直後に心囊穿刺や胸腔内カテーテル挿入を念頭において準備をすることも必要である．さらに，来院時に心肺停止状態や心肺停止が切迫した状態であり救急室で緊急開胸術を行わなければならない可能性もあるため緊急開胸術による開胸心マッサージ術の施行準備を行っておく必要がある[2]．

②出血部位と閉塞性ショックの検索

　外傷症例における3大内出血部位と閉塞性ショックの有無を検索するために胸部X線および骨盤部X線のポータブル検査が必要である．また，外傷症例に対して大量血胸，腹腔内出血，心囊液貯留の検索を目的とした迅速簡易超音波検査であるFAST（Focused Assessment with Sonography for Trauma）の準備は必須である．FASTに関してはドクターヘリなどの病院前診療における施行の有用性も報告されており[3]，今回の症例も病院搬送までに時間を要するようであれば当院でも運行しているドクターカー等の適応症例となり現場でのFASTを行うべき状況である．

One More Experience

レベル1システム1000による急速・加温輸液

　レベル1システム1000は最大30 L/時で35〜41℃に加温された輸液・輸血を投与できる．外傷症例の診療において低体温を避けることは凝固障害を回避するうえでも基本的な注意点であり加温した輸液を投与することはきわめて重要である．また，シリンジによる手動投与と急速輸液・輸血システムでは患者に投与できる輸液・輸血量は歴然とした違いがあるため投与量の点からもきわめて有効な機器である．

来院時の所見

病院到着直前で心肺停止状態となった．来院時に救急隊員から頸動脈を触知しないとの情報を得たので，救急室に搬送し気道確保と静脈路確保を迅速に行うとともに救急室における緊急開胸手術を行った．開胸所見は右心室と左肺門部からの大量出血でありそれぞれ右心室に関して

は縫合止血，左肺動脈は肺門部クランプによって一時止血を行った．根治的な止血術を行うために初期輸液療法（酢酸リンゲル液をレベル1システム1000で投与）および大量輸血療法（濃厚赤血球および新鮮凍結血漿をレベル1システム1000で投与）を行って循環動態を安定化させた後に手術室に搬入した．手術室において右心室の出血部位を確認するとともに最終的な止血処置を行った．また，肺門部の損傷に関しては出血のコントロール目的で左肺切除術を行った．術中は循環動態の安定化を図るため大量の輸血を行っている．輸血量は濃厚赤血球50単位，新鮮凍結血漿30単位，血小板30単位であった．

↳ **迅速に輸血の準備を！**

本症例のように出血性ショックが疑われる患者の搬送要請があった場合には，輸血を迅速に開始すべきである．よって要請の時点でO型（＋）の濃厚赤血球とAB型（＋）の新鮮凍結血漿の準備をするべきである．

最終経過　その後の経過

出血部位に対する迅速な緊急手術による止血処置と初期輸液・輸血療法によって術後，集中治療室帰室時には意識状態もJCS20まで改善していた．
その後の輸液療法は尿量などが安定するまではリンゲル液を中心に投与する．凝固因子に対する新鮮凍結血漿や濃厚赤血球は検査値を参考として随時時投与する．

解説：外傷患者の初期診療と輸血

1 重症外傷患者の初期診療

❶ ABCDE アプローチ

日本における外傷初期診療ガイドラインであるJATEC（Japan Advanced Trauma Evaluation and Care）ガイドラインによると患者搬送直後から始まるPrimary survey とResuscitation つまり蘇生の手順はABCDEの手順で進めるよう示されている．この外傷におけるABCDEとは以下のごとくである[4]．

　A（Air way）：気道評価・確保と頸椎保護
　B（Breathing）：呼吸評価と致命的な胸部外傷の処置
　C（Circulation）：循環評価および蘇生と止血
　D（Dysfunction of CNS）：生命を脅かす中枢神経障害の評価
　E（Exposure & environmental control）：脱衣と体温管理

蘇生を医師が1人で行う場合にはこのような手順に従って行うが，複数の医師が対応できる場合にはいろいろな確認と処置が同時に行われる．特に静脈路の確保は必ずしも外傷診療が可能な医師ではなく研修医や看護師でも可能な処置であるため，現場の統括者は搬送患者の緊急

成人用　　　　　　　　　小児用

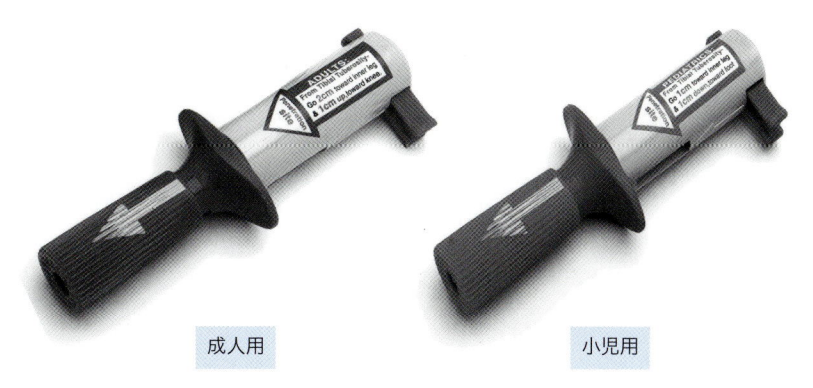

図　bone injection gun（BIG）
日本光電工業(株)写真提供

度や重症度を把握したうえで、医療従事者の人数や経験を踏まえて臨機応変にスタッフへ指示を与えるとともに自らも迅速な対応をしなければならない．

❷輸液/輸血路の確保

輸液，輸血療法の際に必ず必要となるのが輸液を体内に投与する際に必要となる経路である．通常，外傷診療の際には成人では18G以上（入手可能なら14Gや16Gが望ましい）の静脈留置針を確保する．静脈路を確保する部位は第1選択として上肢の肘静脈であり，こちらの確保が困難であれば次に上肢の他部位や下肢の末梢から静脈路を確保する．また，通常中心静脈よりも末梢静脈の確保を迅速に行うが，確保困難な場合には大腿部，頸部などの中心静脈の確保も考慮する．静脈路の確保に時間を要するようであれば骨髄針による輸液路の確保を行い，骨髄内輸液を考慮する．骨髄針は手動のものからガンタイプの穿刺が可能なものまで市販されている（図）．骨髄針の留置は年齢や体格による個人差によって穿刺が非常に困難な場合もあるため穿刺の失敗が少ないといわれているガンタイプの留置針であるbone injection gun（BIG）を常備しておくことも有効であると考えられる．

❸初期輸液のポイント

静脈路もしくは骨髄路が確保されたら，血液凝固障害を防ぐため，39℃に加温した糖を含まない細胞外液の急速輸液を開始する．外傷診療患者の受け入れを前提としている医療施設は常に加温された細胞外液を常備しておく必要がある．また，加温された輸液を急速に投与するための加温急速輸液装置を配備しておくと急速大量輸液を要する大量出血患者の処置にはきわめて有益である．

具体的な初期診療時の初回輸液量は成人では1〜2L，小児では20 mL/kg×3回までとされている．また，後述する外傷初期輸液療法による循環動態の状況評価は以後の外傷治療における治療方針を決定するうえでの治療戦略の目安となる．

❹ 輸血療法の開始

輸液療法によっても循環動態が安定しなければ輸血療法を開始しなければならないとJATECのガイドラインにも記されており，輸液総量が3Lを超えないうちに輸血療法が開始できる体制を整えなければならないといわれている[4]．しかし，実際の臨床においては輸血までの時間を極力短縮しなければ救命に繋がらないこともあるため，院内の輸血体制として迅速にO型（＋）の濃厚赤血球が輸血可能な体制を構築する必要がある．輸血体制は米国と比較すると米国で整備されているトラウマセンターにおいてO型（−）の濃厚赤血球が救急外来に常備されているのに対して日本における緊急時のO型赤血球の準備量は十分ではないのが現状である．これも日本の外傷診療体制が長い間欧米から遅れとっていたことによる結果であるとも考えられる．

日本では，米国のトラウマセンターのような施設としての外傷センターは整備されておらず外傷患者の集約化は行われていないのが現状であり，特に地方においては現実的な搬送手段を考慮すると24時間体制で重症外傷患者を特定施設へ集約することが難しい地域が大半であるのが実情である．実際に日本の救急現場においては，二次医療機関や外傷診療体制が不十分な医療機関に重症外傷症例が搬送されているケースも多いのが現状である．つまり，O型の輸血を外傷診療用に常備するどころか濃厚赤血球自体を院内に常備できない施設へも多くの重症患者が搬送されていると考えられる．このように濃厚赤血球の迅速な確保が困難な場合には，一定量の細胞外液投与後に5％のアルブミン製剤や代用血漿剤であるhydroxyethyl starches（HES）製剤などを投与して止血処置，輸血確保や高次病院への迅速な転院につなげなければならない．

One More Experience

初期輸液療法による循環動態評価法

JATECのガイドラインにおいて初期輸液療法後の反応として安定している症例をresponder，一時的に安定した後に不安定となる症例をtransient responder，不安定な症例をnon responderと分類して以後の診療に対する戦略に用いるように示しているが，具体的な初期輸液療法の輸液量や具体的にどのような反応の有無によって分類するのかは述べられていないのが現状である．われわれは成人と小児に分けて具体的な評価方法を報告している（表1）[1]．また，この表を補足するうえで小児の輸液量に関してはJATECで示されている20 mL/kg×3回を基準に追加すればさらに具体的な指標となりうると考えている．

表1 当科における初期輸液に対する反応の評価

responder	約2,000 mLの輸液＊によって血圧が安定し以後90 mmHg以上の血圧維持のため急速輸液，輸血を要さなかった症例
transient responder	約2,000 mLの輸液＊によって血圧がいったん安定したが，以後90 mmHg以上の血圧維持のため急速輸液，輸血を要した症例
non responder	約2,000 mLの輸液＊によっても90 mmHg以上の血圧が得られなかった症例，もしくは血圧が低下した症例

＊小児においては20 mL/kg×3回

> **One More Experience**
>
> **輸血必要症例の重症度**
>
> 　日本における外傷登録データバンクであるJapan Trauma Data Bank（JTDB）のデータを用いて，大規模データの解析に適した統計手法であるベイズ法の理論を基にしたベイジアンネットワークによって転帰と関連する因子を確認したところ輸血症例は転帰が不良であった．このデータは，輸血必要症例に対する迅速な対応が重要であることを示していると考えられる．

Pros & Cons　賛成論　反対論

❖ 骨髄路確保の有用性

　緊急時の骨髄路確保を行った場合の薬剤投与時の効果に関しては静脈路からの投与と同程度の効果があると報告されている[5]．また，二次救命処置のガイドラインにおいても静脈路確保が困難な場合には骨髄路を確保するように明記されている．骨髄路を確保する際の成功率に関してはBIGにおいて91％という高い成功率も報告されている[6]．

2　外傷性ショックの診断

　ショック状態を迅速，簡便に判断することは刻一刻と状態が変化し，対応の遅れが致命的となりうる外傷診療を行ううえではきわめて有効である．JATECのガイドラインにおいてもショックを早期に認知する方法として以下のような方法を推奨している．

❶ 皮膚所見

　蒼白な皮膚は低灌流による末梢血管の収縮を表しており，冷汗による皮膚の湿潤はショックを表す所見である．

❷ 脈の観察

　頻脈の有無や橈骨動脈・頸動脈における脈拍の触知の有無によって循環血液量の減少の程度などを推測する（問題解決型ケーススタディで詳細を説明）．

❸ capillary refilling time（CRT）

　爪床または小指球を約5秒間圧迫し，再充満までの時間が2秒以上であればショック状態と判断する．

❹ 意識レベル

　出血性ショックの場合，体の代償機構によって脳血流量はある程度の出血があっても保たれ

るため，不穏状態であれば心停止が切迫するほどの大量出血をきたしている可能性があると考えられる．

外傷症例がショック状態で搬送されてきた際には外傷のショックにおける最多の原因である出血性ショックを念頭において蘇生処置を開始するとともに緊張性気胸や心タンポナーデの存在を否定しなければならない．また，止血処置までの時間が転帰に大きく影響するため迅速で適切な輸液・輸血の開始とともに救急室における緊急手術体制を整備しておくことはきわめて有用である[7]．

3 外傷患者への輸血療法

❶ 輸血を行うべきか否か？

外傷患者に対して濃厚赤血球を輸血する際のガイドラインはSociety of Critical Care Medicine と Eastern Association for the Surgery of Trauma が共同で発表している[8, 9]．このガイドラインによると赤血球輸血を要するラインをヘモグロビン7g/dL未満と設定した場合と10g/dL未満と設定した2群を比較したところ差を認めなかったとする内容である．しかし，実際の臨床において大量出血患者に対する輸液は採血結果を確認してから行う場面よりも搬送患者の循環動態安定化を図るために緊急で輸血を開始することの方が多い．

ヘモグロビンが7g/dL程度の値を保っていたとしても止血が完了しておらず出血が持続している状態であれば短時間で危険域まで循環血液量が減少する危険性があるため輸血開始のラインをやや高めに設定しておく方が安全である．また，循環血液量の低下に対して許容できる割合は年齢や基礎疾患などによってさまざまであることはいうまでもない．つまり，実際の臨床の場においては輸血が必要となるヘモグロビン値を画一的に決めて行うべきではなく個々の症例の年齢や出血部位，止血処置の状況などを鑑みて臨床現場において瞬時に判断しなければならない．

❷ 出血量と生体の代償機能

一般的に血液量の減少が循環血液量の30％までであれば，生体の代償機能の存在により必ずしも血圧は低下しないが，30〜40％程度の出血では収縮期血圧が90 mmHgを下回る．なお，15〜30％程度の出血では前述のとおり収縮期血圧は維持されるが，拡張期血圧が上昇するため脈圧が低下して頻脈が出現する．出血時の頻脈の出現は全身状態や年齢によって個人差が大きいため個々の症例に対して総合的にかつ迅速に判断したうえで以後の輸液，輸血戦略を立てる必要がある．いずれにせよ出血後早期の頻脈の出現はある程度の循環血液量の減少を示しており，血圧の低下はショック状態の初期の所見ではなく循環血液量の減少が生体の代償機能を上回った重篤な状態を表していると考える必要がある．

❸ 動脈触知による血圧推定の有用性

また，日本における病院前救護ガイドラインであるJPTEC (Japan Prehospital Trauma Evaluation and Care) によると，救急隊員による現場活動では外傷診療においてきわめて重

要である時間短縮の観点から，現場における血圧計による血圧測定は行わず脈拍の触診によって血圧を推定している[10]．つまり橈骨動脈を触知しなければ収縮期血圧80 mmHg以下のショック状態でありショックの原因が出血であれば大量輸液や輸血を考慮すべき状態である．また，頸動脈を触知しなければ収縮期血圧60 mmHg以下のきわめて重篤な状態であり脳組織への酸素供給量が不十分な状態であるため直ちに胸骨圧迫から心肺蘇生を開始しなければならない．

この脈拍による血圧の推定は救急隊員による現場活動だけではなく近年，全国的に普及しているドクターカーやドクターヘリによる現場活動や実際の救急室における救急診療においても重要な診察所見である．例えば救急搬送されてきた傷病者を救急室に移動する最中に脈拍を確認すればおおよその循環動態は把握できる．また，救急室から画像検査に向かう際，患者が急変した場合などとっさに血圧の目安を得るうえできわめて有用である．

❹ 大量輸血療法：MTP

外傷患者を中心として大量出血症例に対して行われる大量輸血療法はmassive transfusion protocol (MTP)といわれている．このMTPにおける濃厚赤血球（RCC）と新鮮凍結血漿（FFP）の投与割合はRCC：FFPの比において1.5～1.8：1が望ましいといわれている[11]．いずれにしても大量出血の際にはRCCのみではなくFFPの投与が必要となってくる．FFPの投与には解凍を行う時間が必要となるため実際の臨床現場においてはMTPが必要となる状態をいち早く予測する必要がある．

❺ 緊急手術を決断する基準とは？

近年，外傷に対する治療法はIVR (interventional radiology)等の保存的治療の進歩により大きく変化している．しかし，救命のために従来の緊急手術が必要不可欠な重症外傷患者がいることもまた事実であり，全身状態が不良な患者に関してはDCS (damage control surgery)の治療戦略の重要性が報告されている[12～14]．DCSを選択する生理学的基準に対してはさまざまな報告がなされており，現在そのプロトコールの中心となっているのは致死的三徴，すなわち代謝性アシドーシス，低体温，凝固障害の3因子である[13) 15) 16]．しかし，凝固障害の治療を優先することは心停止が切迫している症例等には不適切と考え，Ⅲb型肝損傷等の重症外傷におけるDCSの決断は，収縮期血圧90 mmHg以下，35℃以下の低体温，BE－7.5以下のアシドーシスの3項目に基づくべきと報告した（表2）[17～19]．このようなDCSなど緊急避難的な手術を要するか否かの指標は，すなわち患者の全身状態がいかに不安定であるかの指標でもあるため，以後の大量輸血の必要性や，投与する細胞外液の種類を決定するうえでの目安ともなりえると考えられる．

表2　当科におけるDCS決断基準スコア

① 収縮期血圧が90 mmHg以下
② 35℃以下の低体温
③ BE（base excess）が－7.5以下

One More Experience

出血性ショックの重症度と血中乳酸値

われわれが行った純粋な出血性ショック症例のモデルとしての上部消化管出血症例の検討では，ショック症例において有意に血中乳酸値が高いという結果であった．近年，敗血症性ショックにおける重症度を示す指標として血中乳酸値が重要であると報告されているが，出血性ショックの症例においても血中乳酸値は重症度と相関している可能性があると考えている．

Pros & Cons 賛成論 反対論

❖大量輸血療法では新鮮凍結血漿の準備を！

MTPを要するような状態は凝固障害を呈するためFFPや血小板の輸血が必要となってくる．この凝固障害の病態に関して欧米の報告は2008年にAcute Coagulopathy of Trauma-Shock（ACoTS®）として示されている[20]．この報告によるとFFPの投与量が少ないと希釈性の凝固障害がACoTS®に加わり凝固障害を増長させると述べられている．これに対して日本では線溶優位型のDIC（播種性血管内凝固症候群）が外傷などの大量出血時に表れる病態であると報告されている[21]．凝固障害に関する病態の詳細は割愛するが，いずれの報告においても外傷後の凝固障害は線溶亢進が関与し，この線溶亢進にはショックが関与していることとFFPの割合が少ないMTPは凝固障害を増長させるという点は一致している[22]．つまりMTPの際には迅速なFFPの準備が必要となる．

血液型が不明な緊急症例に対してはO型（＋）のRCCを投与するが，FFPはO型ではなくAB型（＋）を投与する必要があるので注意が必要である．

❖アシドーシス改善に有効な輸液とは？

出血性ショックにおけるイヌのモデルにおいて重炭酸リンゲル液は乳酸リンゲル液，酢酸リンゲル液，リンゲル液と比較してアシドーシス改善に有効であったという報告も認められる[23]．外傷症例においてはアシドーシスを避けることがきわめて重要となってくるため興味深い報告である．

羊土社 救急関連 新刊

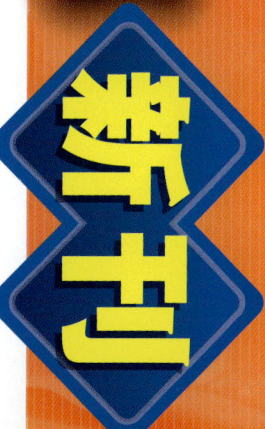

2011年秋

増刊 レジデントノート vol.13-no.10

救急・ERノート
レジデントノート別冊　年間4冊刊行

1. もう怖くない めまいの診かた、帰し方
— 致死的疾患の見逃しを防ぎ、一歩進んだ診断と治療を行うために

箕輪良行／編

- 定価（本体4,500円＋税）
- 2011年4月発行
- B5判
- 262頁
- ISBN978-4-7581-1341-0

2. ショック 実践的な診断と治療
— ケースで身につける実践力とPros & Cons

松田直之／編

- 定価（本体4,500円＋税）
- 2011年7月発行
- B5判
- 244頁
- ISBN978-4-7581-1342-7

3. 症例から学ぶ ERの輸液
— まず何を選び、どう変更するか

三宅康史／編

- 定価（本体4,600円＋税）
- B5判
- 約260頁
- ISBN978-4-7581-1343-4

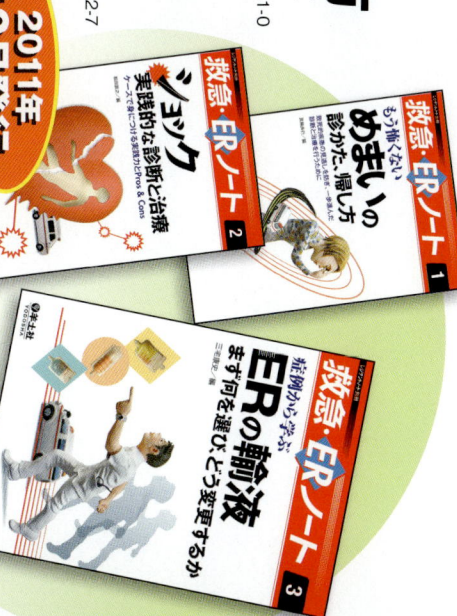

2011年10月発行

疾患や病態に合わせた最適な輸液療法がわかる！

羊土社ホームページもみてください！！

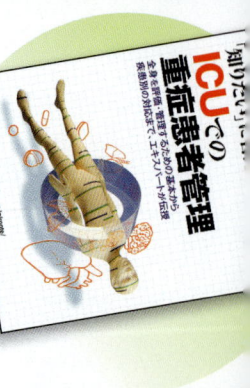

「知りたい」に答える！ ICUでの重症患者管理
全身を評価・管理するための基本から疾患別の対応まで、エキスパートが伝授

真弓俊彦／編

☐ 定価（本体4,500円＋税）　☐ B5判　☐ 319頁　☐ ISBN978-4-7581-0521-7

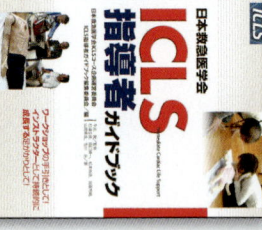

日本救急医学会 ICLS指導者ガイドブック

2011年10月発行

日本救急医学会ICLSコース企画運営委員会 ICLS指導者ガイドブック編集委員会／編

平出 敦／監修
杉浦立尚、田口博一、松本尚浩、宮道亮輔、山岡憲夫、吉川 圭／著

☐ 定価（本体4,300円＋税）　☐ A4判
☐ 94頁　☐ ISBN978-4-7581-1716-6

指導者養成ワークショップの手引きになるとともに、継続的な成長のために求められるエッセンスが満載

消化器Book 7
緊急時に迷わない！ 消化器症状への救急対応
急性腹症・消化管出血などの押さえておくべき診療戦略

2011年10月発行

藤田直孝／企画

☐ 定価（本体4,600円＋税）　☐ B5判
☐ 約224頁　☐ ISBN978-4-7581-1240-6

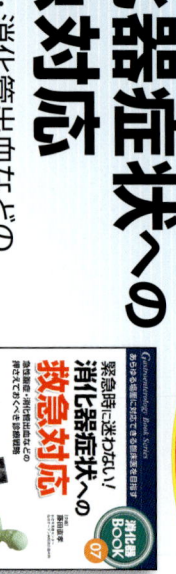

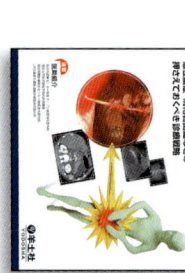

消化器症状への的確な判断力がつく！
豊富な症例画像で疾患を見逃さないポイントもわかる！

発行 羊土社 YODOSHA

〒101-0052 東京都千代田区神田小川町2-5-1　TEL 03(5282)1211　FAX 03(5282)1212
E-mail：eigyo@yodosha.co.jp
URL：http://www.yodosha.co.jp/

ご注文は最寄りの書店、または小社営業部まで

2011.09

参考図書・文献

1) 阪本雄一郎, 益子邦洋：外傷性ショックの病態と治療. 救急医学 29：15-19, 2005
   ↑出血性ショックと判断できなければ閉塞性ショックを念頭におかなければならない.

2) 阪本雄一郎：開胸心マッサージ. 救急医学 28：1445-1450, 2004

3) 阪本雄一郎 ほか：フライトドクターによる現場救急診療の意義. 救急医学 33：529-531, 2009
   ↑現場FASTの情報は有益である.

4) 日本外傷学会・日本救急医学会監修：初期診療総論.「外傷初期診療ガイドライン」, pp.1-2, へるす出版, 2008

5) Fiser, D. H.：Intraosseous infusion. N Eng J Med, 322：1579-1581, 1990
   ↑骨髄路は薬剤投与路として静脈路と同等である.

6) Schwartz, D. et al.：The use of powered device for intraosseous drug and fluid administration in a national EMS: a 4-year experience. J Trauma, 64：650-655, 2008
   ↑BIGは比較的容易に骨髄路を確保できる.

7) 阪本雄一郎 ほか：重症肝損傷に対する救急室開腹手術の意義. 日臨救急医誌 9：423-432, 2006

8) Napolitano, L. M., et al.：Clinical practice guideline: red blood cell transfusion in adult trauma and critical care. Crit Care Med, 37：3124-3157, 2009
   ↑輸血の決断におけるHb 7 g/dLと10 g/dLは有意差なし.

9) Napolitano, L. M., et al.：Clinical practice guideline: red blood cell transfusion in adult trauma and critical care. J Trauma, 67：1439-1442, 2009

10) 一般社団法人JPTEC協議会編著：初期評価.「JPTECガイドブック」, pp.30-45, へるす出版, 2010

11) Riskin, D. J., et al.：Massive transfusion protocols: the role of aggressive resuscitation versus product ratio in mortality reduction. J Am Coll Surg, 209：198-205, 2009
    ↑大量輸血の際にはFFPの十分な投与が必要である.

12) Feliciano, D. V., et al.：Intra-abdominal packing for control of hepatic hemorrhage: A reappraisal. J Trauma, 21：285-289, 1981

13) Stone, H. H., et al.：Management of the major coagulopathy with onset during laparotomy. Ann Surg, 197：532-535, 1983

14) Rotond, M. F., et al.："damage control" An approach for improved survival in exsanguinating penetrating abdominal injury. J Trauma, 35：375-382, 1993

15) 葛西 猛：Damage controlとdeadly triad. 救急医学 26：644-648, 2002

16) Brasel, K. J., et al.：Damage control in the critically ill and injured patient. New Horizons, 7：73, 1999

17) 阪本雄一郎 ほか：Ⅲb型肝損傷におけるDamage Control Surgeryの決断基準. 日外傷会誌 19：329-335, 2005

18) 阪本雄一郎 ほか：Ⅲb型膵損傷に対するDamage Control Surgeryと膵頭十二指腸切除術の意義. 日臨外会誌 26, 18-22, 2007

19) 阪本雄一郎, 益子邦洋：肝損傷の治療戦略についての検討. 日本腹部救急医学会雑誌 28, 803-807, 2008

20) Hess, J. R., et al.：The coagulopathy of trauma: a review of mechanisms. J Trauma, 65：748-754, 2008
    ↑大量輸血を要するような外傷症例には凝固因子の補充が重要である.

21) Gando, S.：Acute coagulopathy of trauma shock and coagulopathy of trauma: a rebuttal. You are now going down the wrong path. J Trauma, 67：381-383, 2009

22) 早川峰司, 丸藤 哲：輸液と輸血.「救急・集中治療医学レビュー」（島崎修次, 前川剛志 監）, pp.82-85, 総合医学社, 2011
    ↑十分量のFFPを投与しなければ出血性ショック時の凝固障害を増長させる.

23) 大井良之 ほか：重炭酸リンゲル液のアシドーシス補正効果—イヌの出血性ショックモデルにおいて—. 蘇生 23：2004
    ↑出血性ショック時には重炭酸リンゲル液の補充がアシドーシスを避ける可能性がある.

第1章 ケースから学ぶ主要症候への輸液と治療

8 アナフィラキシー

早野大輔

Point

- アナフィラキシーの原因となった物質をつきとめ曝露を解除することが重要である
- **アナフィラキシーの第一選択薬はアドレナリン（エピネフリン）の筋注**である
- アナフィラキシーは急激な悪化をきたすため，迅速に治療を開始しなければならない
- 輸液療法では乳酸リンゲル液や生理食塩水にて静脈路確保を行い，血圧低下が遷延する場合にはカテコラミンも考慮する
- ステロイドには即効性はないが，遅発性のアナフィラキシーの発現を抑制するために投与される

■はじめに

　アナフィラキシーは，特定のアレルギー抗原に人体が曝露されたときに感作が生じ，再び同一のアレルギー抗原に曝露した際にIgEを介して即時型の過敏症反応が引き起こされる病態である．発症後に急速に気道狭窄から急性呼吸不全，急性循環不全をきたし，処置が遅れれば死亡することもある．誘因は薬物や食物，動物・昆虫刺咬症など多岐にわたる．

　アナフィラキシーは迅速に対応しなければ，致死的となることがある．原因となった物質の曝露を退け，速やかに治療を開始することが重要である．

　アナフィラキシーにおける輸液療法は，乳酸リンゲル液や生理食塩水の点滴静注やカテコラミンの使用により血行動態を安定化させるとともに，エピネフリンの筋注を第一選択としたマレイン酸クロルフェニラミン，ステロイドの投与などによりアナフィラキシーの治療を行うことである．

問題解決型ケーススタディ

症例　来院時の所見

45歳男性．5年前にスズメバチに左上腕を刺されたことがあった．局所に発赤が生じた．軽度の呼吸困難感を認めたが，すぐに軽快したため特に医療機関を受診することはなかった．

搬送当日の昼食にパンを食べた後，自宅ベランダにて軽作業をしていたところ，迷い込んできたスズメバチ（図1）に左側胸部を刺された．受傷直後から気分不快を認めたため，臥位になって安静にしていた．5分後，心配になった家族が声を掛けると意識がなく，苦しそうな息をしていたため救急隊が要請された．

救急隊の到着時には意識レベルが低下していた．顔色は不良であり，呼吸は浅く速く，喘鳴が認められた．皮膚は紅潮しており，四肢には蕁麻疹が認められた．

既往歴はスズメバチに刺されたことがある以外，特になし．常用薬も内服していない．薬剤や食物アレルギーはなかった．

家族歴にも特記事項はなかった．

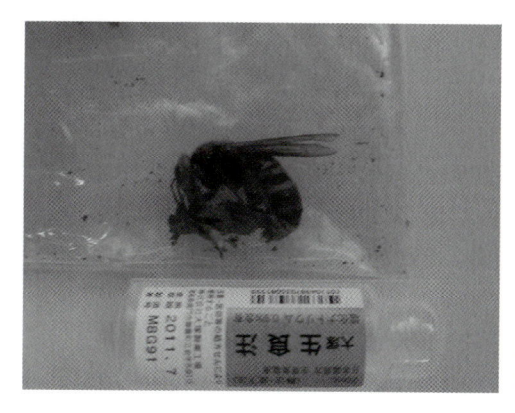

図1　スズメバチ
患者を襲ったスズメバチ

⇨病歴からまずどう考える？

　　既往歴として，スズメバチに刺されたことがあることは重要なことだ．もし感作が成立していたらアナフィラキシーになるかもしれない．症状としても合致する．しかし，これだけでアナフィラキシーと診断してしまっていいのだろうか？

　　喘鳴を呈しているので気管支喘息重積発作かもしれない．胸の音はどうだろうか？喘息治療薬の服用はないようだ．ベランダの作業中にアレルゲンに曝露された可能性もあるかもしれない．

　　食事はどうだったのだろう．魚料理を食べていないだろうか？**腐敗したサバ，マグロなどはサバ科中毒を引き起こす可能性**がある．しかし，発作から30分以内にこれらを摂食してはいなかった．倒れる前には嘔吐，下痢，頭痛などは呈してはいなかった

ようだ．

遺伝性血管性浮腫などは考えられないのだろうか？ 皮下浮腫，粘膜下浮腫，喉頭浮腫などの全身粘膜の浮腫を調べる必要があるだろう．家族歴では同様の症状が家族内に出現したことはなかった．

内服薬でもアナフィラキシーが起こる可能性がある．家族から普段飲み慣れない薬の内服がなかったことを聴取した．**アナフィラキシーに類似する症状を引き起こすのはアンギオテンシン変換酵素（ACE）阻害薬である．ACE阻害薬を内服してから数日から数年してから反応性血管性浮腫を生じることがある．**しかし，患者は高血圧の既往もなく，降圧薬の服用もないようだ．

経過1　身体診察の結果

意識レベルはE1V2M5/GCSであった．血圧 86/40 mmHg，脈拍 125/分，SpO$_2$ 92%（酸素10L/分 リザーバー付き酸素マスク），体温 37.1℃，呼吸数 30/分であった．呼吸は浅く早く，喘鳴が聴取された．顔色は不良であった．口唇や眼瞼結膜の浮腫はなし．結膜に貧血，黄疸は認められなかった．頸部：頸静脈の怒張はなし．胸部：呼吸音にwheezeが認められた．心臓：特に異常音は聴取されない．腹部：軟，平坦であり筋性防御は認められなかった．四肢・体幹部：左側胸部にハチ刺症による局所的な発赤と腫張が存在した（図2）．全身の紅潮と蕁麻疹が認められた（図3）．便失禁はなかった．神経学的所見：意識障害はあるものの痛み刺激部位に手をもってくるなど，明かな麻痺は認められなかった．瞳孔は3/3 ＋/＋であり，左右差は認められなかった．

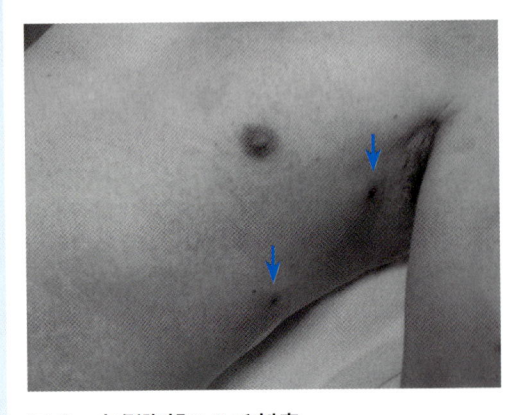

図2　左側胸部のハチ刺症
左側胸部には2カ所にわたり刺傷（→）が認められた

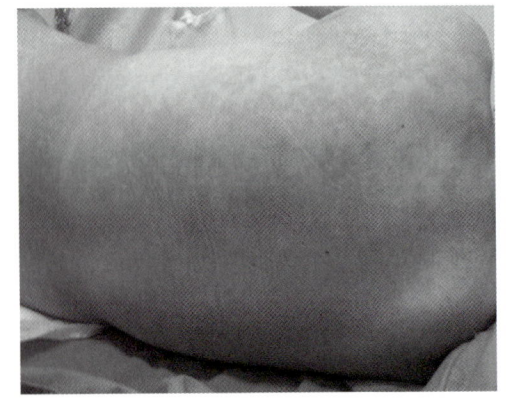

図3　皮膚の紅潮と蕁麻疹（背面）
背面を含め体幹部，四肢には皮膚の紅潮と蕁麻疹が認められた

⇨身体所見から考えられることは？

喘鳴が認められ，SpO$_2$が低下しているため気道が閉塞する可能性がある．脈は早

く，浅く，血圧も86/40 mmHgであり，顔色は不良である．ショック状態と判断してよいであろう．緊急の処置が必要だ．

　全身の皮膚は紅潮を呈しており，体幹部や四肢に蕁麻疹が認められた．やはり，アナフィラキシーによるショックの可能性が高い．喘息重積発作や遺伝性血管性浮腫の可能性はどうだろうか？ 喘鳴や胸部聴診でのwheezeは所見と合致するものの，全身の紅潮や蕁麻疹などは所見として考えにくい．また，遺伝性血管性浮腫特有の粘膜の浮腫は認められなかった．

　意識障害をきたしているが，頭蓋内疾患の可能性はないであろうか？ 意識障害を呈していたが瞳孔の左右差や麻痺などは認められず，異常肢位なども観察されなかった．脳ヘルニアの所見としては合致しない．他の意識障害疾患との鑑別のために脳CTが必要となるかもしれないが，まずはバイタルサインを安定化させることが優先される．その他にも**電解質や血糖，不整脈などを検索することは意識障害の鑑別の基本**である．

経過2　入院時ルーチン検査の結果

採血検査：WBC 10,600/μL，RBC 410万/μL，Hb 16.0 g/dL，Ht 45.6%，PLT 19.2万/μL，TP 6.4 g/dL，T-bil 1.1 mg/dL，AST 37 IU/L，ALT 20 IU/L，CK 143 IU/L，AMY 110 IU/L，BUN 18 mg/dL，Cr 0.92 mg/dL，Na 142 mEq/L，K 3.1 mEq/L，Cl 107 mEq/L，CRP 0.1 mg/dL，BS 101 mg/dL，NH_3 10 μg/dL，PT（秒）18.4秒，PT（%）62.0%，PT（INR）1.39，APTT（秒）35秒，乳酸（正常値16 mg/dL以下）42.59 mg/dL，TROP-I（正常値0.032 ng/mL以下）0.024 ng/mL，H-FABP（−）

血液ガス分析：（リザーバー付き酸素マスク10 L/分）

　pH 7.298，$PaCO_2$ 32.3 mmHg，PaO_2 70.9 mmHg，BE −7.3，HCO_3 18.6 mEq/L，$SatO_2$ 90.1%

胸部単純X線：肺野に異常なし．心拡大なし

心電図検査　：調律は洞調律であった．異常は認められなかった

心エコー　　：心臓の壁運動や各弁には異常が認められなかった．心嚢液の貯留なし

腹部エコー　：腹部臓器に問題なし．腸管の浮腫性変化はなし．腹水はなし

▶検査結果から考えられることは？

　血液検査から乳酸値の著明な上昇が認められた．血液ガス分析では代謝性アシドーシスが認められており急性循環不全が生じたと考えてよいであろう．

　急性心不全をきたした可能性はないであろうか？ 採血検査からもトロポニンIやH-FABPには問題がなかった．胸部単純X線でも心肥大や肺水腫などの所見は描出されなかった．心電図でも不整脈や虚血性病変を示唆するST変化は認められなかった．心エコーでも明かな異常は観察されなかった．以上より急性心筋梗塞のような心原性ショックをきたす疾患はなさそうである．

　意識障害をきたすような電解質異常や血糖異常は採血検査からは認められなかった．血液ガス分析では酸素化が不良であった．二酸化炭素が蓄積しないI型の急性呼吸

不全であり，CO_2 ナルコーシスではなさそうである．胸部単純X線では明らかな異常は指摘できなかった．喘鳴や胸部聴診にてwheezeを認めることから気道の狭窄をきたす疾患が関与しているであろう．

検査所見からもアナフィラキシーの所見としては矛盾がないと考えられた．

⇨ これまでの所見を含めて治療方針はどうする？

スズメバチ刺症の既往があり，突然の意識障害を伴う急性循環不全と急性呼吸不全を呈し，全身の紅潮と蕁麻疹をきたす疾患であることから，アナフィラキシーによるショックと診断された．

気道狭窄の状態であったため用手気道確保を行いバックバルブマスクによる補助換気を実施した．乳酸リンゲル液（ラクテック注®）にて静脈路確保を行い20 mL/kg/時にて点滴を開始した．大腿部にエピネフリン（ボスミン®注）0.3 mg筋注を実施したところ，急速に意識は回復し，酸素化が得られ血圧も上昇した．その後，アレルギーに対してマレイン酸クロルフェニラミン（ポララミン®）5 mgを点滴静注した．気道狭窄をきたしていたためアミノフィリン（ネオフィリン®）125 mgを点滴静注した．遅発性の反応を抑制するためにコハク酸ヒドロコルチゾン（ソル・コーテフ®）500 mgを点滴静注した．

最終経過：経過観察～退院

初期診療での処置に反応し患者の状態は著明に改善した．経過観察目的にて入院したが，入院中に再度アナフィラキシーを生じることはなかった．全身状態良好であったため第3病日に退院となった．退院後は皮膚科にてアレルギーの検査を行う予定である．

解説：アナフィラキシー患者に対する輸液療法

1 アナフィラキシーとは

原因物質の曝露により体内に侵入した抗原により免疫反応が惹起し抗体産生細胞である形質細胞からIgE抗体が作り出される．その後，再び原因物質に曝露されるとIgEを介して好塩基球や肥満細胞が活性化されヒスタミンやセロトニン，ロイコトリエンなどのケミカルメディエーターが放出され，急性の全身性かつ重度なⅠ型過敏症のアレルギー反応であるアナフィラキシーが発現する．

造影剤や抗菌薬などの薬剤はIgEを介さず補体に直接作用しアレルギーを引き起こすことがある．これをアナフィラキシー様反応とよんでいる．しかし，症状はほぼ同様であり，アナフィラキシーとアナフィラキシー様反応を臨床で区別することは実際には困難である．

2 アナフィラキシーの症状

アナフィラキシーでは曝露後数分から60分以内には症状が出現する．軽症では気分不快や悪寒，嘔吐，くしゃみなどが認められ，皮膚に蕁麻疹や瘙痒感が出現する．中等症では軽度の気道狭窄症状がみられ，呼吸困難，顔面浮腫，気管支痙攣が生じ咳嗽や喘鳴などを呈する．重症では高度の気道閉塞が生じ，意識の喪失や血圧低下をきたしショックに陥る．

ピットフォールとして下痢，腹痛などの消化器症状や突然の意識障害で発症することもあるため注意が必要である．

アナフィラキシーは遅発的に症状が再出現することがあるため経過を慎重に見守らねばならない．

3 アナフィラキシーの原因物質

アナフィラキシーの原因物質（表）としては抗菌薬，造影剤，麻酔薬，NSAIDsなどの医薬品のほか，蛇，蜂，ハブクラゲなどの動物昆虫刺咬創や鶏卵，蕎麦，小麦などの食物があげられる．

アナフィラキシーの原因物質を突き止めるため，現病歴やアレルギー歴を注意深く聴取することが重要である．原因物質の曝露が解除できるようであれば，これを速やかに退けるように努めるべきである．

4 アナフィラキシーの治療

❶ 全身管理

アナフィラキシーは**喉頭浮腫や気道狭窄により急速な呼吸不全**をきたす．致死的となることがあるため確実な気道確保が必要となる．急性呼吸不全に対しては100％酸素を投与する．喉頭浮腫にて気管挿管ができない場合には，**輪状甲状靱帯切開**も考慮し処置にあたる．

表　アナフィラキシーの原因物質

① 医薬品
抗菌薬，造影剤，麻酔薬，NSAIDs，アスピリン，副腎皮質ステロイド，ラテックス，血液製剤
② 動物，昆虫刺咬症
蜂，蛇，ハブクラゲ，イソギンチャク，ハリアリ，ノミ，ダニ，ムカデ，サシガメ，サソリ，クモ
③ 食物
鶏卵，小麦，蕎麦，ピーナッツ，エビ，カニ，サバ，ブリ，イクラ，モモ，キウイ，大豆

❷ アナフィラキシーにおける輸液療法

乳酸リンゲル液や生理食塩水などの輸液を 20 mL/kg/ 時にて開始し必要に応じて静注速度をあげる．輸液を 1〜2 L 投与してもなお血圧低下が遷延する症例に対してはカテコラミン（プレドパ注®）を 5〜15 μg/kg/ 分にて持続静注する[1]．

アナフィラキシーによって血管透過性が亢進し全身性の浮腫をきたす．浮腫が著明である場合には血管内から組織に水分が移行することにより血管内脱水をきたし，末梢血管抵抗の低下と合わせてショックが遷延する原因となることがある．検査所見では代謝性アシドーシスや乳酸値の上昇などの末梢循環不全を示唆する所見を呈したり，Ht 値の上昇など血液濃縮所見が観察される．治療としては乳酸リンゲル液や生理食塩水などを 1〜2 L ほど急速点滴静注する．急速静注してもなお循環動態が不安定である場合には，膠質液である HES 製剤（ヘスパンダー®）を 500〜1,000 mL，もしくはアルブミン製剤（アルブミナー®）を 250〜500 mL 投与する．

❸ アレルギーによる症状に対する治療

1）エピネフリン

アナフィラキシーの治療薬としては第 1 選択薬である．昇圧作用，気管支拡張作用，浮腫改善効果が期待できる．

エピネフリン（ボスミン®注）1 回あたり 0.2〜0.5 mg 筋注する．効果が得られない場合には 5〜30 分ごとにくり返し投与する．**重症例に対してエピネフリン（ボスミン®注）1 mg を生理食塩水にて 10 倍希釈し 1 mL（0.1 mg）から静注し，効果不十分である場合には 5〜15 分おきに追加投与**する．β遮断薬を投与されている患者ではエピネフリンに反応しないことがある．このような場合にはグルカゴン（注射用グルカゴン G ノボ®）1 mg を静注する．

2）抗ヒスタミン薬

H_1 受容体に対してヒスタミンと競合的に拮抗する．蕁麻疹には効果が期待できるが，気管支収縮や消化器症状には効果が乏しい[2]．エピネフリンと違って即効性は望めない．アナフィラキシーに単独では使用されず補助的に投与される．マレイン酸クロルフェニラミン 5 mg を点滴静注する．

3）気管狭窄の治療

気管支攣縮が明らかな中等症から重症の患者に対して投与する．アミノフィリン 125〜250 mg を生理食塩水 100 mL に混和し点滴静注する．

4）ステロイドの投与

遅発性のアナフィラキシーの発現を抑制するために投与される．投与から効果発現まで 4〜6 時間を必要とするため**即効性はない**が，それゆえ比較的早期に投与する必要がある[3]．コハク酸ヒドロコルチゾン 500〜1,000 mg を点滴静注する．

5）アナフィラキシー患者への輸液療法（まとめ）

アナフィラキシー患者に対する重症度別の輸液療法は以下のようになる．

①軽症
- 乳酸リンゲル液や生理食塩水などの点滴静注を 20 mL/kg/ 時にて開始
- エピネフリン 0.2〜0.5 mg を筋注
- 必要に応じてマレイン酸クロルフェニラミン 5 mg を静注

②中等症
- 乳酸リンゲル液や生理食塩水などの点滴静注を 20 mL/kg/ 時にて開始
- エピネフリン 0.2〜0.5 mg を筋注
   静注を要する場合にはエピネフリン（ボスミン注®）1 mg を生理食塩水にて 10 倍希釈し 1 mL（0.1 mg）から静注し，効果不十分である場合には 5〜15 分おきに追加投与する
- 必要に応じてマレイン酸クロルフェニラミン 5 mg を静注
- コハク酸ヒドロコルチゾン 500〜1,000 mg 点滴静注

③重症
- 乳酸リンゲル液や生理食塩水などの点滴静注を 20 mL/kg/ 時にて開始
   〔全身浮腫が強く循環動態が不安定な場合には乳酸リンゲル液や生理食塩水などを 1〜2 L 急速点滴静．その後も血圧の上昇が認められないときには HES 製剤（ヘスパンダー®）を 500〜1,000 mL，もしくはアルブミン製剤（アルブミナー®）を 250〜500 mL 投与〕
- 血圧低下遷延症例ではカテコラミン（プレドパ®注）を 5〜15 μg/kg/ 分
- エピネフリン 0.2〜0.5 mg を筋注
- 静注を要する場合にはエピネフリン（ボスミン®注）1 mg を生理食塩水にて 10 倍希釈し 1 mL（0.1 mg）から静注し，効果不十分である場合には 5〜15 分おきに追加投与する．
- 必要に応じてマレイン酸クロルフェニラミン 5 mg を静注
- 気管狭窄に対してアミノフィリン 125〜250 mg を生理食塩水 100 mL に混和し点滴静注
- コハク酸ヒドロコルチゾン 500〜1,000 mg 点滴静注

5 エピネフリンの自己注射薬「エピペン®」について

蜂毒，食物および薬物等に起因するアナフィラキシーの既往のある人やアナフィラキシーを発現する危険性の高い人に対してエピネフリンの自己注射薬である「エピペン®」（図 4）の処方を考慮すべきである．処方に際してはエピペン®注射液処方医師としての登録が必要であり，患者も適正使用のための理解確認事項への同意がなければ処方を受けられない．**エピペン® はあくまでアナフィラキシー発現時の緊急補助的治療薬であり，使用後は速やかに医療機関を受診する必要がある**[4]．

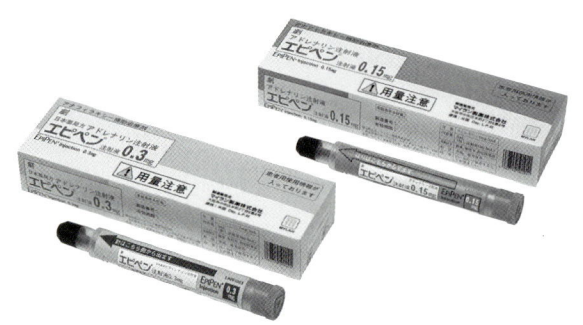

図4 エピペン注®
（マイラン製薬株式会社提供）

蜂毒，食物および薬物等に起因するアナフィラキシー反応に対する補助治療薬である．初期症状が発現し，ショック症状が発現する前に自己注射される

One More Experience

アナフィラキシーの原因は？

症　例：15歳 男性．以前から運動後に苦しくなることがあったが，原因がわからなかった．昼食にパンを食べた後に，体育の授業でサッカーをしていた．突然息が苦しくなり意識を失った．体幹部には蕁麻疹と皮膚の紅潮が認められた．

→**小麦依存性運動誘発アナフィラキシー**と診断された．

本症例のように診断がついていない患者が搬送されることがある．**「小麦の摂食」＋「運動」という特徴的な現病歴から本疾患を疑うことが重要である．**アナフィラキシーは突然発症し急速に全身状態を悪化させるため迅速な治療が必要である．

Pros & Cons　賛成論　反対論

❖ **エピネフリン投与の適応とは？**

　アナフィラキシーの第一選択薬はエピネフリンであるが，どのようなときに投与すればいいのだろうか？

　アナフィラキシーではくしゃみ，悪寒，蕁麻疹などの軽症ですんでしまうこともあれば，高度の気道狭窄を伴い，意識消失と血圧低下をきたす重篤な症状を呈することもある．「エピネフリンは劇薬だから，もし間違って投与したら大変なことになる！」という心配が先立ってしまい，治療を遅らせてはいないであろうか．

　エピネフリンの筋注の適応は，全身症状，特に低血圧，気道腫脹，明らかな呼吸困難をきたす症例において使用すべきであると報告されている[5]．

　エピネフリンの適応を理解し，一人でも多くのアナフィラキシー患者を救っていただきたいと願っている．

文献・参考図書

1) 社団法人日本化学療法学会臨床試験委員会皮内反応検討特別部会：抗菌薬投与に関連するアナフィラキシー対策のガイドライン．日本化学療法学会雑誌，52：584-590，2004
   ↑アナフィラキシーの具体的な治療法が記載されている．

2) 今 明秀：アナフィラキシー徹底ガイド．救急・集中治療，Vol 17，No8：pp.765-771，総合医学社，2005
   ↑アナフィラキシーに関する「徹底」ガイド．

3) Lieberman, P. et al.：The diagnosis and management of anaphylaxis. J Allergy Clin Immunol, 115：s183-523, 2005
   ↑アナフィラキシーについての英文レビュー．

4) 「アナフィラキシー補助治療剤ガイドブック」（秋山 一男 著），マイラン製薬，2006
   ↑エピペン®の取り扱いについて記載されている．

5) 日本蘇生協議会 監：アナフィラキシー．「AHA心肺蘇生と救急心血管治療のためのガイドライン2005」：pp.182-185，中山書店，2006
   ↑AHAによるアナフィラキシーの鑑別診断と治療法が述べられている．

第1章 ケースから学ぶ主要症候への輸液と治療

めまい

丸山泰貴,箕輪良行

Point

- めまいを回転性,動揺性,前失神に分類する
- 分類できない場合には上記3つを鑑別に入れ,致死的な疾患を除外する
- 輸液や使用する薬剤を適切に選択する

■ はじめに

　めまいは大学病院の救急患者の0.4％を占め,トップ10には入らないがありふれた疾患であり遭遇する頻度の高い疾患である.それにもかかわらず,研修医になるまで詳しく勉強する機会はなく,救急外来で診療を開始して,最もとまどう症候の1つではないだろうか.
　原因のうち20～50％は末梢性めまいであり,1～3％は中枢性めまいであるといわれている[1].中枢性めまいは致死的な疾患であり鑑別することが重要になるが,中枢性と末梢性めまいは特徴がオーバーラップすることが多く診断に苦労することが多い.
　本項ではこのようなめまいに対してどのように診断を進めるか,時にめまい感が持続し,嘔吐がみられる患者で輸液するべきか,症例に沿って一緒に考えてみたい.

問題解決型ケーススタディ

症例 来院前の情報（救急隊からの連絡）

糖尿病,高血圧の既往がある80歳女性.めまい,嘔吐で救急要請となり連絡が入った.
血圧 195/84 mmHg,心拍数 90/分,呼吸数 24/分,体温 36.8℃,SpO$_2$ 95％

⇨ **どのような疾患を思いうかべるべきか？**

　　診断のアプローチとしては致死的な疾患を除外するところから始まる．

　　めまいは回転性，前失神，動揺性に分類される（詳細は後述）．除外するべき致死的なものは，頭蓋内病変によるめまい（聴神経鞘腫，小脳梗塞など），心原性，消化管出血による前失神がある．

⇨ **行うべき検査は？**

　　致死的なものを早期に除外するために必要な検査を考える．

頭部CT

　　本症例は高齢であり，糖尿病と高血圧の動脈硬化のリスクがあるので，中枢性めまいである小脳脳幹病変の鑑別のため頭部単純CTが必要．後頭蓋窩5mmの画像が有用である．

12誘導心電図

　　高齢者で動脈硬化のリスクがあるため，虚血性心疾患，Ⅲ度のAVブロックを除外しておきたい．

血算，生化学

　　血糖：糖尿病の既往があるため，血糖降下薬，インスリンによる低血糖の可能性がある．

　　Hb：消化管出血が疑われる場合にはチェックする．

　　Na, K, Ca：SIADH（抗利尿ホルモン不適合分泌症候群）を起こす薬剤，低カリウム血症を起こす利尿薬（ラシックス®など），高カルシウム血症を起こすような悪性腫瘍（乳がん，肺小細胞がん）があればチェックすべきである．

患者が到着し病歴聴取

ADL（日常生活動作）の自立した糖尿病，高血圧の既往がある80歳女性．今朝起きたときから自覚するめまいが1時間続いている．嘔吐が随伴し救急要請を行った．数年前から両側の軽度難聴がある．耳鳴，頭痛，後頸部痛，動悸，胸痛，嘔吐，尿失禁はない．服薬は経口糖尿病薬，降圧薬のみ．初めての症状でありここ数日は元気で感冒症状はなかった．
血圧 180/70 mmHg，心拍数 88/分，呼吸数 24/分，体温 36.8℃，SpO$_2$ 96％
神経学的所見は聴力を除き正常．眼振はみられなかった．指鼻試験は正常．座位はめまいが強くとれない．

⮕ **めまいの鑑別診断は？**

　　病歴からめまいを回転性，前失神，動揺性に分類する．表1を参考にしてめまいに関して詳しく病歴を聴取してみよう．病歴聴取において症状を詳しく聞く方法の覚え方にOPQRSTというものがある（表2）．めまいの救急初期対応のフローチャート（図）を参考にして鑑別診断を進めてみよう．また，回転性めまいについては原因となる疾患を表3に示したのでこちらも参考にしてほしい．

表1　病歴とめまいの鑑別

	病　歴	除外するべき疾患	鑑別に必要な検査
回転性	ぐるぐる回る，寝返りで誘発，見上げると増悪	小脳出血，小脳梗塞，脳幹梗塞	頭部CT，頭部MRI
前失神	目の前が暗くなる，失神しそう，立位で増悪，顔面が蒼白になる	消化管出血，脱水，大動脈弁狭窄症，肺動脈塞栓症，不整脈，心筋梗塞，大動脈解離	心電図，採血
動揺性	歩行でふらふらする，バランスを失う	脳血管障害，うつ病	頭部CT，採血

表2　病歴聴取のポイント：OPQRST

O	onset：発症様式
	突然の発症か？ 何をしていたときにめまいが出現したかを尋ねるのが重要である
P	Provocation：増悪因子
	頭位変換（寝返り，振り向き）で増悪するならBPPV（オッズ比16と高い），前庭神経炎を疑う． 立ちあがったときに目の前が真っ暗になるような感じであれば前失神を疑う
Q	Quality：性状
	回転性か，揺れる感じか，目の前が真っ暗になり血の気が引く感じか
R	Related：関連症状
	顔色の悪さが観察されているか，（失神前）嘔吐，頭痛の有無（頭蓋内圧亢進症状），頸部痛（椎骨動脈解離）耳鳴り，難聴（Ménière病），動悸，息切れ，胸痛（大動脈解離），7～10日前に上気道感染症，感冒の罹患歴（前庭神経炎）
S	Severity：重症度
	激しい症状は末梢性めまいに多い． 逆に症状が比較的軽く持続的なものは中枢性めまいが多い
T	Timing：時間的要素（temporal factors）
	鑑別には持続時間が重要である．1～2分以内におさまる回転性めまいはBPPV，前庭神経炎は数時間から数日，数カ月継続する場合には非身体性疾患を示唆する

表3　回転性めまいの鑑別と特徴

BPPV	特定の頭位で発症．潜時があり，持続時間は1分以内，聴力低下なし
前庭神経炎	7～10日前の上気道炎（50％），持続時間は数日，聴力低下なし
Ménière病	進行性の聴力低下，反復性のめまい，持続時間は4～5時間
薬剤性	アミノグリコシド，シスプラチン，フェニトイン
外リンパ瘻	外傷の既往，大きな音で症状悪化，聴力低下あり

BPPV：benign paroxysmal positional vertigo（良性発作性頭位性めまい）

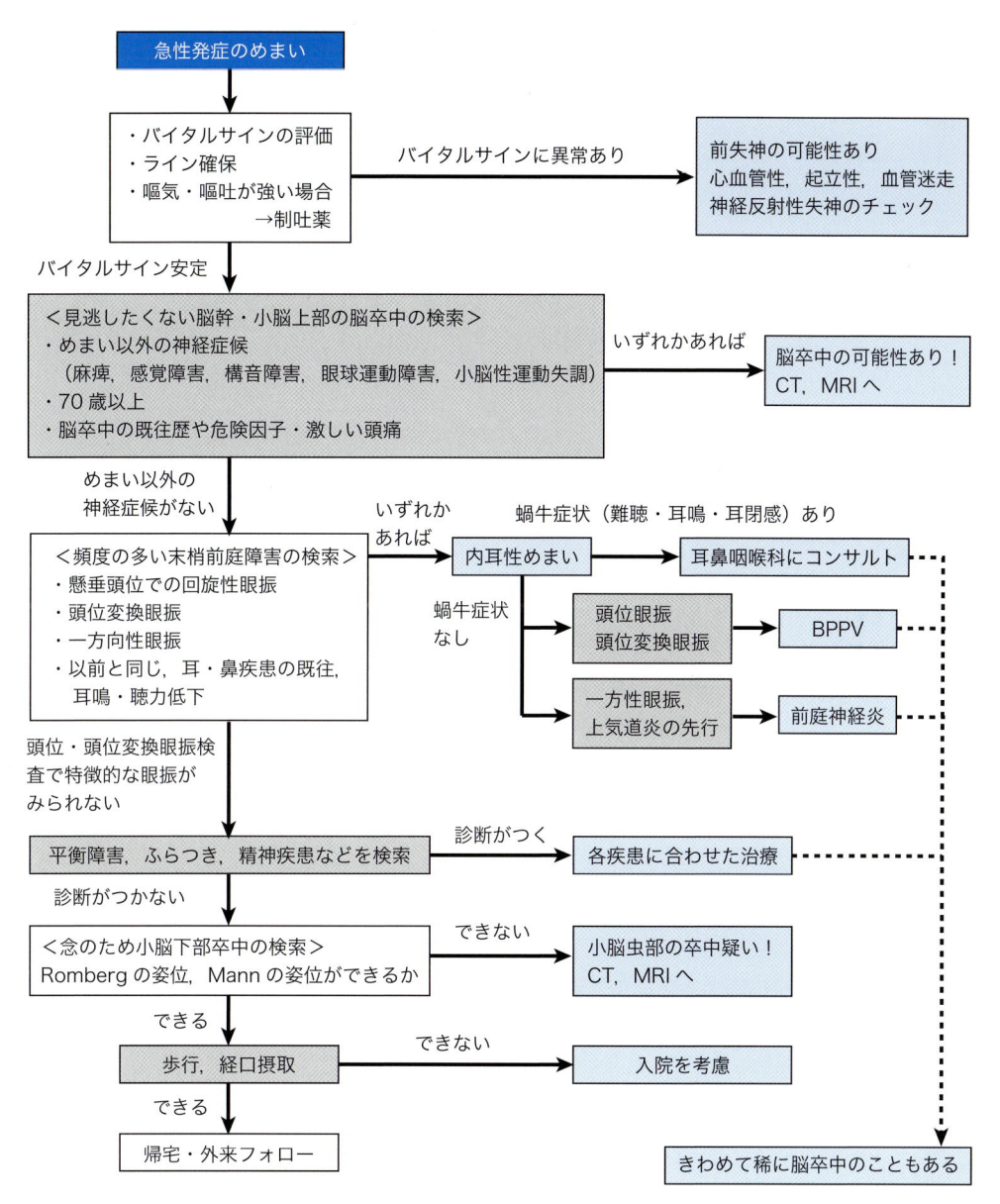

```
急性発症のめまい
    ↓
・バイタルサインの評価
・ライン確保                          バイタルサインに異常あり      前失神の可能性あり
・嘔気・嘔吐が強い場合    ────────────────→   心血管性，起立性，血管迷走
         →制吐薬                                        神経反射性失神のチェック
    ↓ バイタルサイン安定

＜見逃したくない脳幹・小脳上部の脳卒中の検索＞
・めまい以外の神経症候                            いずれかあれば     脳卒中の可能性あり！
  （麻痺，感覚障害，構音障害，眼球運動障害，小脳性運動失調）  ──────→   CT，MRI へ
・70歳以上
・脳卒中の既往歴や危険因子・激しい頭痛
    ↓ めまい以外の神経症候がない

                              いずれか   蝸牛症状（難聴・耳鳴・耳閉感）あり
＜頻度の多い末梢前庭障害の検索＞   あれば   内耳性めまい  ──────→  耳鼻咽喉科にコンサルト
・懸垂頭位での回旋性眼振       ────→    蝸牛症状    頭位眼振
・頭位変換眼振                         なし      頭位変換眼振  ────→  BPPV
・一方向性眼振
・以前と同じ，耳・鼻疾患の既往，          一方性眼振，
  耳鳴・聴力低下                         上気道炎の先行  ────→  前庭神経炎
    ↓ 頭位・頭位変換眼振検査で特徴的な眼振がみられない

平衡障害，ふらつき，精神疾患などを検索   診断がつく    各疾患に合わせた治療
    ↓ 診断がつかない

＜念のため小脳下部卒中の検索＞           できない     小脳虫部の卒中疑い！
Romberg の姿位，Mann の姿位ができるか  ────→   CT，MRI へ
    ↓ できる
歩行，経口摂取       できない     入院を考慮
    ↓ できる
帰宅・外来フォロー

                           きわめて稀に脳卒中のこともある
```

図　めまいの救急初期対応
文献2より引用

MEMO ① めまいの病歴聴取のポイント

発症時にしていた作業や活動，頭位変換との関係，持続時間，聴力低下がヒントになることがある．

経過1 病歴聴取の続き①

めまいはずっと続いた．ふらふらする感じで動かなくてもめまいが起こる．血の気が引く感じではないと話していたが，途中から吐き気が続き上手く答えられなくなった．

↳このようなときにすべき処置は？

めまいでは吐き気，嘔吐の症状が強く病歴が上手く取れないことが多い．
バイタルサインを確認して，必要に応じて酸素投与，輸液路を確保する．それと同時に病歴聴取を継続し，検査を行うことが適切である．状況に応じて経静脈的に制吐薬を投与する．

経過2 病歴聴取の続き②

メイロン®を40 mL静注し，アタラックス®P 50 mg点滴静注を施行した．
症状が安定し，追加の病歴を聴取した．

【実施した輸液内容】

生理食塩水	500 mL	100〜200 mL/時
生理食塩水(50 mL) 　＋アタラックス®P(50 mL)	100 mL	全開で投与
メイロン®	40 mL	静注
総水分量	640 mL	

患者「めまいは突然起こり，頭を動かすと悪化します．実際に回るような感じで，耳鳴りや聞こえにくくなることはありません．めまいは起こってから数時間継続しています．」

ここで検査結果が出た．頭部CT，採血，心電図はいずれも異常なし．
1時間経過したところ症状は落ち着いてきた．

↳身体診察所見

必要な身体診察を行った（頭位変換での症状の変化，立位での血圧，心拍数の変化，歩行，眼振が有用な身体診察を行った）．

最終経過 その後の経過と診断

時間が経過し患者さんを診察したところ，症状は改善傾向にあるようであった．最後に体幹失調がないか，歩行異常を試験した．
ふらつきがありものにつかまらないと歩けない状態であった．

体幹失調があるために，頭部MRIが必要と判断した．小脳梗塞がみつかり入院となった．

入院適応

- 中枢性めまい
- 歩行困難
- 末梢性めまいの診断が確定できず，症状が継続する場合

Pros & Cons 賛成論 反対論

❖ 中枢性めまいを否定できない場合，MRIを行うべきか？

中枢性めまいを除外しきれない患者がきわめてわずかに存在するがその場合，頭部MRIを行うかどうかが最も迷うポイントである．頭部MRIを行えばすべての小脳梗塞，脳幹梗塞が診断できるであろうか？

テント上の脳梗塞は30分程度で出現するのに対して，脳幹梗塞は6時間たってもDWI（MRI拡散強調画像）でみえないことがあり，症例報告では24時間たてば所見が出るとの報告がある．実際には脳幹梗塞が疑われる場合には同日の所見が陰性でも矢状断を追加するか，または，入院適応として発症24時間以降に再度検査をすることが望ましい[3]．

本症例のように歩行困難があり，BPPVと確定診断できない場合には，画像所見が陰性であっても偽陰性になる危険性を考慮して入院適応と考えるのが安全である．

解説：めまい時の輸液・抗めまい薬の選択

1 輸液の適応

筆者は以下のときに輸液を行っている
① バイタルサインが不安定な場合
② 嘔吐，頭痛が激しく経静脈的に薬剤を投与する必要がある場合
③ 中枢性めまいの可能性が除外できないとき（薬剤の経静脈的投与のために必要）
④ 症状が継続し，外来で経過観察が必要なとき
⑤ 歩行，立位が取れない場合

結局は救急車で外来受診するようなめまいの患者ではほとんどの場合輸液を行う．

2 使用する輸液，抗めまい薬

輸液の選択に関して考慮しておくべきことは以下の通りである
・嘔吐によりADH分泌亢進の状態となる
・鑑別診断に前失神で血圧が低下する疾患が含まれる

上記の場合，循環血液量を増やす効果をねらって，等張液である生理食塩水かリンゲル液を選択する．

3 抗めまい薬の選択

めまいの薬物療法は自覚症状の改善目的に行う
以下のような条件を考慮して薬物を選択するべきである．
・どの薬物が最も優れているかは現時点では不明[4]
・抗めまい薬の併用効果は証明されていない
・めまいの代償反応を抑制する可能性がある[5]

薬物を選択する際に参考になるものとして，どの薬剤が最も治療効果があると医師が考えているかを調査したアンケートがある．以下にそのなかで述べられている薬剤を中心に特徴を述べる[6]．

❶メイロン®（7％炭酸水素ナトリウム）40 mL 静注または250 mL 点滴静注

メイロンは迷路（めいろ）から命名され，大阪大学の長谷川高敏教授（当時）によって開発された．長谷川教授は兵員輸送，パイロットの訓練で問題となる動揺病の予防薬としてメイロン®を開発した．戦後になってMénière病などのめまい疾患にも有効であることが明らかとなり広く用いられるようになった．

大規模臨床試験はなく，海外の教科書には記載されていない．

作用機序は不明な点が多いが，動物実験をもとに以下のように考えられている[7]．

①めまい患者の内耳はアシドーシスになっておりメイロンで拮抗する
②体内で代謝されて，CO_2になり，血管拡張を起こし内耳血流を改善する
③メイロンが高浸透圧なので，内耳の血流が改善する

血流改善作用があり，内耳血流を増加させ，内耳虚血時の酸素分圧の低下を抑制する作用によりめまいを抑制していると考えられている．

日本では有用性を実感している医師も多く経験的に長年使用されてきた．

ただし使用時に際しては，アルカレミアに傾き，血清K値を下げることに留意しなくてはいけない．

筆者が使用する場合には低カリウム血症のリスク，アルカレミアに傾きすぎる危険性があることを考慮し40 mL静注で使用している．

❷ベンゾジアゼピン系薬物

〔ジアゼパム，エチゾラム（デパス®），ロフラゼプ酸エチル（メイラックス®）〕

抗不安薬はGABA作動薬の抑制機構を増強し，前庭の代償作用の初期過程を促進する結果として，めまいを抑制するものと考えられる．

ただし呼吸抑制が起きる可能性があること，緑内障では禁忌であることに注意して使用する[8]．

❸抗ヒスタミン薬

〔ヒドロキシジンパモ酸塩（アタラックス®P），ドラマミン®，ジフェンヒドラミン・ジプロフィリン（トラベルミン®）〕

ジメンヒドリナート（ドラマミン®）とロラゼパム（ワイパックス®）を比較検討した小規模研究ではベンゾジアゼピン系のロラゼパムは2時間後もふらつきが残るのに対して，ジメンヒドリナートはふらつきもなく帰宅できたとしている[7]．

❹アデホス

投与されると直ちにアデノシンとなり，プリン受容体を介して血管を拡張する．椎骨動脈の血流増加作用も報告されている．

1日の投与量に関して300 mgの投与群が150 mgおよび30 mg投与群に比べて有意な改善を認めている[9]．

使用方法に関して注意点は抗ヒスタミン，ベンゾジアゼピン系は少量から使用して，徐々に増量することである．

4 めまい時の身体診察のポイント

❶眼振診察のコツ

末梢性では眼振が初期に観察されたとしても再現性に乏しく，注視抑制が働く．**最初にしっかり見る，部屋を暗くする，Frenzelの眼鏡を使用する**工夫が必要である．

眼振の回旋成分を見逃さないようにするために，黒目だけを見ずに眼球全体を見るのがコツである．

一方向性，水平眼振，水平回旋性眼振は末梢性めまいを示唆し，注視方向性，両方向性，垂直方向性眼振は中枢性めまいを示唆する．

❷脳神経所見

聴力障害（耳の近くで指をこすり音が聞こえるか聞く），眼球運動障害，構音障害（パタカパタカとくり返す），三叉神経障害（顔面の感覚障害），嚥下障害（病歴で水分摂取時にムセはあるかを聞く，唾液を30秒に2回以上嚥下させる，水分30 mLを飲んでムセはあるか，頸部に水泡音はあるか？），指鼻試験，膝踵試験，回内回外試験．

❸頸動脈雑音

心雑音：Ⅲ音，Ⅳ音，収縮期雑音（肥大型心筋症，大動脈狭窄症）を聴取する．

❹頸動脈エコー[10]

小脳，脳幹部に栄養を運ぶ血管の椎骨動脈閉塞を評価する．

頸動脈解離（分岐部から1〜2 cm末梢側），血流信号，拡張末期速度，平均血流速度（＜18 cm/秒であれば閉塞を疑う），MV（mean velocity）ratio（左右比であり対側MV/注目側MV＞1.4であれば），Diameter-ratio〔対側VA（vertebral artery）径/注目側VA径〕を評価して閉塞部位を診断する（詳細は「頸部血管超音波検査ガイドライン」[3]を参照）．

■おわりに

①めまいは回転性，前失神，動揺性に分けることが重要
②病歴のピットフォールは発症したときに何をしていたか，持続時間，随伴症状を聞くこと
③病歴，検査を行う前に輸液路確保してメイロン®＋抗ヒスタミン薬±ATPで治療開始
④治療して経過観察しても歩けない場合には入院を考慮

参考文献

1）城倉 健：虚血性脳卒中．診断と治療の進歩 診断 めまいとの鑑別．日内会誌, 98：1255-1262

2）上山裕二：めまい．苦手なめまい診療を克服しよう．「レジデントノート増刊 救急初期診療パーフェクト 必須症候・手技をきわめる」（今 明秀 編），pp.39-44, 羊土社, 2010

3）頸部血管超音波検査ガイドライン．Neurosonology, 19：49-69, 2006
　↑頸部血管エコーのガイドライン．血管の計測法，手術適応などが記載されいてる．インターネット（http://www.mediacross.co.jp/cardio/Matsumoto.pdf）から無料でダウンロードできます．

4）Robert, W. & Baloh, M. D.：Vestibular Neuritis. The New England Journal of Medicine, 348：1027-1032

5）Treatment of vertigo. Up to date ver18.3

6）めまい治療に関するアンケート集計結果．Equilibrium Res, 62：342〜350, 2003
　↑めまい平衡学会が学会員に対して行ったアンケート調査

7）田中拓：めまい診療を根本から見直そう．レジデントノート, 10：412-416, 2008
　↑めまいに関する薬物療法についてまとめられている

8）セルシン®注射液添付文書

9）渡辺いさむ ほか：耳鼻臨床 75：393, 1982

10）Marill, K. A, et al.：Intravenous Lorazepam versus dimenhydrinate for treatment of vertigo in the emergency department: a randomized clinical trial. Ann Emerg Med, 36：310-319, 2000

11）林 成人 ほか：急性期脳幹梗塞の診断における拡散強調画像矢状断像の有用性．脳卒中 31：34-37, 2009

第2章

主要疾患の輸液管理の実際

第2章 主要疾患の輸液管理の実際

1 脱水症，低栄養状態に対する輸液

小島直樹

Point
- 脱水の程度，重症度を迅速に評価する
- 輸液で終わらず，背景疾患の根本的治療を行う
- 脱水症には細胞外液．例外は高カリウム血症
- 低栄養の最終判断は自身の直感
- アルブミン製剤の投与に栄養補給の意味はない
- 低栄養にはカロリー，カリウム，リン，ビタミンB1の投与を行う

■はじめに

　救急外来では"とりあえずの輸液"を開始することが多い．実際に救急外来を受診する人の多くは脱水気味であり，単なる水分中心の輸液が「命の水」となり患者の様態がたちどころに改善することは誰しも経験するところである．ここでは脱水症を今一度振り返り，さらに低栄養状態の初期診療についても言及する．個々の病態としてはクラッシュ症候群，偶発性低体温，神経性食思不振症について述べる．

1 脱水症について

❶脱水とは？

　脱水（dehydration）の定義は，**体液量，特に細胞外液量が減少した状態，つまり細胞外液の主成分である水分とNaの喪失をきたした状態**であり，表1のように分類される．したがって，脱水の程度を評価するには水分およびNaの両方の観点でみる必要がある．なお，低アルブミン血症で膠質浸透圧が低い場合は，血漿成分から間質液への**水分移動（volume sequestration）**が生じ，**血管内脱水**とよばれる状態になる．

表1 脱水の分類

	病態	血漿浸透圧	血清Na	BUN/Cre比
高張性脱水（水欠乏性脱水）	水分が電解質より多く失われた状態．脱水といわれる病態のほとんどが該当	高値	高値	著明に開大
低張性脱水（Na欠乏性脱水）	電解質が水分より多く失われた状態．脱水に対して低張な輸液が過剰に投与された場合に多い	低値	低値	正常～やや開大
等張性脱水（混合性脱水）	水分と電解質が体液組成と同じ割合で失われた場合．多くは高張性脱水と低張性脱水が合併した状態	正常	正常	やや開大

文献1を参考に作成

表2 病歴聴取のポイント

背景，生活	食事，水分摂取の状況，患者が置かれた環境，体重の推移
基礎疾患	糖尿病，肝障害，消化器疾患，心疾患，悪性腫瘍，甲状腺疾患，副腎不全
服薬内容	利尿薬，β遮断薬，ジギタリス製剤，Ca拮抗薬，向精神薬

表3 身体診察のポイント

全身状態	活動性の低下，体温の上昇，頻脈，低血圧
意識	口渇感，意識レベルの低下，せん妄などの精神症状
頭頸部	外頸静脈の虚脱，口腔/舌の乾燥，眼球陥没
胸部	聴診，呼吸促迫
腹部	圧痛，蠕動亢進，金属音
四肢	ツルゴールの低下，表在静脈の虚脱，外傷，熱傷，筋攣縮

❷脱水の症状は多彩！

　高張性脱水では浸透圧の上昇から口渇の訴えがあり診断は容易であるが，重症ではむしろ口渇感を訴えることができずに興奮，失見当識，昏睡状態などの精神症状を呈することに注意が必要である．また，**低張性脱水**では浸透圧上昇がないので口渇感は出現せず，倦怠感，脱力感，頭痛などを認め，重症例では傾眠，昏睡状態に陥る[1]．

❸ポイントをおさえた診察を

　何はともあれ病歴聴取，身体所見である．最近食事摂取が困難であったり，感冒症状で発熱が続いていれば，脱水傾向と考えて間違いない．また，**体重減少，皮膚のツルゴールの低下，頻脈，低血圧**も脱水を疑わせる所見である．他にも表2の病歴聴取，表3の身体診察のポイントについても参照されたい．ただし，高齢者はそもそもツルゴールが低下しており，他にもβ遮断薬，ジギタリス製剤などを内服している症例では脈拍は全くあてにならないので，あくまでも個々の情報を集めたうえで総合的に判断しなければならない．

❹脱水の程度，重症度を素早く把握

1）まずは緊急対応

　前述のような診察をしながら，まず緊急処置が必要かどうかを素早く判断する．
　意識障害，低血圧，ショック状態は緊急事態であり，急速輸液が必要である．何らかの情報で脱水が疑われた場合は急速輸液などで緊急対応しながら，その結果をフィードバックさせる

といった診断的治療に踏み切ることも重要である．高齢者の意識障害，ADLの悪い人の著明な低血圧が，脱水を補正するだけでみるみると改善し，気道管理，カテコラミン投与を回避しえたという経験は日常診療の醍醐味の1つであろう．

2）脱水の評価方法

できる限り多くの情報を集めて血管内容量を評価し，そのうえでNaの不足を評価するのが原則であるが，成書で目にする推定不足水分量や推定不足Na量などの式は臨床の現場ではあまり役立たない．実際は**胸部X線写真での心胸郭比の狭小化，超音波検査による左房径の縮小，下大静脈径の縮小およびその呼吸性の変動の増大，血液データ（Hb，Hctの上昇，BUN/Cre比の開大，T.P，Albの上昇）**などを参考にする．特に超音波による**下大静脈径を用いた血管内容量の評価**はベッドサイドで手軽に迅速に行えるので非常に有効な手段である．**中心静脈圧（CVP）**と同じくあくまでも時間経過での相対的な変化を評価することが重要だが，**下大静脈径が7 mm以下，呼吸性変動が50％以上であれば脱水を強く疑ってよい**[2]．

❺ 実際の輸液の選択

脱水症を疑った場合は，まずはラクテック®やソルアセト®Fなどの細胞外液を選択する．ただし，**腎前性腎不全や慢性腎不全などで高カリウム血症を認める場合はKを含まないソリタ®T1や生理食塩水を選択する**．高張性脱水の場合で，治療を進める経過のなかで血管内容量が適正化されてもなお高ナトリウム血症が持続する場合は，急速にNa濃度が低下しないように段階的にラクテック®→ソリタ®T1→ソリタ®T3またはソリタ®T4に変更する．

輸液量に関しては，前述のごとく急速輸液を必要とすることもあるが，高齢者や心機能低下を認める症例では急速輸液によりうっ血性心不全に陥る危険がある．できる限り心エコーにて心機能，弁膜症の評価を行い，経時的な胸部X線写真，超音波による下大静脈径の計測を行い，過負荷にならないようにする．

なお，腎不全が高度の場合は輸液後に血液透析，持続的血液ろ過透析などが必要になる可能性もある．

水分およびNaやKなどのほかに，点滴内容に混注するものとして，糖分，ビタミンなどがある．これらについては後述の低栄養の項で述べる．

❻ 原因疾患，患者背景を見極めて根本的治療を！

脱水に対する輸液はあくまでも対処療法である．輸液治療のみで決して満足せずに表4のような**脱水に陥った原因疾患を鑑別しその根本的治療を行う**．例えば，イレウスによる脱水であれば輸液をしながらイレウス管や手術などのイレウス解除を進め，塩類喪失症候群であれば，水分，Naの補充に加えて鉱質コルチコイドの投与を考慮する．

❼ 診療上の注意点

・脱水傾向のときは非ステロイド抗炎症薬（NSAIDs）で著しい血圧低下，腎障害が生じやすいので，その使用は禁忌である．鎮静剤でも極端に血圧が下がりやすいので投与用量に十分に注意する．

表4　脱水症の原因疾患

水分摂取不足	意識障害による摂取不能，悪性腫瘍，消耗性疾患，発熱，老衰，衰弱
消化管からの喪失	下痢，嘔吐，感染性腸炎，イレウス，消化管出血
体液喪失	ドレーン排液，ガーゼ浸出，体液の外瘻化
皮膚からの喪失	発汗，発熱，けいれん重積，熱傷，熱中症
腎臓からの喪失	糖尿病，高血糖性昏睡，尿崩症，尿濃縮力の低下，塩類喪失症候群（中枢性，腎性），低体温症
血管外への体液移行	膵炎，SIRS（全身性炎症反応症候群），敗血症，外傷
医原性	浸透圧利尿薬，利尿薬，緩下薬，造影剤，高カロリー輸液

・造影剤は腎障害をさらに増悪させるので，例え原因検索で造影CTが必要であっても，極力単純CT検査で評価する．逆に適切な水分負荷で腎前性腎不全は急速に改善する場合があるので，腎機能が回復した時点で造影剤使用を考慮する．

❽ 症例ごとに治療のゴールを想定する

そもそも脱水症に陥るにはそれなりの理由がある．もちろん，十分な輸液による適正な循環血液量の維持と背景疾患の根本的治療がゴールであることはいうまでもないが，背景が老衰，悪性腫瘍末期の場合などはやみくもに輸液をするのではなく，全身状態とのバランスを考えたうえで個々に治療目標を設定して輸液量を決定する．

❾ 脱水の補正が重要な病態

1） クラッシュ症候群に伴う横紋筋融解症

薬物過量服用や脳卒中による意識障害のために長時間同じ姿勢のままであったり，災害時にがれきの下で長時間圧迫されていた状態から救出されたような場合は，**圧迫されていた部位に再灌流障害が生じ，腎不全，高カリウム血症，乳酸アシドーシスが生じる**．これをクラッシュ症候群とよぶ[1]．クラッシュ症候群の1つの病態として横紋筋融解症があり，高クレアチンキナーゼ（CK）血症，ミオグロビン尿に対して100〜200 mL/時程度の大量輸液，利尿薬を併用して high in, high outな体液管理を目指し，炭酸水素ナトリウム投与によって尿pH8以上としアルカリ化をはかる．さらに，筋腫脹に対してはマンニトール，重症なケースには減張切開を考慮する．特に皮下の浮腫が著明なときは外表所見ではさほど緊満が強くなくとも，実際に筋膜内圧は著しく上昇していること**（皮下と筋膜内圧のギャップ）**があるので，必ず**筋膜内圧測定**を試みるべきである．大量輸液に対する治療効果が不十分な場合や，腎不全が進行している場合は血液浄化法を導入する．

2） 偶発性低体温症

深部体温が35℃以下に低下した状態で生じた病態を偶発性低体温症とよぶが，寒冷利尿による水分喪失の結果，脱水に陥っていることが多い．また，**体温が低下するとともに徐脈傾向になるため，一見すると脈拍が安定していると誤解されやすい**．体温が30℃以下になると心筋の被刺激性が高まるので**心室細動が発生しやすく非常に危険**であり，移動の際には細心の配慮

をする．実際の治療は復温に努め，呼吸管理を行いつつ，40℃ぐらいに加温した生理食塩水やラクテック®をrewarming shock（MEMO①参照）に注意して急速に負荷する．ただし，復温の際にはafter-drop現象（MEMO②参照）にも留意する[1]．

MEMO ① rewarming shock[1]
寒冷利尿で脱水状態であるところに体表加温を行って，末梢血管が拡張し血圧が低下する現象．

MEMO ② after-drop現象[1]
復温の際に体表加温によって末梢血管が拡張し，中心循環に冷たい血液が流入して深部体温が低下する現象．心室細動（Vf）などの致死的不整脈の危険が高まる．

2 低栄養について

❶ 単なる"やせ"か低栄養か？

低栄養状態の定義は脱水症と比較すると不明瞭で主観的な要素が多く，身体所見や血液データのみならず，患者の体重変化，食事摂取量，嘔吐や下痢の有無，背景疾患などを総合的にみたうえで判断しなければならない．特に重症患者では身体所見，血液データともに種々の要素が複合する（MEMO③参照）ので，はたして低栄養なのかどうかは最終的には我々の直感に頼らざるを得ない[3]．

血液データではアルブミン値は比較的低栄養を評価しやすい指標であり，**3.5 g/dL以下**で何らかの低栄養状態であると判断する．ただし，①脱水により濃縮されること，②半減期が3週間と比較的長いため急性病態の栄養状態が反映されないこと，③肝硬変，ネフローゼ症候群，甲状腺機能亢進症などでも低アルブミン血症になることに注意する．

他にも表5や表6のように半減期が短いタンパク質（**rapid turnover protein**）として**プレアルブミン**，**トランスフェリン**や免疫指標としての**総リンパ球数**，肝臓の合成能をみる**コリンエステラーゼ**なども指標の1つとなる[4]．

表5　栄養評価に用いられるタンパク質

	アルブミン	トランスフェリン	トランスサイレチン（プレアルブミン）	レチノール結合タンパク質
半減期	21日	7日	2日	0.5日
役割	膠質浸透圧の維持 物質の運搬 酸化還元の緩衝	鉄の輸送	サイロキシンの輸送	レチノール（ビタミンA）の輸送

表6　総リンパ球数（/mL）

2,000以上	正常
1,200〜2,000	軽度栄養障害
800〜1200	中等度栄養障害
800以下	高度栄養障害

> **MEMO ❸ 栄養評価**[3]
> 　　栄養状態の評価には，一般的には病歴聴取や身長，体重測定などによって得られるSGA（subjective global assessment，主観的包括的評価）や，臨床検査値などの客観的なデータに基づく評価のODA（objective data assessment，客観的栄養評価）などが用いられている．

❷ 低栄養に対する輸液

1）初期輸液の組成，電解質

　低栄養状態の患者はほぼ脱水症を合併しているので，まず脱水に対して前述のような細胞外液を滴下する．また，水分バランスと同時に電解質バランスも崩れていることが多く，Na，KをはじめPやMgの低下にも配慮する．脱水による腎前性腎不全で当初は高カリウム血症，高リン血症であっても，**細胞内のK，Pは欠乏している**ことがほとんどなので循環血漿量の改善とともに**低カリウム血症，低リン血症**に陥ることを予測し，迅速に対応する．

　低栄養状態の患者に対するカロリー投与は血中ケトン体の減少傾向を確認しながら行うが，逆に急速すぎる栄養投与は肝障害を生じる可能性がある．さらに，低栄養状態が重篤な場合にはカロリー投与開始に伴って**refeeding syndrome**（MEMO❹参照）に陥る危険があり厳密な管理が必要である．

2）アルブミン製剤の投与

　水電解質負荷によって低アルブミン血症が進行する場合はアルブミン製剤の投与を考慮する．ただし，**アルブミン製剤の投与はあくまでも膠質浸透圧を保って血管内脱水を補正するのが目的であって，決して栄養補給でない．**

Pros & Cons　賛成論　反対論

❖ 脱水，低栄養，低アルブミン血症の患者にアルブミン製剤を投与すべきか？

　血液製剤の使用指針[5]に示されるところでは，出血性ショック，血行動態が不安定な血液透析時，低タンパク血症に起因する肺水腫，浮腫，循環血漿量の著明な減少を伴う膵炎などがあげられている．

　文献的には出血性ショックに対するアルブミンの使用は生命予後に対する効果なく，また，4％アルブミン投与群と生理食塩水による群の28日アウトカムは同等であったことが示されている[6]．一方，重症熱傷や循環血漿量の著明な減少を伴う膵炎でもアルブミン投与が有効であるとの報告が多い．

　実際には脱水，低栄養患者に対しては急性循環不全を脱するための膠質浸透圧維持目的として血清アルブミン値3.0 g/dL以上を目安とするが，投与された外因性のアルブミンは肝臓でのアルブミン合成低下をもたらすという弊害もある．さらに，投与されたアルブミンの多

くは代謝されて熱源となるためタンパク質源の補給にはならないこと，末期患者には原則適応がないこと，低血圧，高度の浮腫，胸水，腹水などが認められない場合に単なる血清アルブミン値の維持のために投与するべきではないこと，を肝に銘じておく．

以上のことを認識したうえで，個々の症例に応じてアルブミン投与を検討する．

3）栄養素の投与

栄養管理の点では，できる限り経口あるいは経腸栄養が望ましいが，衰弱，意識障害，消化器疾患がある場合は末梢静脈栄養から開始する．その際は5％〜12.5％の糖電解質液に加えて適宜アミノ酸製剤，脂肪乳剤を加える．

カロリー投与に加えて**ビタミン，亜鉛やセレンなどの微量元素投与**にも配慮が必要である．特に**ビタミンB1（MEMO⑤参照）はアルコール多飲者をはじめとした低栄養患者に欠乏しやすく，衝心脚気やWernicke脳症など重篤な病態となりうる**ので，早期からの投与を心がける[4]．具体的には，まずアリナミン®F 100 mgを静注し，維持量として50〜100 mg/日を数日間継続する．

MEMO ④ refeeding syndrome[7]

慢性低栄養状態に対して急速な栄養投与を行った際に生じる代謝異常で致死的となりうる病態．急速なグルコース投与に伴ってグルコースとP，K，Mgなどが水分とともに急速に細胞内に取り込まれることによって生じる．その結果低リン血症，低カリウム血症，低マグネシウム血症，高血糖などを呈し，なかでも低リン，低カリウム血症が最も危険であり，ヘモグロビンの酸素運搬能の低下からクエン酸回路（TCA）回路の機能不全をきたし，心不全，さらには心停止に陥ることもある．

MEMO ⑤ ビタミンB1欠乏[8]

ビタミンB1はピルビン酸の酸化的脱炭酸反応によりアセチルCoAへの変換にあずかり糖質やアミノ酸代謝に関与するほか，グルタミン酸の代謝にも必要とされる．ビタミンB1欠乏症の急性疾患に衝心脚気，Wernicke脳症があり，衝心脚気では全身倦怠感，四肢の知覚異常，動悸，低血圧，代謝性アシドーシスなどが認められ，Wernicke脳症では意識障害，眼球運動障害，失調性歩行などが認められる．

❸原因疾患の検索

脱水症と同じく，輸液は応急処置であって根本的治療ではない．必ず輸液療法と並行して，低栄養状態に至らしめた原因疾患に対する根本的な治療を行う．低栄養に陥る機序としては，①食事摂取の不足，②栄養の吸収障害，③代謝の亢進，④栄養素の体外への喪失などがあり，どの要素が原因なのかを探求する．

なお，典型的な低栄養の型として**marasumsu**（MEMO⑥参照）と**kwashiorkor**（MEMO

⑦参照）が有名であるが，実際には両者の混合型の **marasmic kwashiorkor** が多い[9]．

> **MEMO ⑥ marasmus（マラスムス）**[9]
> 糖質，タンパク質，脂質すべてが不足している状態．飢餓，経口摂取不能，神経性食思不振症などに認められる．骨格筋や貯蔵脂肪が崩壊し著しい体重減少が特徴．

> **MEMO ⑦ kwashiorkor（クワシオルコル）**[9]
> エネルギーは相対的に保たれているが，タンパク質が著しく欠乏している状態．蛋白摂取不足，侵襲による代謝亢進状態の患者に認められる．低タンパクからの浮腫が著明であり，腹水と脂肪肝のために腹部が膨隆する．

❹ 低栄養の補正が重要な疾患

・神経性食思不振症[4]

摂食障害患者は特に重症例では経口摂取が不能なために経静脈，経管栄養療法が必要となる．経静脈，経管栄養いずれの方法でも治療開始初期には **refeeding syndrome** に細心の注意が必要である．まず，脱水の補正と1日400 kcal程度の栄養補給からはじめて，P，K，Mgなどを日々確認しながら適宜補充して，3〜4日おきに投与カロリーを100〜200 kcalずつ増加させ，最終的には月に3〜4 kgの体重増加を目標とする．

One More Experience

神経性食思不振症の具体例

症 例： 39歳女性，既往に10代からの摂食障害があった．某日，自宅で意識障害に陥っているところを母親に発見され救急搬送され，意識レベルはJCS Ⅲ-200，血圧100/40 mmHg，脈拍数42/分，下顎呼吸6回/分，体温34.4℃，全身るい痩が著明だった．直ちに気管管理を開始し，著明な脱水に対して細胞外液を中心とした加温輸液を滴下し全身加温を開始した．低血糖，高アンモニア血症はなく，尿トライエージ®陰性，頭部CTも異常なく，意識障害の原因は不明であったが，脱水，加温，ビタミンB1投与により徐々に意識の回復が認められ，翌日にはほぼ清明となった．
当初腎前性腎不全のため，高カリウム血症（K 5.3 mEq/L），高リン血症（P 5.9 mg/dL）を認めた．投与カロリーを300 kcalから開始して慎重に増量させたにもかかわらず，脱水の補正とともにK，Pは急速に低下し連日補充を要した．
幸い多臓器障害に陥ることはなく，第9病日に身体的後遺症なく精神科病院へ転院となった．

本症例のピットフォール：このような症例では，初診時は腎不全合併のために高カリウム血症，高リン血症でも，脱水補正とともに経過中必ず低カリウム血症，低リン血症となる．さらに，refeeding syndromeによって低カリウム，低リン血症が急速に進むときわめて危険な病態となるので，緻密な検査データのフォローとともに，先を見越した電解質組成輸液を投与しなければならない．

文献・参考図書

1）「標準救急医学」(日本救急医学会 監)，医学書院，2009
   ↑救急外来，集中治療に関するわかりやすい教科書．

2）田口茂正：IVC径．「ICU実践ハンドブック」(清水敬樹 編)，120-124，羊土社，2009
   ↑研修医をターゲットに書かれた読みやすい本だが，エッセンスが凝縮されている．

3）「治療に活かす！栄養療法のはじめの一歩」(清水健一郎 著)，羊土社，2011
   ↑後回しにしがちな栄養について，非常に噛み砕いた形で書かれた本だが，中身は充実，実際の診療に役立つこと間違いなし．

4）「新しい診断と治療のABC 47 摂食障害」(切池信夫 編)，154-162，最新医学社，2007

5）厚生労働省医薬食品局血液対策課：血液製剤の使用指針，平成17年9月 (平成21年2月一部改訂)，http://www.mhlw.go.jp/stf/shingi/2r9852000001dj72-att/2r9852000001djhl.pdf

6）Finfer, S., et al.：A comparison of albumin and saline for fluid resuscitation in the intensive care unit. N Engl J Med, 350：2247-2256, 2004

7）大村健二：Refeeding syndrome. 栄養―評価と治療，26：412-413，2009

8）静脈・経腸栄養．日本臨床 59（増刊号5），日本臨床社，2001

9）「コメディカルのための静脈経腸栄養ハンドブック」(日本静脈経腸栄養学会 編)，南江堂，2010
   ↑静脈栄養に関するガイドライン的なもの．

第2章 主要疾患の輸液管理の実際

急性心不全・心原性ショック

酒井哲郎

Point

- 急性心不全では十分な酸素化が治療の出発点である
- **クリニカルシナリオ**は初期の病態の把握と初期治療のメルクマールとして注目されている
- 輸液療法の主体は，血圧の保たれている例では**血管拡張薬**と**利尿薬**で治療を行い，ショック例など血圧の低下している症例では**強心薬**や**血管収縮薬**が必要となる
- 病態の変化，治療薬への反応を経時的に評価して，的確に治療薬の増量・変更などを考慮しなければいけない

■ はじめに

　高齢化社会に伴い急性心不全は徐々に増加してきており，東京都CCUネットワークの報告では近年は急性心筋梗塞を上回る数となっている[1]．また，その病態には肺・腎などの臓器関連や貧血などの他の症候も大きく関与している．それゆえ，病態を素早く，的確に判断し，有効な初期治療を行うことが重要である．
　本項では急性心不全および心原性ショック患者に，どのような方針で初期治療を行うかを輸液を中心に解説する．

1 初期の病態把握

　心電図・経皮的酸素飽和度のモニタリング，バイタルサインの測定は救急外来入室後直ちに，できれば救急車内から行われるべきである．救急外来に入室後は病歴を（家族，可能であれば本人から）手短に・要領よく聴取し，身体所見をとり，静脈ラインの確保（細胞外液の投与）とともに血液データと動脈血ガス分析も速やかに行い，12誘導心電図，さらに胸部X線，心臓超音波検査を行うという通常の手順が病態を把握し，治療を開始するために非常に重要であることはいうまでもない．
　一方，急性心不全ではできるだけ早く治療を開始することが予後を改善することも確認され

おり[2]，それとともに心不全の原疾患に対する治療も必要となってくる．特に急性冠症候群（ACS）は速やかに診断し，早期の再灌流につなげることが非常に重要である．

2 まず十分な酸素投与を

急性心不全患者の多くは呼吸困難を主訴として来院する．東京都CCUネットワークの解析でも主訴の85％は呼吸困難である[3]．来院した患者にはまず鼻カニューレやフェースマスクで2〜6 L/分の酸素投与を開始し，$SaO_2 > 95 \sim 98\%$（$PaO_2 > 80$ mmHg）を維持するように管理する．それでもPaO_2が80 mmHg未満，あるいは$PaCO_2$が50 mmHg以上の場合や，頻呼吸，努力性呼吸などの改善が認められなければNIPPV（non-invasive positive pressure ventilation：非侵襲的陽圧換気）を開始する．それでも呼吸不全が改善しない場合は人工呼吸管理とする[4]．

> **MEMO 1　高CO_2血症にも要注意！**
>
> 多くの患者は搬入時に酸素投与がなされているが，このとき高CO_2血症を見逃さないために経皮的酸素飽和度だけではなく，血液ガスをすぐに測定することが重要である．

3 急性心不全の病態把握

❶ クリニカルシナリオ（CS）

2008年にMebazzaらは近年の大規模臨床試験の結果をふまえて，急性心不全患者の初期の病態把握と治療方針の決定の指針としてクリニカルシナリオ（clinical scenario：CS）を提唱した（表1）[5]．その後CSは救急現場で急速に広まり，多くの救急医，循環器医に用いられている．

CSの大きな特徴は初回接触時の収縮期血圧に基づき病態を分類し（CS1〜3），初期の治療指針を示しているところにあり，簡便で迅速な患者の層別化と治療の開始を可能にしている．

1）CS1

接触時の収縮期血圧が高い（> 140 mmHg）群であり，典型的にはいわゆる電撃型肺水腫で来院する．急激に発症する呼吸困難が主症状で，肺うっ血は高度だが，治療に対する反応はよく，多くは治療開始から3〜6時間後には呼吸困難が改善するとされている．

2）CS2

収縮期血圧が100〜140 mmHgの群であり，CS1に比べ緩徐に発症し，肺うっ血より全身の浮腫が優位である．慢性腎症候群や貧血などの臓器障害が合併することが多く，治療への反応はCS1より悪いが，多くは治療開始から48時間以内に呼吸困難は改善する．

表1　クリニカルシナリオによる心不全の分類（文献5を参考に作成）

	頻度	特徴	治療
CS1 SBP ＞140 mmHg	48%	・急速に進行 ・広範な肺うっ血，全身浮腫は軽度 ・血圧の上昇に伴う流入圧の上昇が特徴 ・EF（駆出率）は保たれていることが多い ・他のCSに比べ虚血性心疾患が少なく，Cr高値が多い ・治療開始後3～6時間で呼吸困難は改善	・NIPPV ・硝酸薬 ・利尿薬は通常必要ない
CS2 SBP 100～140 mmHg	42%	・緩徐な進行（days or week） ・肺うっ血より全身の浮腫が優位 ・慢性的な流入圧の上昇，静脈圧の上昇 ・臓器障害の合併（腎・肝機能障害，貧血，低アルブミン） ・治療開始後48時間以内に呼吸困難は改善することが多い	・NIPPV ・硝酸薬 ・ループ利尿薬
CS3 SBP ＜100 mmHg	8%	・急速または緩徐に進行 ・低灌流の徴候が優位 ・体うっ血，肺うっ血ともに少ない ・明らかな低灌流，心原性ショックとそれ以外に分けられる ・多くは終末期のうっ血性心不全に進行	・容量負荷（過度の液体貯留がなければ） ・改善なければ強心薬，Swan-Ganzカテーテルの挿入 ・血圧低下，低灌流続く場合は血管収縮薬を考慮
CS4 ACS	ACSの 25%	・ACSに伴う急性心不全 ・エビデンスが豊富	・ACSの治療（再灌流療法） ・SBPによりCS1～3の治療を併用
CS5 右室不全	?	・右心不全 ・肺高血圧症または右室梗塞により発症 ・急速または徐々に進行 ・通常肺うっ血は認めない	・肺動脈圧是正のための薬物療法 ・インターベンション

SBP：収縮期血圧，ACS：急性冠症候群

3）CS3

CS3は収縮期血圧100 mmHg以下の低血圧を示す群で，心原性ショックも含まれ，CS1～3のなかでは最も重症であると考えられる．組織の低灌流が病態の主体で，肺水腫は一般的に軽度であるが，全身浮腫が認められることが多い．

4）CS4

急性冠症候群（ACS）に伴う急性心不全である．
再灌流療法がまず考慮されるべきで，心不全に対する薬物療法は収縮期血圧によりCS1～3の治療を併用することになる．

5）CS5

肺高血圧症や右室梗塞に伴う右心不全に起因する急性心不全群で，通常肺うっ血は認めない．
急性肺血栓塞栓症の場合は早期の血栓溶解療法が主体となり，右室梗塞ではまず輸液負荷〔通

常細胞外液型の輸液を肺動脈楔入圧（PCWP）が10～15 mmHgとなるように負荷する〕が行われる．

❷Nohria/Stevenson分類

NohriaとStevensonが提唱した身体所見で末梢循環不全と左室拡張末期圧の上昇の有無を推定する分類法である（図1，表2）[6]．これは見てわかるように**Forrester分類**（図2）[7] に対応しているが，身体所見のみで分類できるため，早期に治療が開始できることが利点なる．治療方針としてはwetでは血管拡張薬や利尿薬を，coldでは強心薬を考慮する．

図1 Nohria/Stevenson分類（文献6を参考に作成）

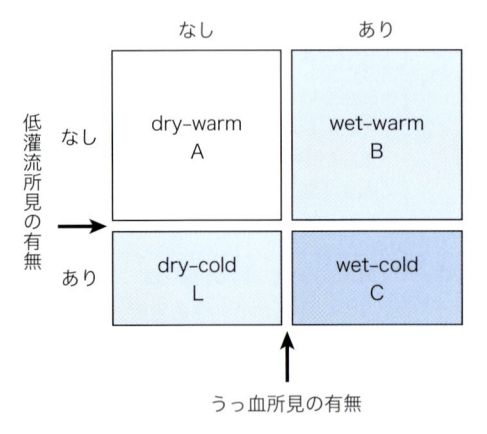

（縦軸：低灌流所見の有無／横軸：うっ血所見の有無）

	うっ血所見なし	うっ血所見あり
低灌流所見なし	dry-warm A	wet-warm B
低灌流所見あり	dry-cold L	wet-cold C

表2　Nohria/Stevenson分類のうっ血所見と低灌流所見（文献6を参考に作成）

うっ血所見	低灌流所見
起座呼吸	小さい脈圧
頸静脈圧の上昇	四肢冷感
浮腫	傾眠傾向
腹水	低ナトリウム血症
肝頸静脈逆流	腎機能悪化

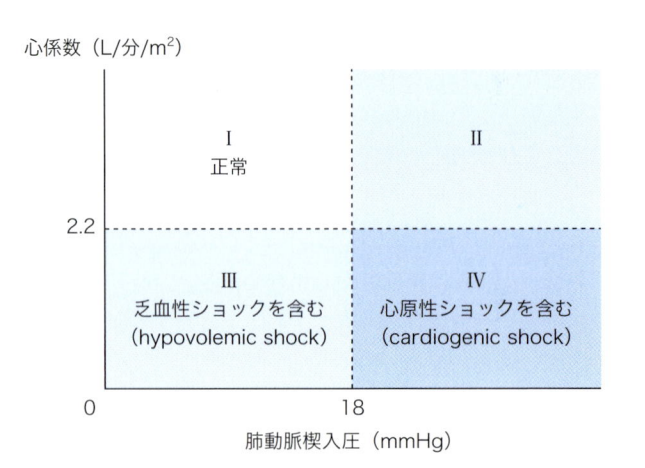

図2　Forrester分類（文献7を参考に作成）

心係数（L/分/m^2）を縦軸，肺動脈楔入圧（mmHg）を横軸とし，境界は心係数2.2，肺動脈楔入圧18．
- I：正常
- II
- III：乏血性ショックを含む（hypovolemic shock）
- IV：心原性ショックを含む（cardiogenic shock）

MEMO 2　Swan-Ganzカテーテル挿入の是非

Forrester分類を用いて治療するためにはSwan-Ganzカテーテル（SG）を挿入する必要があり，また軽症心不全においてはSG挿入下の治療の優越性は示されておらず，すべての心不全に盲目的にSGを挿入すべきでないことはガイドラインにも示されている[4]．しかし，心不全管理において低心拍出を正確に評価する方法としてSGに勝るものはなく，心原性ショックや心拍出量を正確に判断して強心薬投与・減量などの治療の指針としたい場合には積極的に挿入すべきである．

MEMO 3　HFPEFとHFREF

心収縮力の低下が心不全の重要な要素であることは疑いがない．一方，左室駆出率（LVEF）が保たれている心不全患者を経験することも多い．HFPEF（heart failure with preserved ejection fraction）は急性心不全の約50%を占め，入院時血圧が高く，高齢で女性が多いという傾向がある[8]が長期予後では両者に差はない[9]．HFREF（heart failure with reduced ejection fraction）に関してはACE阻害薬やβ遮断薬によって長期予後は改善してきているが，HFPEFに関しては改善していない[10]．今後の研究によってHFPEFに有効な治療法が確立されることが期待される．

4　血圧が保たれた急性心不全の輸液と治療

血圧が保たれた心不全はCS1，CS2に相当し，Nohria/Stevenson分類ではwet and warmにあてはまる例が多い．薬物治療の方針は，血管拡張薬・利尿薬が主体となる．

❶硝酸薬

CS1の症例であれば，静脈ラインをとる前にでもニトログリセリンのスプレーを噴霧すべきである．実際，この投与で速やかに呼吸困難が改善する例も少なくない．舌下錠でもよいが，口腔内の乾燥があることなどよりスプレーの方が良いと考えられる．また，血圧が急激に低下する症例があることを念頭に置き，血圧の測定は頻回に行うべきである．一回の噴霧で効果がない場合は，3〜5分の間隔を置いて，さらに数回投与してもよい．静脈内投与をする場合は0.2 μg/kg/分で開始し，1 μg/kg/分を目安に漸増する．

硝酸イソソルビドはニトログリセリンと比べ血圧低下作用は弱く，また耐性発現も遅い[11]ので，血圧を下げすぎずに前負荷の軽減をはかりたい場合や治療に時間がかかる場合に適している．1.5〜8 mg/時で投与する．

❷その他の血管拡張薬

ニコランジルは特に虚血性心疾患が原因となっている場合に考慮する．冠血管拡張作用のほかに，静脈・動脈系ともに拡張する作用もあるが血圧低下は硝酸薬ほどではない．投与は高血

圧患者であれば0.2 mgを5分間でボーラス投与し，その後0.2 mg/kg/時程度で持続投与とする．血圧が低値であればボーラス投与は行わない．

著明な高血圧を伴う急性肺水腫にはカルシウム拮抗薬（ニカルジピンなど）の投与も推奨されている[4]．0.5〜2 μg/kg/分で投与する．

❸ 利尿薬

CS2の症例には良い適応である．CS1の症例でも硝酸薬でうっ血の改善が得られなければ使用すべきである[4]．ループ利尿薬にはプロスタグランジンの放出に伴う肺静脈拡張作用があり，静注後数分の利尿効果発現前に症状が改善することがある．一般的には初回投与としてフロセミド10〜20 mgを静注することが多い．持続投与を行う場合には，2〜5 mg/時で行う．

Pros & Cons 賛成論 反対論

❖ フロセミドはボーラス投与か持続投与か？

フロセミドは交感神経の活性化やレニン-アンギオテンシン系の亢進[12]による臓器障害を進行させる可能性があり，またGFR（糸球体濾過量）を低下させる[13]ことも指摘されている．この作用は持続投与の方が低いとされているが，現段階では持続投与の優位性を示すエビデンスは確立されていない．しかし持続投与に変更し，利尿が得られる症例もあり，実際には最初の1〜2回はボーラスで投与し，その反応が悪いようであれば持続投与を考慮してもよいと思われる．

❹ カルペリチド

カルペリチドは心房性ナトリウム利尿ペプチド（ANP）であるが，利尿作用のほかに，動静脈拡張作用，RAA系（レニン-アンギオテンシン-アルドステロン）抑制作用，交感神経亢進抑制作用による臓器保護作用をもった薬剤[4]で，また急性心筋梗塞の梗塞サイズ抑制と左室リモデリングの抑制作用も報告されている[14]．使用の際は血圧の低下に注意する必要があり，右室梗塞や肺塞栓のように左室の前負荷が減少している例には禁忌となっているが，心不全全般に使用しやすい薬剤であり，最近の日本の検討では約70％の急性心不全症例に使用されている[15]．投与量としては0.0125〜0.025 μg/kg/分より開始し，血圧をみながら0.2 μg/kg/分程度までの範囲で増減する．

5 血圧が低めの急性心不全に対する輸液と治療

心原性ショックを含む，血圧が低めの心不全はCS3の症例にあたり，Nohria/Stevenson分類ではcoldにあてはまることが多い．輸液療法の主な目的は組織の低灌流の改善で，強心薬や血管収縮薬（主にカテコラミンまたはホスホジエステラーゼ：PDE阻害薬）を使用することになるが，血行動態を維持できない場合は大動脈バルーンパンピング（intraaortic balloon pumping：IABP），PCPS（percutaneous cardiopulmonary support）の使用を考慮する．さらに症例によっては左心補助装置（left ventricular assist system：LVAS）を考慮する．

❶ ドブタミン（DOB）

β_1 受容体選択性が高く，陽性変力作用をもち，さらに 5 μg/kg/ 分以下の低用量では軽度の血管拡張作用を有している．また心拍数の上昇や末梢血管抵抗の上昇も比較的軽度であり，強心薬の基本薬として投与されることが多い．

使用量としては 0.5 ～ 2 μg/kg/ 分から開始し，適宜増減する．昇圧作用自体はそれほど強くないので，血圧が上昇しない場合，最大容量である 20 μg/kg/ 分まで上げるよりは，他の強心薬との併用の方が効果がある．

❷ ドパミン（DOA）

ドパミン受容体や α_1 受容体，β_1 受容体など各種受容体を活性化し，効果を発現する．低容量（2 μg/kg/ 分以下）では利尿効果を，中等量（2 ～ 10 μg/kg/ 分）では陽性変力作用と血管収縮作用，高容量（10 ～ 20 μg/kg/ 分）ではさらなる血管収縮作用による昇圧効果を示す．

❸ ノルアドレナリン（NA）

強力な α_1 刺激作用が主体の薬剤で，末梢血管を収縮させ血圧を上昇させるため，心原性ショック時に使用される．末梢血管の収縮は後負荷の増大をもたらすため，低血圧の改善以外の目的には使用されない．心原性ショックにおいては高容量ドパミンよりも予後がよいとの報告もある[16]．

❹ PDE 阻害薬

細胞内の cAMP を増やすことにより強心作用と血管拡張作用を示す．強心作用は β 受容体を介さないので，β 遮断薬内服患者の急性心不全にも効果があり，DOB との併用も有効である．日本循環器学会のガイドラインでは「経験的に DOB を 1.5 μg/kg/ 分から開始し 3 μg/kg/ 分まで，PDE 阻害薬のミルリノンを 0.125 μg/kg/ 分から開始し 0.5 μg/kg/ 分までの範囲で併用する」[4] と記載されている．注意点としては高容量で血圧低下をきたすことがあり，低容量から開始すること，ACS による心不全や腎機能障害例では血行動態の急激な変化と不整脈の出現頻度が高くなるため注意が必要である．

One More Experience

急性心不全の具体例

症例 1

72 歳女性．高血圧のため近医で投薬を受けていた．夜間に急激な呼吸困難が出現し起座呼吸の状態で救急車で搬送された．来院時呼吸数 28/ 分，血圧 164/92 mmHg，心拍数 112/ 分，両肺野全体で湿性ラ音を聴取．心尖部には収縮期雑音を認めた．病歴，診察所見より急性心不全と診断．

リザーバーマスクでの酸素投与に変更し，ニトログリセリンのスプレーの噴霧を行なった．2回目の噴霧のあたりで呼吸状態は安定し，SpO_2は85％から98％に回復した．胸部X線では両肺野に著明なうっ血を認め急性肺水腫の状態であった．その後血圧は104/64と低下傾向を示したため硝酸薬の点滴は行わず，フロセミド40 mgを静注しCCUに入院．心臓超音波検査では高度な僧房弁逆流が認められた．

典型的な急性肺水腫の症例である．対応は酸素投与と硝酸薬が中心であるが，マスクでの酸素投与で改善が得られなければ，NIPPVさらには気管挿管を行う．硝酸薬の使用や呼吸状態の改善に伴い血圧が低下する症例もあるので，血圧の変動には注意が必要である．

症例2

86歳女性．陳旧性心筋梗塞による慢性心不全（左室駆出率25％）で通院中．最近食欲不振，全身倦怠感が強くなり，本日傾眠傾向が出てきたため救急受診．受診時血圧86/52 mmHg，心拍数88/分・整，呼吸数12/分，SpO_2 92％．四肢の浮腫が認められ，血清クレアチニンは2.0 mg/dLと上昇していた．胸部X線では心拡大と両肺野のうっ血を認めた．慢性心不全の増悪と判断し，マスクによる酸素投与（5L/分）を行い，血圧が低めであるためDOA 3 μg/kg/分，さらにDOB 3 μg/kg/分の投与を開始．血圧はその後100/48に上昇し意識レベルは改善傾向を示した．さらにフロセミドを40 mg静注し，心保護効果も期待してカルペリチド0.0125 μg/kg/分も開始した．

慢性心不全の増悪例では，本例のように血圧が比較的低値で全身の浮腫もある症例も多い．昇圧目的で本例ではDOAを使用しているが，NAの投与でもよいと思われる．投与量は血圧の反応をみながら随時変更する．尿量の把握も重要で，フロセミドの反応がよくない場合には，持続投与に変更してみるなどの対応も念頭に入れておく．

急性心不全は患者の病態と薬剤の特性を考えながら薬剤を使用し，次の手段をどうするかを考えながら治療することが重要である．また不整脈にも常に留意しなければならない．治療開始当初は1〜2時間で効果を判定し，増量・併用・変更が必要かを考える．さらに薬物治療に抵抗性の場合は機械的補助循環や透析（CHDF：持続的血液濾過透析，HD：血液透析法）またはECUM（体外限外濾過法）の導入時期を遅らせないように判断することも重要である．

文献・参考図書

1) Takayama, M., et al. : Current state of emergency cardiovascular care requiring CCU admIssion in Tokyo metropolitan district: from Tokyo CCU Network annual survey. Circ J, 73（suppl I）: 203, 2009

2) Adams, K. F., et al. : Characteristics and outcome of patients hospitalized foe heart failure in the United States: rationate, design, anf preliminary observations from the first 100,000 cases in the Acute Decompensated Heart Failure National Registry (ADHERE). Am Heart J, 149 : 209-216, 2005
↑アメリカで行われた心不全に対する187,565例のレジストリー.

3) Sakai, T., et al. : In Hospital Outcome in Patients with Acute Heart Failure in Japan: Analysis Using Database of Tokyo CCU Network. Circ J, 73（suppl I）: 207, 2009

4)「急性心不全治療ガイドライン（2006年改訂版）」（日本循環器学会 編）、http://www.j-circ.or.jp/guideline/pdf/JCS2006_maruyama_h.pdf

5) Mebazza, A., et al.：Practical recommendations for prehospital and early in-hospital management of apatients presenting with acute heart failure syndromes. Crit Care Med, 36：S129-139, 2008
↑クリニカルシナリオを提唱した論文.

6) Nohria, A., et al.：Clinical assessment identifies hemodynamic profiles that predict outcomes in patients admitted with heart failure. J AM Coll Cardiol, 41：1797-1804, 2003
↑Nohria/Stevenson 分類を提唱した論文.

7) Forrester, J. S., et al.：Medical therapy of acute myocardial infarction by application of hemodynamic subsets. N Engl J Med, 295：1356-1362, 1976
↑Forrester 分類を提唱した論文.

8) Yancy, C. W., et al.：Clinical presentation, management, and in-hospital outcomes of patients admitted with acute decompensated heart failure with preserved systolic function: a report from the Acute Decompensated Heart Failure National Registry (ADHERE) Database. J Am Coll Cardiol, 47：76-84, 2006
↑41,267の心不全症例のレジストリー.

9) Fonarow, G. C., et al.：Characteristics, treatments, and outcomes of patients with preserved systolic function hospitalized for heart failure: a report from the OPTIMIZE-HF Registry. J Am Coll Cardiol, 50：768-777, 2007
↑HFPEFとHFREFの臨床的特徴を検討した論文.

10) Owan, T. E., et al.：Trends in Prevalence and Outcome of Heart Failure with Preserved Ejection Fraction. N Engl J Med, 355：251-259, 2006

11) Dupuis, J., et al.：Tolerance to intravenous nitroglycerin in patients with congestive heart failure: role of increased intravascular volume, neurohumoral activation and lack of prevention with N-acetylcysteine. J Am Coll Ccardiol, 16：923-931, 1990

12) Felker, G. M., et al.：Heart Failure Clinical Research Network Investigators. Loop diuretics in acute decompensated heart failure: necessary? Evil? A necessary evil? Circ Heart Fail, 2: 56-62, 2009

13) Gottlieb, S. S., et al.：BG9719 (CVT-124), an A1 adenosine receptor antagonist, protects against the decline in renal function observed with diuretic therapy. Circlation, 105：1348-1353, 2002

14) Kitakaze, M., et al.：Human atrial natriuretic peptide and nicorandil as adjuncts to reperfusion treatment for acute myocardial infarction (J-WIND): two randomised trials. Lancet, 370：1483-1493, 2007

15) Sato, N., et al.：Acute decompensated heart failure syndromes1 (ATTEND) registry. A prospective observational multicenter cohort study: Rationale, design, and preliminary data. Am Heart J, 159：949-955, 2010

16) De Backer, D., et al.：Comparison of dopamine and norepinephrine in the treatment of shock. N Engl J Med, 362：779-789, 2010

第2章 主要疾患の輸液管理の実際

3 高血糖と低血糖

古谷良輔

Point

- 低血糖は緊急，高血糖はDKAとHHSは緊急，それ以外は準緊急として対応する
- DKAとHHSはオーバーラップすることも多い．治療の3本柱は①脱水の補正，②インスリン投与と電解質補正による血糖および代謝状態の改善，③高血糖惹起因子の同定と治療である
- DKAとHHSの脱水補正は過剰輸液による心不全，肺水腫，不均衡症候群による脳浮腫に注意．脱水補正を急ぎすぎないこと
- 低血糖の症状は多彩で"何でもあり"．疑わなければ確定診断不可能な病態である

■ はじめに

　救急患者を診察する際には，バイタルサインの測定と同様のレベルで血糖値の測定もぜひ行ってほしい．腹部症状等を主訴とする軽症のDKA（diabetic ketoacidosis，糖尿病性ケトアシドーシス）は高血糖に気づかなければ見過ごされやすい病態であり，また低血糖症は血糖値を測定しなければ診断と対応が不可能である．
　本項では，高血糖・低血糖緊急症例への初期輸液や電解質・血糖管理などを中心に解説する．

1 測定した血糖値に応じた初期方針

　表1に血糖値と症状，それに対する初期アプローチ一覧を示す．低血糖は持続すると不可逆的な脳障害を引き起こすので，緊急に対処する必要がある．高血糖の症例でDKAあるいはHHS（hyperglycemic hyperosmolar state，高血糖性高浸透圧状態）の疑いがあれば速やかに治療を開始する．DKAとHHSがなければ無症候性高血糖は緊急で無理に治療する必要はない．
　なお，HHSは従来，非ケトン性高浸透圧性昏睡（HONK：hyperosmolar non-ketotic coma）とよばれてきた．しかし，昏睡に陥るのは25％程度の症例であることから[1]，昏睡という名称を排除し現在はHHSという呼称になっている．

表1 血糖値と臨床症状，血糖値測定後の初期アプローチ：Overview

血糖値（mg/dL）	臨床症状	初期アプローチ
250以上	覚醒〜昏睡まで不定	DKA/HHSのチェック DKA/HHSなら 緊急に治療開始
200〜250	無症状〜さまざま	糖尿病・内服薬剤のチェック 無症候性なら経過観察
60〜200	無症状	不要（経過観察）
60以下	発汗・不安・動悸・空腹感・振戦	緊急に治療開始
45〜50以下	不穏・錯乱〜傾眠	
30以下	意識障害・痙攣・昏睡	

表2 DKAとHHSの診断基準（文献2, 3を参考に作成）

	DKA 軽症	DKA 中等症	DKA 重症	HHS
血糖（mg/dL）	＞250	＞250	＞250	＞600
動脈血pH	7.25〜7.30	7.00〜7.24	＜7.00	＞7.30
動脈血HCO_3^-	15〜18	10〜15	＜10	＞15
アニオン・ギャップ	＞10	＞12	＞12	不定
血清浸透圧（mOsm）	不定	不定	不定	＞320
血清ケトン体	陽性	陽性	陽性	陰性〜少量
尿ケトン体	陽性	陽性	陽性	陰性〜少量
意識状態	覚醒	覚醒/傾眠	昏迷/昏睡	昏迷/昏睡

2 高血糖症へのアプローチ

血糖値が250 mg/dL以上であれば，DKAとHHSに代表される高血糖緊急症（hyperglycemic crises）の可能性があるため，通常の採血（血算，生化学検査等）の他に，動脈血液ガス検査と血中あるいは尿中ケトン体検査を行い，診断と鑑別を行う．そのうえでDKAやHHSと判明すれば速やかに治療を開始する．この2者以外の高血糖は，HbA1Cの値で糖尿病の可能性のチェックを行い，感染・外傷等のストレスがないこと，および高血糖を起こしうる薬剤の内服がないかどうかを確認する程度に留め，無理に治療を急ぐ必要はない．

表2にアメリカ糖尿病学会（ADA）のDKA・HHSの診断基準を[2)3)]，表3にDKAとHHSの背景や臨床症状等の比較を示す．

表3　DKAとHHSの背景因子や臨床症状の比較

	DKA	HHS
典型的な背景因子	Ⅰ型糖尿病・若年者 インスリンの絶対的不足	Ⅱ型糖尿病・高齢者 インスリンは相対的に不足 脱水が主体 感染症合併が多い
初回発症or糖尿病の既往なし	20〜30％	50％
発症様式の時間経過	比較的急速 （数時間〜数日）	緩徐 （数日〜数週）
痙攣・昏睡・神経学的巣症状	少数	しばしば
腹部症状（腹痛・嘔気・嘔吐）	50％	まれ

MEMO ❶ DKAか？HHSか？

DKAとHHSの両者は異なった病態ではあるが，はっきり鑑別できる症例は意外に少なく，3割程度の症例では両者合併して混合型を呈する．また，DKA症例の約50％は腹痛，嘔気，嘔吐などの腹部症状を伴う．

MEMO ❷ DKA/HHSと糖尿病

DKA症例の20〜30％は初発かつ緩徐発症の症例であり，HHS症例では50％の症例で糖尿病治療の既往歴がない．すなわち未治療の糖尿病症例が含まれている[4]．

MEMO ❸ ペットボトル症候群とは？

Ⅱ型糖尿病でも感染症や外傷，外科手術等でインスリン需要が急激に増大したときやインスリン抵抗性が増大した際にはDKAを発症しうる．その代表格は若年肥満者が清涼飲料水やジュースなどを日常的に多飲したときに起こるDKA，別名ペットボトル症候群である．

3 DKA・HHSの治療方針

DKAとHHSで治療法には基本的に共通点が多く，ポイントは十分な輸液による脱水の補正，インスリン投与と電解質補正による血糖および代謝状態の改善，高血糖惹起因子の同定と治療である．表4にDKA・HHSにおける水分・電解質の不足量を示す．

DKA・HHSの治療アルゴリズムはADAによるものが有名であるが，具体的な治療戦略をイメージするには，参考文献5の「3I's & DKAアプローチ」が非常に簡潔で理解しやすいため，それに沿い以下に実際の治療戦略を示す（表5）．

表4　DKA・HHS症例における水分・電解質不足量（文献2より引用）

	DKA	HHS
Total water（L）	6	9〜12
Water（mL/kg）	100	100〜200
Na^+（mEq/kg）	7〜10	5〜13
Cl^-（mEq/kg）	3〜5	5〜15
K^+（mEq/kg）	3〜5	4〜6
PO_4（mmol/kg）	5〜7	3〜7
Mg^{2+}（mEq/kg）	1〜2	1〜2

表5　DKA・HHS治療のポイント（文献2，5を参考に作成）

Do 3I's（3つのIを行う）		Monitor DKA（DKAをモニターする）	
① IV	十分な輸液	Dextrotest	血糖
② Insulin	インスリン	K	カリウム
③ Insulin deficiency / Infection or Inflammation / Infarction / Intoxication /Iatrogenesis?　原因検索		Asidosis & Anion gap	アシドーシス

4　DKA・HHSの実際の治療戦略[5]

❶IV：十分な輸液

1）最初は末梢静脈路より最初の1時間で1,000 mLの輸液を開始するのが基本である．これは通常の末梢静脈点滴セットを全開にした際の輸液速度にほぼ相当する．しかし，治療中は輸液量が急速・大量となること，インスリン，K，昇圧薬等の投与もあること，さらに輸液量を決める目安としてCVP（中心静脈圧）を測れる利点もあることから，早急に複数の注入ポートをもつ中心静脈ラインを確保することが望ましい．

2）開始輸液：生理食塩水
- 基本輸液速度：1,000 mL/最初の1時間→500 mL/時（2〜4時間）→250 mL/時（5〜8時間）→125 mL/時（9時間以降）
- ショックがあれば：1,000〜2,000 mL/最初の1時間（20〜40 mL/kg/時）の負荷で輸液を行う．この際には，血漿増量薬を併用することもある
- 高齢者で心合併症が不明であれば，最初から500 mL/時程度の輸液が無難である．また，心，肺，腎などに合併症のある症例での輸液速度は200〜300 mL/時にとどめる
- 最初の4時間における輸液総量は50 mL/kg未満とし，肺水腫，心不全を回避しつつ投与する

> **MEMO ❹ 開始輸液はなぜ生理食塩水？**
> 血管内容量を補正し，急激な浸透圧降下（脳浮腫を起こす危険がある）を避けるために，最初の輸液内容としては生理食塩水が適している．

3）輸液開始4時間後に補正Na濃度を測定：補正Na＝実測Na＋［(血糖－100)/100］×1.65
　・補正Na≧146 mEq/L：1/2～2/3生理食塩水に変更，250～500 mL/時で維持
　・補正Na＜146 mEq/L：生理食塩水で輸液続行
4）血糖が250～300 mg/dLになったら，5～10％ブドウ糖を含む2/3生理食塩水
　　あるいは開始液（ソリタ®T1など）に変更
　・ブドウ糖は5～25 g/時の速度で輸液，投与インスリンは半量にする
　・血糖値を150～250 mg/dLの範囲内に維持する．血糖値を急激に下げすぎない（後述）
5）脱水補正時間
　・DKA：維持量に加えて1/2脱水量を8時間で，残り1/2を16時間で補正する
　・HHS：DKA患者に比べ，脳浮腫を起こしやすい．したがって維持量に加えて1/2脱水量を12～24時間で，残り1/2を24～36時間で補正する

Pros & Cons 賛成論 反対論

❖ 開始輸液変更のタイミング
・生理食塩水から1/2生理食塩水に切り替えるタイミングは決まっていない．血糖，電解質，浸透圧，pHなどがあまりに早く補正されると，異常状態に適応した組織（特に脳組織）は急激には新しい環境に適応できず，両者間の均衡が破綻して脳浮腫を生じることがある．そのため輸液開始後3～4時間後に臨床症状や検査結果をみて補正の速度を調節する．
・いわゆる1/2生理食塩水，2/3生理食塩水はそのままの形では市販されていない．1/2生理食塩水は蒸留水955 mL＋10％NaCl 45 mLを混合して作成する．また2/3生理食塩水は生理食塩水1,000 mLと蒸留水500 mLを混合する．

❷Insulin：レギュラーインスリンを使用

> ・最低1～2L程度の生理食塩水を輸液してからインスリン投与を開始する
> ・Kの値をチェックせずにインスリン投与を開始しないこと
> ・K＜3.3 mEq/Lならインスリンよりも K補正を優先すること

・インスリンの投与方法
　1）DKAなら最初6～12 U（0.1～0.2 U/kg）のインスリンを静注
　　HHSの治療の主体は脱水補正のため，HHSならインスリンの静注は不要
　　続いて，インスリン（ヒューマリン®R）50 U＋生理食塩水49.5 mLを作成，0.1 U/kg/時

の速度で持続点滴開始

2）1時間後に血糖降下が75〜120 mg/dLの範囲なら順調．投与速度変更なし

血糖が1時間ごとに50〜75 mg/dLよりも下がらなければ，インスリン投与量を倍増する

3）DKAでは，血糖値が250 mg/dL以下になったらインスリンの注入速度を半減する

また，DKAでは，HCO_3^-濃度が正常化し，アニオン・ギャップが小さくなり，血液および尿が持続的にケトン体陰性となるまでインスリンの投与を続ける

4）HHSでは，血糖値が300 mg/dL以下となったらスライディング・スケールによる皮下注射に移行する

MEMO 5　ペットボトル症候群におけるインスリン投与量

ペットボトル症候群によるDKAは，もともとインスリン抵抗性の素因があり，大量にインスリンを分泌して何とか血糖値を保っていたものが，インスリンの分泌障害と抵抗性の増大（ブドウ糖毒性）によりケトアシドーシスにまで至ったものである．したがって治療には大量のインスリン投与を必要とし，1日200U以上のインスリンを要することもある．

❸ モニター：最低18〜24時間行う

1）Dextrotest：血糖値
- 1時間ごとにチェック
- 血糖が250〜300 mg/dLになったら5〜10％ブドウ糖を5〜25 g/時の速度で点滴
- ケトーシスの早期改善には十分のブドウ糖が必要であるが，持続した極度の高血糖に引き続く急激な血糖低下・正常化によって脳浮腫が発生する危険がある
- DKA：ケトーシスが消失するまでインスリンを投与しつつ血糖値を150〜200 mg/dLの範囲内に維持
- HHS：脳浮腫の予防のため，血糖値ははじめの24時間は250 mg/dL以下にしない

2）K：カリウム
- 血清Kの是正に最も慎重を要するため，1〜2時間ごとにチェック
- Kは細胞外に移行し，かつ体外に多くを喪失している（表4）．最初は高カリウム血症にみえるが，インスリン使用により急激に低カリウム血症になる．→重篤な不整脈発生の危険あり．ECGモニター必須
- K＜3.3 mEq/L：インスリン使用前にK＞3.3 mEq/Lとなるまで，20〜30 mEq/時の速度でK補充
- 3.3＜K＜5.3 mEq/L：10〜30 mEq/時の速度でK補充．4＜K＜5 mEq/Lを維持する．K補給の際にはリン酸2カリウムの形で補給することも考慮する
- K＞5.3 mEq/L：輸液にKは加えない．Kは2時間後再検査

3）Acidosis & Anion gap：アシドーシスとアニオン・ギャップ
- 2時間ごとに血液ガス（静脈血でも良い）でpH，アニオン・ギャップを，また同時に血

中および尿ケトン体をチェックする．血中ケトン体（β-ヒドロキシ酪酸）の測定が推奨されている（本ページのOne More Experienceを参照）
- アシドーシスの補正は原則として行わない．pHは輸液とインスリン投与によりコントロールされるはずである
- pH＜7.0の場合，50〜100 mEq程度の炭酸水素ナトリウム（メイロン®）を投与することもあるが，このような場合（特にアシドーシスの程度がケトーシスの程度だけでは説明できない場合）は乳酸アシドーシスの合併が疑われ，重炭酸ナトリウム投与とともに有効な組織循環を保つことが重要である

❹ Insulin deficiency / Infection or Inflamation / Infarction / Intoxication /Iatrogenesis？：原因検索と支持療法

- 感染症，膵炎，胆嚢炎，脳血管障害，急性心筋梗塞，肺血栓塞栓症，腎不全，アルコール，薬剤などの原因検索を行う
- 感染症の存在が疑われれば積極的に抗菌薬の投与をする
- 血栓症予防：血液濃縮により血栓ができやすい状態にある．血栓塞栓予防のため，1日5,000〜10,000 Uのヘパリンを持続静注する

One More Experience

ケトン体が減らない…？

25歳，体重105 kgの男性．いわゆるペットボトル症候群で意識障害を伴うDKAとなりICUに入室中．輸液と大量インスリン投与により血糖値は低下し，循環動態もアシドーシスも改善．ICU研修医Aはインスリン離脱を図るべく何度も尿ケトン体定性試験を行うが試験紙は陽性のままで，むしろ色濃くなっている…．

＜ケトン体の評価について＞

尿試験紙よるニトロプルシッド法では，酢酸とアセトンのみを測定しており，DKAの主体であるβ-ヒドロキシ酪酸（β-OHB）を測定していない．治療によりβ-OHBが酢酸に変化すると，尿ケトン体試験紙は偽陽性となってしまう．したがってケトン体は血中β-OHBを測定するのが望ましい．血中β-OHBは，最近は簡易測定器で測定可能である．

5 低血糖症へのアプローチ[6)7)]

❶ 低血糖の定義

低血糖の定義としては通常血糖値60 mg/dL未満とされる（表1）．ただし，低血糖症状の有無は必ずしも血糖値によらず，60 mg/dL以上でも生じることがあり，また60 mg/dL未満でも自覚されないこともある．意識障害患者に対しては必ず低血糖を疑って全症例血糖値を測定するべきである．

症状と診断：低血糖症状は「何でもあり」である．

- 交感神経症状＝警戒警報（アラーム機構）：動悸・頻脈，ふるえ（振戦），不安感，発汗（冷汗），空腹感，しびれ感，悪心・嘔吐
- 中枢神経症状＝中枢神経系機能低下：不穏，めまい，頭痛，疲労感，目のかすみ，複視，行動異常，性格変化，錯乱，低体温，意識障害，けいれん，昏睡，麻痺
- 低血糖症の診断は基本的にWhippleの3徴（Whipple's triad），すなわち，①低血糖として矛盾しない症状の存在，②有症状時に低血糖値，③血糖値の上昇に伴い低血糖症状が消失によってなされる

❷ 治 療

- 低血糖昏睡が5時間以上持続すると不可逆性の脳障害を起こすといわれるが，数分間でも器質的脳障害が起こりうる
- 50％ブドウ糖40 mLを静注し（その後10％ブドウ糖液の持続点滴を行う），アルコール依存症の可能性のある低血糖症例では50％ブドウ糖静注の前にビタミンB1製剤100 mgを静注する
- 静注10分後に血糖値を再検し，血糖値が100 mg/dLを超えるまでくり返す

One More Experience

帰宅？ それとも入院？

　糖尿病でアマリール®5 mg内服中の84歳男性．4日前より嘔吐，下痢あり．本日早朝不穏状態となったため救急要請となった．救急外来での血糖値は35 mg/dLであったため研修医Bは50％ブドウ糖40 mLを静注し点滴を行ったところ，すぐに普段通りの状態に戻ったので帰宅させた．ところが6時間後，再び救急車で来院．意識レベルはJCS 30，嘔吐痕と胸部聴診で湿性ラ音が認められた．血糖値は40 mg/dLであり，胸部X線写真では浸潤影が認められた．

　本症例はSU剤（アマリール®）による遷延性低血糖とそれに伴う誤嚥性肺炎である．SU剤使用下では食欲がなくなるとゆっくりと血糖が低下し，自覚症状が乏しいまま低血糖昏睡になりやすい．高齢者・腎機能障害・多量飲酒後・SU剤投与中の患者の低血糖に関しては，基本的に入院治療とし，特にSU剤内服者はSU剤の効果が切れるまでの十分な経過観察が必要である．なお，本症例の2回目の来院時の採血結果では，Cr＝1.4 mg/dL，eGFR＝35.5 mL/min1.73 m^{2}で，CKD Stage3であった．

MEMO 6　低血糖診断のピットフォール–その①

　低血糖症状は通常の閾値をはずれて生じることもあるので注意を要する．血糖降下薬の内服またはインスリン注射を行っている糖尿病患者の場合，血糖値がいわゆる低血糖のレベルにならなくても，比較的急激に血糖値が下降するような状況では低血糖症状（交感神経症状）が生じ，逆に緩徐に血糖値が低下する場合には交感神経症状が生じにくい．

MEMO 7　低血糖診断のピットフォール−その②

　また，低血糖発作をくり返す（特に長期にわたりインスリン療法を行っている1型糖尿病）ケースでは，低血糖となっても交感神経症状を伴うことなしに突然意識障害を生じることがあり（無自覚性低血糖），注意が必要である．なお高血圧や狭心症などに用いられるβ遮断薬は，その性質上，交感神経症状を抑えるために低血糖が自覚されにくいことにも留意する．

文献

1) Yared, Z. & Chiasson, J. L.：Keto-acidosis and the hyperosmolar hyperglycemic state in adult diabetic patients, diagnosis and treatment. Minerva Media, 94：409, 2003

2) Kitabchi, A. E., et al.：Hyperglycemic crises in adult patients with diabetes：a concensus statement from American Diabetes Association. Diabetes Care, 26：2739-2748, 2006
    ↑DKA・HHSに対するアメリカ糖尿病学会のガイドライン．病態と治療をより深く理解できる．

3) American Diabetes Association：Kitabchi, A. E., et al.：Hyperglycemic crises in diabetes. Diabetes Care, 27（suppl1）：S94-S102, 2004
    ↑アメリカ糖尿病学会の治療のフローシートあり．有用．

4) Kitabchi, A. E., et al.：Management of hyperglycemic crises in patients with diabetes mellitus (Techinical Review). Diabetes Care, 24：131-153, 2001

5) 林　寛之：Step Beyond Resident 第98回：甘いのはお好き？ Part3 ～ DKA（Diabetic KetoAcidosis）と HHS（Hyperglycemic Hyperosmolar State）～. レジデントノート. 12：1437-1345, 2010
    ↑DKA・HHSに対する治療戦略が具体的で非常にわかりやすい．ただし，このページは研修医は読んではいけないことになっている．

6) Service, F. J, & Cryer, P. E.：Overview of hypoglycemia in adults. Up To Date 14.1, 2011

7) Cryer, P. E., et al.：Evaluation and management of adult hypoglycemic disorders：an Endocrine Society Clinical Practice Guideline. J Clin Endocrinol Metab, 94：709-728, 2009
    ↑6) 7) ともに低血糖に関するさまざまな事柄が非常に詳しく書かれている．

第2章 主要疾患の輸液管理の実際

4 脳血管障害

本間正人

Point

- 気道（A），呼吸（B），循環（C）の管理が重要で，まず選択する輸液療法は細胞外液（生理食塩水，乳酸リンゲル，酢酸リンゲル）である
- 多用な病態を背景として電解質異常を合併することが多い．特に低ナトリウム血症はSIADHとCSWSでは治療法が異なるため鑑別が重要である
- 脳血管障害でみられる各病態の個別の治療法についての知識も必要である

■ はじめに

　脳血管障害は表1のように分類され，さまざまな病態が含まれる．高血圧や心疾患など基礎疾患を合併していることも少なくない．したがって，輸液管理は病態や既往歴，合併症に応じて個々に調整すべきである．本項では，診断が確定した後の脳血管障害に共通する輸液療法を中心に述べる．さらに，脳血管障害で遭遇する電解質異常と個別の治療法（脳梗塞急性期とくも膜下出血にみられる遅発性脳血管攣縮）に言及する．

1 脳血管障害における輸液管理の目的

　救急患者における輸液管理の目的は，①循環血液量を適切に管理し循環を維持すること，②高血圧や低血圧の治療，気管挿管のための鎮静など緊急薬品の投与ルートを確保すること，③頭蓋内圧亢進，脳浮腫，脳血管攣縮，痙攣など頭蓋内病変の治療を行うこと，④栄養投与や電解質の調整を行うことである．

2 循環管理の重要性

　脳出血やくも膜下出血，脳梗塞により脳組織にダメージが生じる．これは，発症と同時に生じ一次的脳損傷とよばれる．一方，発症から時間を経て生じる脳浮腫や頭蓋内圧亢進・脳ヘル

表1　脳血管障害の分類（文献1より引用）

一過性脳虚血発作（TIA：transient ischemic attack）		
脳卒中（stroke）	脳出血	被殻出血 視床出血 皮質下出血 小脳出血 脳幹出血 その他
	くも膜下出血	内頸動脈-後交通動脈分岐部動脈瘤 中大脳動脈分岐部動脈瘤 前交通動脈分岐部動脈瘤 椎骨-脳底動脈系動脈瘤 解離性動脈瘤 その他
	脳動静脈奇形	
	脳梗塞	アテローム血栓性梗塞 心原性脳塞栓 ラクナ梗塞 血行力学的脳梗塞 その他
血管性痴呆		
高血圧性脳症		

ニアなど二次的な因子によるダメージを二次的脳損傷とよぶ．一次的脳損傷は治療により回復させることは難しいが，二次的脳損傷は適切な治療により回避・軽減することができる．二次的脳損傷の多くの原因は，気道（A）や呼吸（B）の異常に伴う低酸素血症，高二酸化炭素血症，循環（C）の異常に伴う低血圧であり発症早期からの循環管理はきわめて重要である．さらに，高体温，高血糖・低血糖，電解質異常など環境・代謝の因子により二次的脳損傷が生じるためこれらの管理も重要となる．

　脳血管障害患者にまず選択する輸液療法は細胞外液である生理食塩水，乳酸リンゲル，酢酸リンゲルである．これらの輸液は，急速な輸液を行っても高血糖，高カリウム血症とならず，浸透圧が細胞外液と等張であるため脳浮腫となりにくく，循環血液量の維持に優れているためである．

3　血圧のコントロール

　循環管理として高血圧の治療指針（表2）を示す．降圧薬の投与は限定的である．一方，収縮期血圧90 mmHg以下の低血圧は先に述べたように二次的脳損傷の原因となるため直ちに治療を開始する．第一選択は細胞外液の急速輸液である．脳浮腫の進行を危惧して輸液を控えることは誤りである．脳浮腫は輸液よりも低血圧による脳虚血により生じるからである．急速輸液でも血圧の上昇が得られない場合は塩酸ドパミンあるいはノルアドレナリンの持続投与を行う．

表2　高血圧の管理（文献2を参考に作成）

> ①脳卒中発症直後の高血圧に対する管理は，高血圧性脳症，クモ膜下出血が強く疑われる場合以外は病型診断が確定してから行ってよい．また降圧薬を使用する前に，痛み，嘔気，膀胱の充満などにより血圧が上昇しているのではないかを検討すべきである．一方，著しい低血圧（ショック）は輸液，昇圧薬などで速やかに是正すべきである
> ②脳梗塞急性期では，収縮期血圧＞220 mmHgまたは拡張期血圧＞120 mmHgの高血圧が持続する場合や，大動脈解離・急性心筋梗塞・心不全・腎不全などを合併している場合に限り，慎重な降圧療法が推奨される
> ③血栓溶解療法を予定する患者では，収縮期血圧＞185 mmHgまたは拡張期血圧＞110 mmHg以上の場合に，静脈投与による降圧療法が推奨される

4　電解質のコントロール

❶低カリウム血症

　脳血管障害急性期では，内因性カテコラミンの作用により細胞外から細胞内にKがシフトし低カリウム血症をきたしやすい．さらに，高血糖に対するインスリンの使用時や浸透圧利尿薬の投与を行った場合は低カリウム血症を生じやすい．低体温療法導入時には，尿量の増加と細胞内へのKのシフトのため低カリウム血症を認める．

❷高ナトリウム血症

　脳血管障害患者では，意識障害や口渇の障害により飲水行動が制限されやすい．さらに，浸透圧利尿薬の使用により血管内の水分が不足すると相対的に高ナトリウム血症をきたす．さらに，視床下部―下垂体系から抗利尿ホルモンの分泌が障害されると尿崩症をきたし高ナトリウム血症を認める．尿崩症は特に予後不良な重篤な脳血管障害患者において認められ，低張尿（尿比重1.010以下）と多尿（3,000 mL/日以上）が特徴である．治療はデスモプレシン・スプレーの鼻腔内噴霧，重症例では合成バソプレシン（ピトレシン®）の持続静注を行う．

> **One More Experience**
>
> **電解質異常の原因は？**
>
> **症　例**：20歳女性．自宅でけいれんの後，意識障害を起こし，心肺停止状態のところを発見される．救急隊員がBLSを実施しつつ来院し，心肺停止から約1時間後に心拍再開し低体温療法（直腸温33℃）を実施．CTでは直径1cmの出血（AVM）であった．来院時Na 142 mEq/L，K 3.5 mEq/L．体温の低下とともに尿量の増加（300 mL/時），低張尿（尿比重1.003），心拍数の増加（130/分）を認めた．入院12時間後の採血で血清Na 160 mEq/L，K 2.5 mEq/L．
>
> **診断・治療**：低体温療法導入に伴う尿量の増加と細胞内へのカリウムのシフトに加え，中枢性尿崩症の合併と診断した．細胞外液の急速輸液，Kの補充，ピトレシン®の持続静脈投与により軽快した．脳血管障害の集中治療では複数の因子が電解質異常の原因であることがあり病態の理解が不可欠である．

表3 SIADHとCSWSの鑑別 (文献3より引用)

	SIADH	CSWS
循環血液量	↑ or →	↓
Naバランス	→	↓
水分バランス	↑ or →	↓
脱水の症状・所見	なし	あり
CVP	↑ or →	↓
血漿浸透圧	↓	↓
ヘマトクリット	↑ or →	→
血清BUN/Cr	↓	↑ or →
尿中Na	↑	↑↑
尿量	↑	↑↑
治療	水分制限 高張食塩水 デモサイクリン フロセミド	生理食塩水 高張食塩水 フルドロコルチゾン
病態	ADHの分泌過多	ANP, BNP, CNPの分泌過多

❸ 低ナトリウム血症

　脳血管障害の患者において低ナトリウム血症は最も頻度の高い電解質異常といわれている．低ナトリウム血症の原因として抗利尿ホルモン不適合分泌症候群（syndrome of inappropriate secretion of ADH：以下，SIADH）と脳性塩類喪失症候群（cerebral salt wasting sydrome：以下，CSWS）があげられる．両者の治療法は異なるため，鑑別が重要となる（表3）．
　低ナトリウム血症の補正の際には，橋中心髄鞘崩壊（central pontine myelinolysis）を防止するために1日の血清Na濃度上昇は10 mEq/L以下とする．

1）SIADH

　SIADHはADHの分泌異常のため，腎集合管で水の再吸収が増加し，血管内の水分が過剰となり相対的に低ナトリウム血症となる病態である．脱水の症状，所見に乏しい点が特徴である．脳血管障害，脳・髄膜炎，外傷などの頭蓋内病変，悪性腫瘍，肺疾患，薬剤性などで認められる（表4）．低ナトリウム血症の原因は水分過多であるため水分制限，利尿が治療法となる．

2）CSWS

　CSWSはANP，BNP，CNPなどナトリウム利尿ペプチド（MEMO①参照）の過剰により生じるとされる病態で，腎でのNaと水分の排泄が増加し低ナトリウム血症を生じる．脱水所見や症状を有している点が特徴である．脳血管障害，脳髄膜炎，外傷など頭蓋内病変で認める．低ナトリウム血症の原因はNa排泄であり，SIADHと異なり脱水を伴っているためNaと水分の補充を行う．

表4 バゾプレシン分泌過剰症（SIADH）の原因（文献4より引用）

1．中枢神経系疾患	髄膜炎 外傷 くも膜下出血 脳腫瘍 脳梗塞・脳出血 Guillain-Barré症候群 脳炎
2．肺疾患	肺炎 肺腫瘍（バゾプレシン異所性産生腫瘍を除く） 肺結核 肺アスペルギルス症 気管支喘息 陽圧呼吸
3．バゾプレシン異所性産生腫瘍	肺小細胞癌 膵癌
4．薬剤	ビンクリスチン クロフィブレート カルバマゼピン アミトリプチン イミプラミン

> **MEMO ❶ ナトリウム利尿ペプチド**
>
> 心房性ナトリウム利尿ペプチド：atrial natriuretic peptide（ANP）
> 脳性ナトリウム利尿ペプチド　：brain natriuretic peptide（BNP）
> C型ナトリウム利尿ペプチド　：c-type natriuretic peptide（CNP）
>
> は，心臓や血管，体液量の恒常性維持に重要な役割を担うナトリウム利尿ペプチドである．ANPは主として心房で，BNPは主として心室で合成され，心臓から全身へ分泌される．CNPは神経ペプチドとして中枢神経系にも存在するほか，血管内皮細胞や単球・マクロファージでもその発現が確認され，血管壁に作用するといわれている

5 脳血管障害における特殊病態の治療

❶クモ膜下出血における遅発性脳血管攣縮

　遅発性脳血管攣縮は，クモ膜下出血後第4～14病日に発生する脳主幹動脈の可逆的狭窄である．遅発性脳血管攣縮に対する輸液療法として循環血液量増加（hypervolemia）・血液希釈（hemodilution）・人為的高血圧（hypertension）を組合わせた治療法（triple H療法）の有用性が報告されている[5]．循環血液量増加としては細胞外液に加え，低分子デキストランやアルブミン製剤などの膠質液が，人為的高血圧としてはドパミン，ドブタミンのカテコラミンが用

いられる．心機能や腎機能が悪い患者，特に高齢者では心不全，肺水腫といった好ましくない合併症をきたす危険がある．遅発性脳血管攣縮に対する治療としては，脳室ドレナージや脳槽ドレナージを留置して脳槽内血腫の早期除去を図るとともに，薬物療法として塩酸ファスジル（エリル® 1回30 mgを1日2～3回30分かけて点滴静注，14日間），オザグレルナトリウム（キサンボン® 80 mgを24時間持続静注，14日間）の全身投与が行われる．

❷ 脳梗塞急性期の治療

遺伝子組換え組織プラスミノゲンアクチベータ（rt-PA，アルテプラーゼ：アクチバシン®，グルトパ®）の静脈内投与は発症から3時間以内に治療可能な脳梗塞で慎重に適応判断された患者に対して強く推奨される．具体的には，CTにて出血性病変や低吸収域の出現を否定した後，確認事項（発症時刻，治療開始予定時刻，症状の急速改善例の除外，軽症例の除外），NIHSSスコアー，禁忌・慎重投与項目の検討，インフォームドコンセントを迅速に進める．投与方法は0.6 mg/kg（34.8万国際単位/kg）（最大60 mg）の10％を1～2分で，残りの90％を60分かけて静注投与する．

また，血圧のコントロールの目標を収縮期血圧160 mmHgとし，収縮期血圧＞180 mmHgまたは拡張期血圧＞105 mmHg以上の場合に，降圧薬の静脈投与による積極的な降圧療法が推奨される．ヘパリン・ワーファリン・アルガトロバン・オザグレルナトリウム・その他の抗血小板剤の投与は，アルテプラーゼ投与中・投与終了後24時間は行わない．オザグレルナトリウム（カタクロット®）160 mg/日の点滴投与は，急性期（発症5日以内）の脳血栓症（心原性脳塞栓症を除く脳梗塞）患者の治療法として推奨される．血漿増量薬を用いた血液希釈療法は，脳梗塞急性期の治療として行うことを考慮してもよいが，十分な科学的根拠はない．頭蓋内圧亢進を伴う大きな脳梗塞に対してグリセロールの静脈内投与は脳浮腫を改善し，脳血流量を増加させ，脳代謝を改善させ救命に有効である．

Pros & Cons 賛成論 反対論

❖ 急性期脳梗塞において膠質液を血漿増量薬として用いた血液希釈療法は有効か？

脳梗塞の病変の進行，特にペナンブラ（penumbra）での病変の進行を防ぐことが重要である．理論的にはヘマトクリット値を30～35％にすると理想的な脳血流ならびに酸素供給量を得られるといわれている．臨床的には古くから膠質液（デキストラン）を用いた血液希釈療法の効果について検討されてきたが有効性は証明できなかった．Kollerらは，RCT（無作為化比較試験）にて検討した結果，血液希釈療法群で3カ月後の神経学的転帰の改善を認めたと報告している[6]．アルブミン投与の効果に関して現在Phase III研究が進行中である（ALIAS-part2）[7]．

文献・参考図書

1) 三宅康史：脳血管障害，レジデントノート増刊「輸液療法パーフェクト」（飯野靖彦 編），pp.174-180，羊土社，2009
   ↑臨床の視点でわかりやすく説明されています．

2) 「脳卒中治療ガイドライン2009」，（脳卒中合同ガイドライン2009委員会），http://www.jsts.gr.jp/jss08.html
   ↑日本における脳卒中診療の標準ガイドライン．

3) Cerdà-Esteve, M., et al.：Cerebral salt wasting syndrome: Review. European Journal of Internal Medicine, 19：249-254, 2008
   ↑CSWSのレビュー．

4) 「バゾプレシン分泌過剰症（SIADH）の診断と治療の手引き（平成21年度改訂）」，日本内分泌学会，2009
   ↑日本のSIADH診断基準です．

5) Dankbaar, J. W., et al.：Effect of different components of triple-H therapy on cerebral perfusion in patients with aneurysmal subarachnoid haemorrhage: a systematic review. Crit Care, 14：R23, 2010
   ↑くも膜下出血の遅発性血管攣縮に対する3H療法の最新のレビュー．

6) Koller, M., et al.：Adjusted hypervolemic hemodilution in acute ischemic stroke: Stroke, 21：1429-1434, 1990
   ↑脳梗塞に対する血液希釈療法（デキストラン）の有効性の検討．

7) Ginsberg, M. D., et al.：The albumin in acute stroke (ALIAS) multicenter clinical trial: safety analysis of part 1 and rationale and design of part 2. Stroke, 42：119-127, 2011
   ↑脳梗塞に対する血液希釈療法（大量アルブミン）の有効性の検討．

第2章 主要疾患の輸液管理の実際

5 腎不全（急性＆慢性）

関井 肇

Point

- 初療室ではK量と輸液量に注意する
- 腎不全患者は　1：腎前性，2：腎性，3：腎後性に鑑別する
- 緊急透析の適応があるか検討する

■はじめに

腎障害があっても初期輸液の考え方は大きく変わらない．腎臓は尿を生成し体の水分量と電解質などの溶媒を調節しているため，腎不全時は血管内ボリュームの評価と電解質（特にK値）に注意して輸液を選択する．

1 初療時にどの輸液を選択するか？

まず，血管内ボリュームの評価を行い，足りなければ細胞外液を選択する．その際に血清K値をチェックして高値（または正常）であればリンゲル液ではなくKフリーの生理食塩水を選択．血管内ボリュームが足りていれば維持輸液を選択し，点滴スピードは最小限とする．

❶血管内ボリュームの評価

脱水を示唆する病歴やIVC（下大静脈）径，JVP（頸静脈圧），さらに血行動態モニタリング機器を使用してCVP（中心静脈圧），PCWP（肺動脈楔入圧），SVV（1回拍出量変化率）などを参考に血管内脱水があるかどうかを評価する．

　　血管内脱水あり→細胞外液
　　血管内脱水なし→維持輸液

❷血清K値をチェック

・高値/正常直→Kフリーの輸液を選択

・低値（3 mEq/L未満）→K入りの輸液を選択
・40 mEq程度投与した時点でデータを再検査する

MEMO ❶ 急性腎障害の定義（RIFLE分類）

Risk（腎リスク）	GFRが25％低下，Cre値1.5倍，尿量0.5 mL/kg/時が6時間継続
Injury（腎障害）	GFRが50％低下，Cre値2倍，尿量0.5 mL/kg/時が12時間継続
Failure（腎不全）	GFRが75％低下，Cre値3倍，尿量＜0.3 mL/kg/時が24時間継続もしくは12時間無尿
Loss（腎機能喪失）	4週間以上の完全な腎機能喪失
End stage（末期）	3カ月以上の腎不全

※乏尿の定義：0.3 mL/kg/時未満（＜約400 mL/日）

MEMO ❷ 慢性腎臓病のstage分類

stage	推定GFR（mL/min/1.73 m^2）
1	90≦
2	60〜89
3	30〜59
4	15〜29
5	＜15

※透析患者は5Dと表記

2 乏尿を認めた場合，腎前性，腎性，腎後性を鑑別する

❶腎後性をまず鑑別

　通常，腹部エコーを用いて水腎症の有無を確認する．両側の水腎と膀胱の拡張を認めたら尿道の流出路狭窄が考えられるので，尿道バルーンを挿入して解除する．尿道バルーンが挿入困難な場合は膀胱瘻や腎瘻造設も考慮される．腎後性の腎不全の解除を行うと比較的速やかに利尿期に入る．この利尿期はpostobstructive diuresis（閉塞後性利尿）とよばれ，集合管上皮のアクアポリンのダウンレギュレーションによるものが考えられているが，それまでの輸液がrefillingを迎えている可能性も考えられるため，脱水に傾くまでは出るに任せておく．脱水に傾いても尿量が多い場合は尿中電解質を調べ，構成が似ている輸液製剤を尿量に負けないように投与を行う．

❷腎前性の要素の鑑別

　腎後性が否定的な場合，次は腎前性の要因がないか検討する．腎前性の要因とは腎血流量が減少する要因であり，血圧低下，脱水，出血，心不全，ネフローゼ，慢性肝疾患，腹部コンパートメント症候群，NSAIDsやACEなどの輸入細動脈の狭小化をきたす薬剤などが考えられる．
　腎臓は他の臓器と比較しても血流量の影響を受けやすい臓器であり，**尿の確保は臓器血流が**

表1 腎前性と腎性腎不全の鑑別

診断指標	腎前性	腎性
尿中Na排泄率（FENa）※1	1％未満	1％以上
腎不全指数（RFI）※2	1未満	1以上
尿比重	1.028以上	1.012以下
尿浸透圧（mOsm/kg・H$_2$O）	500以上	350以下

※1　FENa：（尿中-Na/血清-Na）/（尿中-Cre/血清-Cre）×100
※2　RFI：尿中-Na/（尿中-Cre/血清-Cre）

保たれているかを表す指標となる．腎性か腎前性腎不全の鑑別方法は表1に示す．なかでもFENa（fractional excretion of Na：尿中Na排泄率＝Naクリアランス/クレアチニンクリアランス×100）はよく用いられる．一般的にFENaが1％未満の場合は腎前性腎不全と評価されるが，腎性腎不全の初期や合併時には1％未満となることがあるなど例外も多いので単独で評価するのは危険である．

治療はまず細胞外液や膠質液で輸液負荷を行い，必要であれば昇圧を行って腎血流を確保する．一般的に臓器血流は平均血圧（mean arterial pressure）＞65〜70 mmHgの確保が望ましい．それでも尿量の確保が難しい場合はいよいよ腎性腎不全の可能性が高い．

MEMO 3　利尿薬を内服している人にFENaで腎不全の鑑別は可能か？

利尿薬を内服している状態では尿中Na排泄が多くなるので，血管内脱水（腎前性腎不全）であってもFENaが高値となってしまう．そのような場合はFENaの代わりにFEUreaで評価する．

FEUrea（％）＝尿素窒素クリアランス/クレアチニンクリアランス
　　　　　　＝（尿中-UN/血漿-UN）/（尿中-Cre/血漿-Cre）×100

35％未満は腎前性腎不全を表す（特異度・感度ともに95％以上）

❸ 腎性腎不全

腎性腎不全は腎実質の障害を意味する．腎性腎不全そのものに特異的な治療法は存在しない．急性期は腎不全が引き起こす命にかかわる状態にまず着目する．うっ血性心不全の薬物治療に関しては各項を参照．高カリウム血症の治療については本項3参照．薬物に反応しないときは緊急透析の適応である（表2）．

3　高カリウム血症の治療

高カリウム血症は致死性不整脈などを引き起こし命にかかわる．まず高カリウム血症をみたら心電図モニターを装着し12誘導心電図を施行する．心電図変化（テント状T，wideQRS，p波消失，徐脈など）がない場合は一呼吸入れてからあわてずに対処する．図に高カリウム血症の鑑別と対処を示す．

表2　緊急透析の適応

① 利尿薬にも反応せずうっ血性心不全で呼吸が保てない
② 薬剤で対処しきれない高カリウム血症
③ 呼吸で代償しきれない高度の代謝性アシドーシス（乳酸アシドーシスは除く）
④ 尿毒症の症状が出ている（脳症や肺水腫，重篤な消化器症状など）
⑤ 重篤な薬物中毒（適応となる薬物はごく限られている）

④⑤は比較的まれ

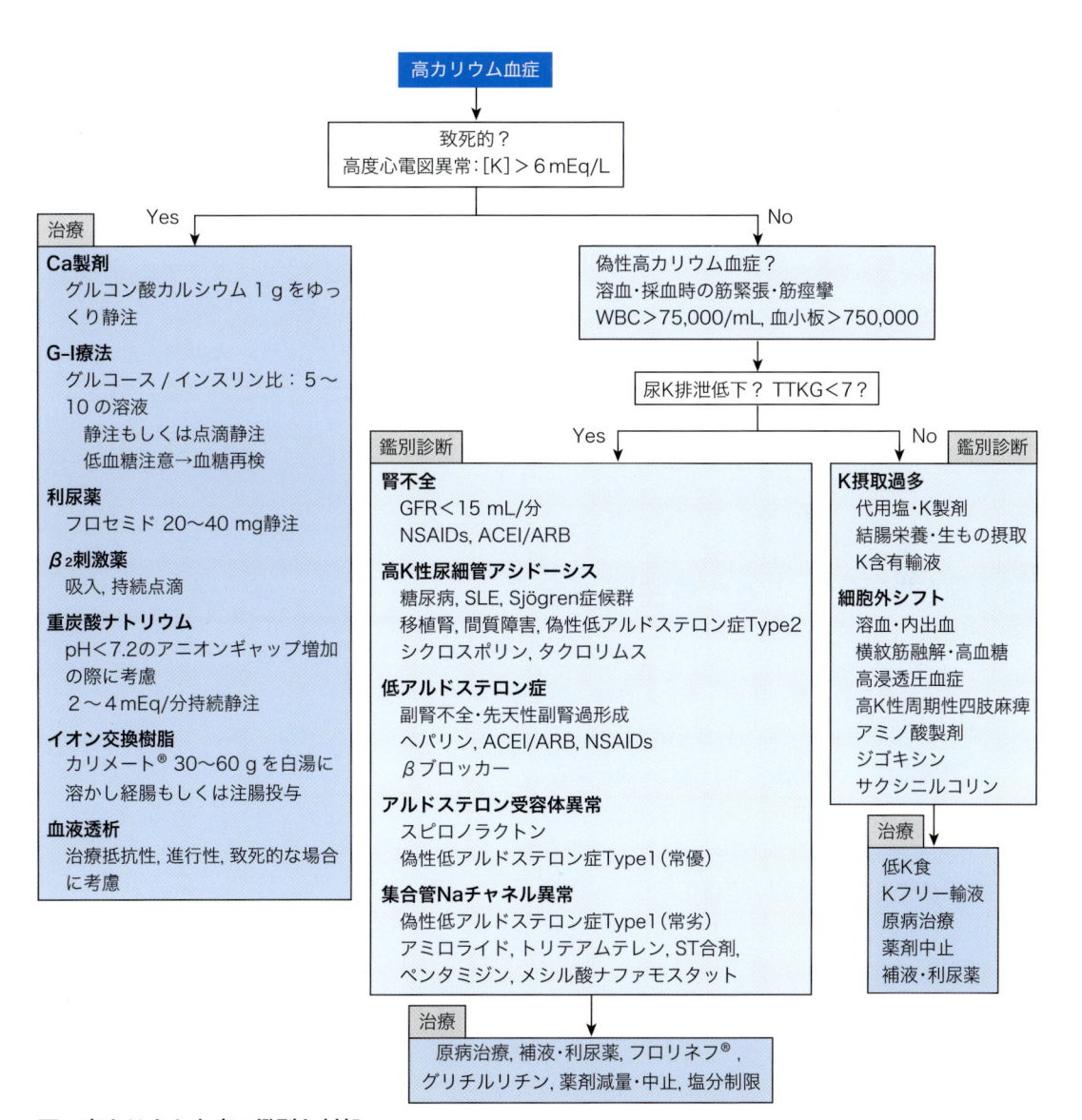

```
                    高カリウム血症
                          │
                          ▼
                    致死的？
                    高度心電図異常：[K]＞6 mEq/L
           Yes ◀────────┴────────▶ No
```

【治療】
Ca製剤
　グルコン酸カルシウム1gをゆっくり静注
G-I療法
　グルコース/インスリン比：5〜10の溶液
　　静注もしくは点滴静注
　　低血糖注意→血糖再検
利尿薬
　フロセミド20〜40 mg静注
β2刺激薬
　吸入, 持続点滴
重炭酸ナトリウム
　pH＜7.2のアニオンギャップ増加の際に考慮
　2〜4mEq/分持続静注
イオン交換樹脂
　カリメート® 30〜60 gを白湯に溶かし経腸もしくは注腸投与
血液透析
　治療抵抗性, 進行性, 致死的な場合に考慮

（No側）
偽性高カリウム血症？
溶血・採血時の筋緊張・筋痙攣
WBC＞75,000/mL, 血小板＞750,000
　　　│
　　　▼
尿K排泄低下？ TTKG＜7？
　Yes ◀────┴────▶ No

【鑑別診断（Yes側）】
腎不全
　GFR＜15 mL/分
　NSAIDs, ACEI/ARB
高K性尿細管アシドーシス
　糖尿病, SLE, Sjögren症候群
　移植腎, 間質障害, 偽性低アルドステロン症Type2
　シクロスポリン, タクロリムス
低アルドステロン症
　副腎不全・先天性副腎過形成
　ヘパリン, ACEI/ARB, NSAIDs
　βブロッカー
アルドステロン受容体異常
　スピロノラクトン
　偽性低アルドステロン症Type1（常優）
集合管Naチャネル異常
　偽性低アルドステロン症Type1（常劣）
　アミロライド, トリアムテレン, ST合剤,
　ペンタミジン, メシル酸ナファモスタット

【治療】
原病治療, 補液・利尿薬, フロリネフ®,
グリチルリチン, 薬剤減量・中止, 塩分制限

【鑑別診断（No側）】
K摂取過多
　代用塩・K製剤
　結腸栄養・生もの摂取
　K含有輸液
細胞外シフト
　溶血・内出血
　横紋筋融解・高血糖
　高浸透圧血症
　高K性周期性四肢麻痺
　アミノ酸製剤
　ジゴキシン
　サクシニルコリン

【治療】
低K食
Kフリー輸液
原病治療
薬剤中止
補液・利尿薬

図　高カリウム血症の鑑別と対処

4 初期対応後の維持輸液量の考え方

腎不全患者への維持輸液量は不感蒸泄＋便中水分量＋尿量－経口摂取量であり，血管内ボリュームが満たされても乏尿の場合，1日に必要な維持輸液量は（経口摂取をさせない場合は）500〜1,000 mL程度となる．もちろん発熱や下痢の際はさらに多くの輸液量が必要となり得る．腎不全患者は心疾患を合併していることが多く，初期輸液にしろ維持輸液にしろ輸液過剰になるとすぐに心不全となる．点滴1つでも毒となり得ることを忘れない．一方でそれを恐れて輸液不足のための腎前性腎不全を作りあげてはならない．

One More Experience

腎機能障害のある敗血症症例

50歳男性，高血圧・糖尿病性腎症の既往あり．

右下腿の発赤・腫脹，発熱，乏尿を主訴に来院．血圧も低めで，蜂窩織炎からの敗血症性ショックと診断．オーベンから「尿も出てないので輸液は入れすぎないように1,000 mL/日程度にして，抗菌薬は腎機能障害量を開始しましょう…」と言われた．

これには2つの間違いがある．1つめは尿が出ていない理由が敗血症によるショックで腎前性腎不全を合併していることに気づいていないことである．まずは血管内ボリュームを評価して満たされるところまでは細胞外液で急速輸液を行い，それでもショックを離脱できないときは昇圧薬を使用して血圧を保ち臓器灌流（腎血流量）を確保する．2つめは抗菌薬の初回投与は通常量を使用する．あくまでも腎障害は薬物のクリアランスに関わるため，少なくとも1回目投与は通常量を使用して血中濃度を上昇させ，2回目投与以降には腎機能障害量に減量して使用する．

5 急性腎不全？ or 慢性腎不全？

血清クレアチニン値単独で急性か慢性かを見分けることは困難である．

1）腎不全既往の聴取，前データとの比較，利尿薬の内服量の確認

透析患者であっても自尿の有無と量は確認しておく．

2）腹部エコーで腎の萎縮や菲薄化を評価する

萎縮や菲薄化がみられたら慢性腎不全を疑う．ただし糖尿病，アミロイドーシス，HIV，多発性骨髄腫などの腎障害では慢性でも大きさが保たれることがある．

3）正球性正色素性貧血の合併

慢性腎不全では慢性的なエリスロポエチンの不足により貧血を合併していることが多い．

4）尿量の減少

短期間での尿量の減少は急性腎不全を意味するが，非乏尿性急性腎不全も比較的稀だが存在するため，急性腎不全＝乏尿ではないことに注意する．

Pros & Cons 賛成論 反対論

❖低容量ドーパミンは役に立たない！？

　低容量ドーパミン（renaldose：1〜3ガンマ程度）は尿量増加の目的や腎保護を目的に一世代前にはよく行われていた治療である．しかし2000年にANZICStrialというRCT（無作為化比較試験）によりその有効性が否定され，現在では行われることがほとんどなくなった．筆者も研修医時代は尿が出ないときに3ガンマ程度のドーパミンをよく使用していた．感覚的には尿量が増えた印象をもっていたのだが真っ向から否定され，受け入れ難い気分がしたのを覚えている．現在は低容量ドーパミンは使用していない．確かに研修医時代と現在で腎障害への治療効果が劣った印象はない．

6 慢性腎不全患者への維持輸液をどうするか

　慢性腎不全であっても尿量が十分に保たれている保存期の患者であれば輸液量の減量は必要ない．むしろ健常者と同様に2,000 mL/日程度の尿量は保っておいた方がいい．もちろんすでに無尿の透析患者の維持輸液水分量は最小限とする（MEMO④参照）．三大栄養素の1日投与量は表3の通りである．腎不全患者では異化が亢進しており，かつ窒素が蓄積されやすいので比蛋白カロリー/窒素比（NPC/N比）を300〜500程度（通常は200前後）に設定する．電解質はKフリーでNaClを40〜60 mEq/L程度から開始することが経験上多い．CaやPやMgは適宜データをみながら足していく．なお，腎不全用の高カロリー輸液製剤も市販されている（ハイカリック®RFなど）．

```
＜投与例（体重60 kgの患者）＞
目標カロリー 1,800 kcal
 ・50％ブドウ糖600 mL（1,200 kcal）
 ・キドミン® 300 mL（腎不全用アミノ酸：総窒素量3 g，約85 kcal）
 ・イントラリピッド®20％ 250 mL（約500 kcal）
 ・10％NaCl 30 mL（Na 51 mEq）
```

表3　慢性腎不全における栄養素の1日投与量

総カロリー	25〜35 kcal/kg（浮腫のない体重で）
アミノ酸	BCAAや必須アミノ酸の比率の多い腎不全用のアミノ酸製剤（キドミン®やネオアミユー®など）を用い，NPC/N比（非蛋白カロリー/窒素比）を300〜500に設定して投与する 　NPC：非蛋白カロリー＝ブドウ糖カロリー＋脂肪カロリー 　N：窒素(g)＝蛋白質(アミノ酸)(g)/6.25
脂肪	脂肪からのエネルギーは総カロリーの20〜30％以下に抑える 必須脂肪酸欠乏予防には2〜4％で十分
ブドウ糖	末梢静脈から投与可能な濃度は12.5％程度が限度 それ以上の濃さの糖液の場合は中心静脈ラインから投与する 　12.5％ブドウ糖液：250 kcal/500 mL 　50％ブドウ糖液：1,000 kcal/500 mL

MEMO ④ 維持透析患者への配慮

　一般的には1回の血液透析を安全に行える除水量は体重の3〜5％と考えられており，平均的な日本人では2〜3Lに相当する．透析の間隔は2〜3日であるので1日1L程度の体重増加を超えないことが大切である（通常の食事には1日1L程度の水分が含まれているが，不感蒸泄や便からの排泄でほぼ相殺される．無尿の透析患者では食事以外の飲水量が体重増加分となる）．

文献・参考図書

1) 「より理解を深める！体液電解質異常と輸液 改定第3版」（柴垣有吾 著），中外医学社，2007
　↑輸液の基礎的な考え方を広い範囲で言及している良書．読むと納得．

2) Bellomo R：Low-dose dopamine in patients with early renal dysfunction:a placebo-controlled randomized trial. ANZICS clinical trials group.Lancet, 356：2139-2143, 2000
　↑低用量ドーパミンが無効であることを報告したRCT．

3) Schrier, R. W.：Renal and Electrolyte disorders. 7th ed., Lippincott-Raven, 2010
　↑英語の本で腎不全を極めたい人へ．

第2章 主要疾患の輸液管理の実際

6 重症感染症（→重症敗血症→敗血症性ショック）の輸液療法

山本武史

Point

- 感染に起因するSIRS（全身性炎症反応症候群）であることをまずは認識する
- 可能な限り短時間にEGDTを完成させる
- 感染に伴う急性循環不全の病態（特徴的な血行動態）を理解した輸液療法を行う
- 晶質液と膠質液の使用方法およびカテコラミンの投与タイミングを理解する
- 感染巣と治療経過から抗菌薬を選択し，適切な投与量と投与間隔を知る

■ はじめに

重症感染症と診断をしたら，どのように輸液を行うか？ Surviving Sepsis Campaign Guideline（以下SSCGと略す）により混沌としていた初期輸液療法のガイドラインが示された[1]．恐らく世界中の医師たちが"何となく"行っていた初期輸液療法がより確実な治療へと進化したように感じられる．しかし，ガイドラインどおりに治療が完成するわけではない．本項では実践的に初期輸液から抗菌薬の選択までを概説する．

1 SSCGの基本的な流れ

SSCGは臨床データの蓄積と評価からできたガイドラインである．基本的にはSSCGの手順で治療を進めてよい．ただし，あくまで治療する手順であるので基本病態に関してはそれとは別にきちんと理解しておく必要がある．本項は若干，記載順序がSSCGと異なることを先に断っておく．

2 敗血症の血行動態

重症感染症を発症すると敗血症性ショックへと変化し，急性循環不全から多臓器不全へと進行して死に至る．敗血症性ショックの病態で最も特徴的なのは"末梢血管拡張"による血液分

布不均衡が発生することである．

簡単に表現すると程よく膨らんで弾む風船を想像してほしい．風船を血管，空気を血液とすると，伸縮する風船（血管）に対してゴムを緩ませる何らかの作用により急激に風船の容積だけが大きくなったら…．中身の空気は容積の変化についていけず，その内圧が低下してフニャっとした風船になってしまう（膨らまして数日たった風船のように…）．もちろん，風船のゴムに穴でも開いていなければ空気（循環血漿量）を足せば増えた容積を埋めて，以前より少し大きな風船になって内圧も弾むのにちょうどよいものになる…はずである．

敗血症性ショックの基本的な病態は，さまざまな炎症性サイトカインによる高サイトカイン血症により末梢血管が急激に拡張することで末梢血管抵抗が低下し，相対的な血管容積の増加に伴い血液容量が不足することから始まる病態といえる．

3 敗血症性ショックに対する初期輸液

Early Goal-Directed Therapy（以下EGDTと略す）という方法[2]が2001年に発表され2004年の初版と2008年の改訂版のSSCGでも推奨されている[1, 3]．

本法は大量の輸液により，中心静脈圧8〜12 mmHg，平均動脈圧65 mmHg以上，尿量0.5 mL/kg/時以上，中心静脈血酸素飽和度（$ScvO_2$）70％以上または混合静脈血酸素飽和度（SvO_2）65％以上という具体的な数値目標を設定しており，この目標値を6時間以内に達成することが重要であるといわれている[2]．この目標値を確認するために敗血症性ショックの患者には中心静脈ライン，観血動脈ライン，膀胱留置バルーンカテーテル，必要に応じてSwan-Ganzカテーテルの挿入が必要となるが，換算値でcardiac output, cardiac index, SVR, SVRIが測定できるビジレオモニター（Edwards Life Sciences™製）の開発によりSwan-Ganzカテーテルの使用頻度は激減した．EGDT目標値を表1にまとめる．

4 重症感染症，敗血症性ショック時の初期輸液

具体的には晶質液を1,000〜2,000 mL/時，膠質液なら300〜1,000 mL/時で行い平均血圧65 mmHg以上を目指すことになる．すぐにモニタリングができない場合，筆者は収縮期血圧90〜100 mmHg，拡張期血圧50 mmHg以上を目標に輸液を行うことが多い．特に拡張期血圧は重要で，輸液のみで昇圧が得られない場合は拡張期血圧50 mmHg以上になるようカテコラミンを投与しながら輸液量を調節することもある．

晶質液輸液剤は何を使うかというと，基本的には細胞外液輸液を用いることが多い．筆者はラクテック®注を用いて治療することが多いが，ヴィーン®F注，ビカーボン®輸液などを用いてもよいと考えられる．費用対効果を考えると生理食塩水が安価であるが，電解質組成等から細胞外液輸液剤が使いやすい．

膠質液輸液剤は4.3〜5％濃度のアルブミン製剤を使用することが多い．膠質液は必ず投与するものではないが，経験的に晶質液のみで初期蘇生を行ったときよりも血圧の立ち上がりが早く，肺うっ血などの合併症も少なく感じるので，まず，ラクテック®注2,000 mLを1〜2

表1　EGDTの目標値：診断から6時間以内に達成する目標値

中心静脈圧	8〜12 mmHg
平均動脈圧	65 mmHg以上
尿量	0.5 mL/kg/時以上
中心静脈血酸素飽和度または混合静脈血酸素飽和度	70％以上 65％以上

晶質液の投与
細胞外液輸液
1,000〜2,000 mL/時

→

目標値
収縮期血圧　100 mmHg
拡張期血圧　50 mmHg

＋

目標値を達成できないときや，晶質液輸液の効果が不十分と判断したとき，さらに，4.3〜5％のアルブミン製剤を使用

図　重症感染症，敗血症性ショックの初期輸液

時間で輸液し，血圧をみながらEGDTの目標値もしくは収縮期血圧100 mmHg，拡張期血圧50 mmHgの目標を達しきれないと判断した場合に膠質液を追加するようにしている（図）．輸液量の上限についてはさまざまな意見があると思われるが，自身の経験から晶質液単独で蘇生を行う場合でも3,000 mLを限界値にしている．

　文献ではFinferらによると輸液による蘇生治療を要した患者6,997人を無作為，二重盲検比較試験（他施設研究）を実施した結果，アルブミン投与群（3,497人）と電解質輸液群（3,500人）において，28日以内の死亡率では両群間に差がなく，臓器不全の頻度，ICU入室日数，入院日数，人工呼吸管理期間，血液透析等の腎補助療法の期間に関しても両群間での有意差を認めなかったと報告している[4]．このことから晶質液のみで治療しても問題はないといえそうだが，筆者は晶質液と膠質液を適宜組合わせて治療しており，evidence basedとはいえないが"バランス"をとりながら治療している．

　一般的に頻用される細胞外液輸液の組成は総論1の表1（19ページ）に掲載されているので，そちらを参照してほしい．

5　カテコラミンの投与…タイミングと開始量

　前述したとおり，重症感染症の主な病態は"末梢血管拡張による後負荷の極端な低下"である．これに対して輸液を十分に行っても血圧が上昇せず，循環不全から離脱できないと判断したときにカテコラミンを投与する．そのうち，SSCGでも推奨されているのがノルアドレナリンである[3]．

　SSCGが発表される以前は開始量を0.1 μg/kg/分とすることが多かったが，現在は概ね0.2 μg/kg/分で投与を開始している．血圧をみながら適宜増減するのはいうまでもないが，ノルアドレナリン投与でも昇圧が得られない場合，ドブタミンの併用やバソプレッシンの投与（0.03単位/分）が有効であることがある[3]．

6 抗菌薬の投与…タイミングと薬剤の選択

❶ 抗菌薬投与の考え方

　　SSCGでは敗血症の診断後，1時間以内に抗菌薬を投与することが推奨されている．1時間以内となると種々のカテーテルを挿入したり，検査をしたりと忙しくしている最中である．このような状況でゆっくりと考えていては治療が遅れてしまう．では広域スペクトラムの抗菌薬を投与すればよいかといえばそういうものでもない．どのような抗菌薬を投与すればよいか？抗菌薬投与における最も重要なポイントは起因菌の推定と病状経過，既往歴などから可能性の高い菌種を推定することである．

　　抗菌薬投与の前に必ず，血液培養検査（2セットを提出），喀痰または吸引痰，中間尿またはカテーテル尿，開放創や手術創があれば創部膿または浸出液，カテーテル挿入中であればカテーテルを入れ替えて先端培養を提出し起因菌同定に努める．

　　抗菌薬の選択にあたり，市中感染か院内感染かを考える必要がある．市中感染でも耐性菌感染をする可能性があるが，一般的に耐性菌感染は院内感染で発生する．

　　グラム陽性球菌かグラム陰性桿菌かの推定も重要である．患者から採取した検体のグラム染色性を参考にして抗菌薬を選ぶ方法もある．

❷ 症例ごとの抗菌薬処方例（表2）

　　筆者の場合，市中感染の肺炎，尿路感染症，胆道系感染症が原因となっていると推定した場合，メロペネム1gを投与することが多い．また，緑膿菌が関与していないと判断した場合，広域ペニシリン＋スルバクタムナトリウム合剤3gやセフトリアキソン2gを選択することもある．

　　院内感染の場合はこれらに加えてバンコマイシン1gを追加することもある．バンコマイシン投与を開始せざるを得なかったときは必ず，薬物血中濃度を測定し薬剤部と協力しながら投与設計を立てて，トラフ値10〜15μg/mL程度の治療濃度を維持するように投与量を調整する．アミノグリコシド系，グリコペプチド系抗菌薬の投与時は基本的に濃度依存性により殺菌

表2　各種感染症と抗菌薬の選択

感染症	抗菌薬
市中感染の肺炎，尿路感染症，胆道系感染症	メロペネム1g（緑膿菌が関与が認められない場合，広域ペニシリン＋スルバクタムナトリウム合剤3g，または，セフトリアキソン2g）
院内感染	上記に加えてバンコマイシン1gを追加
髄膜炎	セフォタキシム2gまたはセフトリアキソン2g（広域ペニシリン2gを追加することもある）
MRSAの可能性が高い場合	・バンコマイシン1g/日（一般成人の場合） 　（尿量等，腎機能により0.5g/日とするか，投与間隔を隔日投与とするなどの工夫が必要） ・リネゾリド（全身状態によって） 　（高齢者の場合は代謝の低下により投与量，投与間隔ともに慎重に設定する）

力が高まるため，治療域まで抗菌薬の血中濃度を上昇させる必要がある．しかし，腎排泄される抗菌薬でもあるため尿量や腎機能の程度によって一回投与量や投与間隔を調整する必要がある．特にトラフ値の上昇はさまざまな副作用発現に影響を与えるため，これらの抗菌薬を投与する場合は投与設計を慎重に考慮するべきである．

髄膜炎を原因とする場合，セフォタキシム2gまたはセフトリアキソン2gに加え，広域ペニシリン2gを初回投与とすることもある．

転院症例などでそれまでに抗菌薬投与が行われていた場合，多剤耐性菌を十分考慮した抗菌薬の選択を行うべきである．具体的な抗菌薬の選択はそれまでの抗菌薬投与歴や培養検査結果を参考にするが，ピペラシリン＋タゾバクタムナトリウム合剤やレボフロキサシンなどの広域スペクトラムの抗菌薬を投与することもある．この選択は多剤耐性グラム陰性桿菌を考慮しての選択となる．

MRSAの存在の可能性が高い場合はバンコマイシンを第一選択とするが，全身状態によってはリネゾリドの投与も考慮する．coagrase negative staphylococcus：CNS（含む *Staphylococcus epidermidis*）など自然耐性菌も存在するため最初からバンコマイシンの投与に踏み切ることがある．

One More Experience

抗菌薬の溶解時に注意すべきこと

近年，抗菌薬と生理食塩水100 mLがバックに入ったキット製剤が増加してきている．私が臨床研修医になった頃は見かけなかったが，最近は溶解の手間を省き，不潔操作を予防する目的からキット製剤が頻用されている．

重症感染症→敗血症性ショックと進行する病態において問題となるのが，血管透過性の亢進による体液の滲出増加という病態である．血管拡張に伴う相対的な血液容量の低下をさらに助長する病態である．血管が拡張して網の目が粗くなり，水が漏れやすくなると考えるとわかりやすい．

"水漏れ病態"をできるだけ少なくする方法は総輸液量の減少に他ならず，大量に輸液を行うEGDT実施症例では，その他の輸液を少なくすることも後の合併症予防に重要なので，輸液量が増加してくるのであれば抗菌薬の溶解に用いる生理食塩水や5％ブドウ糖液のバッグを100 mLから50 mLに変更することも考慮しておくべきである．例えばある抗菌薬を1日に4回投与すると仮定すると，生理食塩水100 mLを4回と50 mLを4回とで比べると1日輸液量が200 mLの差が出てくる．全身の浮腫や肺うっ血を回避するためには余剰な輸液量を軽減することを考慮した輸液戦略を立てる必要がある．

7 抗菌薬のde-escalation

抗菌薬投与は診断から1時間以内に開始するが，変更に関して決まりはない．これは細菌検査結果の戻る時間によって左右されるからである．細菌検査を外注する病院も増加しているので確実なことはいえないが，筆者は投与開始から3日間は同一の抗菌薬を使用している．現在

勤務している病院でも概ね3日で菌種が判明することが多く，菌種を確認してから，さらに同一薬剤で治療するか，一般的な感受性を参考に抗菌薬を変更するかを判断している．変更時にはできるだけ殺菌力のある抗菌薬を狭域スペクトラムになるよう注意している．抗菌薬のMIC（最小発育阻止濃度）＜2 mg/Lで選択する場合では保険で可能な最大量（多くの抗菌薬は2～4 g/日）を投与し，MIC＜4 mg/Lで選択する場合は保険の範囲を逸脱することもあるが患者状態により6～8 g/日の投与を行うこともある．

One More Experience

G群溶連菌による敗血症

症　例：慢性心不全，泌尿器系悪性腫瘍の既往がある80歳代男性．発熱を主訴に救急搬送され，両側下腿前面に皮膚潰瘍を合併し同部分周辺に浮腫と発赤腫脹が認められた．来院時血圧80/40 mmHg，心拍数110～120/分，体温39.6℃で四肢末梢は温かい状態であった（いわゆるWarm Shock）．

皮膚潰瘍からの蜂窩織炎による敗血症性ショックと判断し，輸液療法を開始した．心機能を考慮し，初期輸液の細胞外液を1,000 mL，4.4％アルブミン製剤を1,000 mL投与してショックを離脱した．このとき，皮膚潰瘍の浸出液が緑色であり緑膿菌の存在が示唆されたためMEPMを選択した．

2日後…MEPMは効果があったが，血液培養から検出されたのはG群溶連菌であった．弱毒菌であり感受性のあったABPC/SBTへ抗菌薬を切り替えて（de-escalation）治療を行い奏功した．

病態のみでは抗菌薬の選択は難しく，感染巣の局所所見から最大公約数の治療を開始する．起炎菌は1種類とは限らず，複数想定から真の起炎菌へ治療を切り替えるイメージが重要である．

解　説：近年，高齢者のG群溶連菌による敗血症が増加している．特に"劇症型"とよばれている重症タイプがあり，A群溶連菌によるTSLS（toxic shock like syndrome）と同様の臨床経過を呈する．ショックから多臓器不全への進行が非常に速いことが特徴でありEGDTの速やかな実施が望まれるが，本例のように過剰輸液が命取りになりうる症例では注意を要する．また，G群溶連菌に対する抗菌薬はペニシリン系薬剤が用いられることが多い．難治性の場合はアミノグリコシド系薬剤の併用も勧められている．クリンダマイシンを併用した報告もある．

8 抗菌薬の中止タイミング

　抗菌薬の中止タイミングについても一言記載する．もし，CRPが正常化するまで抗菌薬を投与している方がいれば，それでは投与期間が長すぎると思われる．全身的な炎症反応にブレーキがかかるのはCRPが正常化する前の段階である．

　以前，Fournier症候群による敗血症の症例に対して連続してIL-6を測定していたことがあ

る．CRP値が4～6 mg/dLを推移しており，体温も37℃後半から下がりきっていなかった．CRPの変動がなくなった時期になっていたが，IL-6値は徐々に低下してきたため全身的には炎症反応が収束に向かっていると判断して抗菌薬を治療開始後13日目で中止した．CRPはその後も5 mg/dL前後で推移したが正常化するまでに抗菌薬の中止から約1週間程度かかっていた．IL-6は検査費用が高いため一般臨床には不向きな指標であるが，いたずらに抗菌薬が長期投与され多剤耐性菌が発生することを考えると，こういった方法で抗菌薬投与に見切りをつけることもできる．

　筆者は抗菌薬中止の指標として全身状態の安定化と同時に敗血症の原因となった臓器の改善を根拠にしている．例えば尿路感染であれば尿沈渣に細菌が認められなくなったときであるとか，肺炎であれば喀痰の性状が膿性から白色へ変化し，酸素化能が改善しているときであるとか，細菌性髄膜炎であれば細胞数が減少傾向で特に好中球が減少してきたときが抗菌薬中止の指標となりうる．もちろん各種ガイドラインに沿った治療を行うことで問題はないが，白血球数とCRPだけを指標にして治療を組み立てるのは本来的ではなく，感染巣の回復程度を評価しながら治療を組み立てるようにした方が抗菌薬の不必要な長期投与を避けることができると考えられる．

9 SSCGに記載されているその他の支持療法（直接，輸液に関わるもの）

❶血糖の管理

　SSCGに記載のある支持療法として重要なものは血糖値の管理である．血糖値を150 mg/dL以下にコントロールすることが重要であるとされている．重症感染症では強烈な炎症反応によって生体にストレスがかかり，高血糖になりやすいためインスリンを用いて低下させる．レギュラーインスリン50単位を生理食塩水に溶解し全量を50 mLに調整しておくと1 mL＝1単位のインスリン溶液にできるため持続投与でも管理しやすい．なお，持続インスリン投与中は血糖値をこまめに検査して適量を投与し，低血糖にならないよう注意する．

❷ステロイド補充療法

　2008年の改訂により"相対的な副腎不全に対するステロイド補充療法"があまり推奨されなくなっている[3]．これはハイドロコルチゾン200～300 mg/日を1日4回6時間ごとに投与するものである．筆者はこの補充療法を行うことが多いが，絶対的な理由はない．改訂前にはほぼ全例の敗血症に対して採用した治療であり，臨床的な印象は決して悪くない．ステロイド補充の中止時期は循環不全が改善し，かつSVRI値が正常化して変動がないことを確認して中止している．

❸持続血液ろ過透析

　最後に急性腎不全を合併した症例に対する補助療法として，特に循環動態が不安定な症例に対して持続血液ろ過透析が推奨されている．この方法により水分出納の管理がしやすくなるが，

導入時の循環動態管理には十分注意が必要である．循環血液量が不十分な場合はプライミングを晶質液ではなくアルブミン製剤や新鮮凍結血漿などを用いて血圧低下を防ぐ工夫を考慮する．

MEMO ❶ severe sepsis bundle

Society of Critical Care Medicine（SCCM）ではEGDTを包含した具体的な治療内容に関してウェブサイトを立ち上げており，参考になるのでホームページのアドレスを記載しておく．http://ssc.sccm.org/implement/bundlesである[5]．

文献・参考図書

1) Dellinger, R. P., et al.：Surviving Sepsis Campaign guidelines for management of severe sepsis and septic shock. Crit Care Med, 2：858-873, 2004
　↑SSCG改訂前のポイントがわかる．

2) Rivers, E., et al.：Early goal-directed therapy in the treatment of severe sepsis and septic shock. N Engl J Med, 345：1368-1377, 2001
　↑EGDTの概念を理解しやすい文献．

3) Dellinger, R. P., et al.：Surviving Sepsis Campaign：international guidelines for management of severe sepsis and septic shock：2008. Crit Care Med, 36：296-327, 2008
　↑現在，広く用いられているガイドライン最新版．

4) Finfer, S., et al.：A comparison of albumin and saline for fluid resuscitation in the intensive care unit. N Engl J Med, 350：2247-2256, 2004
　↑高価なアルブミン製剤の使用抑制の意味もありそう．

5) http://ssc.sccm.org/implement/bundles
　↑ITで検索しやすいweb site.

第2章 主要疾患の輸液管理の実際

7 熱傷の輸液療法

平塚圭介

Point

- 重症度評価で予後が変わる
- 受傷早期の熱傷深度評価は困難である
- 必要輸液量の目安は時間尿量である
- 膠質液使用のタイミングについては意見が別れる

■はじめに

2009年に日本熱傷学会学術委員会編の『熱傷診療ガイドライン』(以下ガイドライン) が刊行された[1]．また，米国熱傷学会によるAdvanced Burn Life Support (ABLS) コースにおける初期輸液療法についても紹介する．

熱傷患者への輸液を含めた治療を始める前に，熱傷そのものの病態を知る必要がある．熱傷の深度・面積を診断し，バイタルサインや尿量などを確認し，重傷度における病態を知り，熱傷の病期に合わせて治療をする必要がある．

1 重症度評価

❶病態の把握

体表の皮膚病変や気道熱傷などの変化が時間とともに全身性の変化をもたらす．その原因としては，敗血症性ショックと同様な炎症惹起メディエーターを介する病態が知られている．すなわち，systemic inflammatory response syndrome (SIRS) やcompensatory anti-innammatory response syndrome (CARS) とよばれる全身性の炎症反応が血管透過性の著しい亢進と異化の亢進とをもたらしているためである．

血管透過性の著しい亢進のため，等張性の体液が血管外から細胞外組織へ移動する．血漿蛋白も，主としてアルブミンであるが，徐々に血管外へ失われていく．

❷熱傷の重症度

　重症度は熱傷面積と深度に患者の年齢などを加えて決定する．熱傷面積の算定法としては5の法則（幼児・小児：図1），9の法則（成人：図2），Lund-Browderの法則，手掌法などがあり，熱傷診療ガイドラインも推奨している[1]．さまざまな方法があるということは，いずれも治療・結果に大きな影響を与えないとも言い換えることができる．

　熱傷深度は表層熱傷であるⅠ度（ED），Ⅱ度（SDB），深達性Ⅱ度（DDB），全層熱傷Ⅲ度に分けられる．これらにより規定されるburn index（表1）やArtzの基準（表2），熱傷予後指数（prognostic burn index：PBI，表3）などを使用し，熱傷患者の重症度を評価する．しかし熱傷深度は受傷早期に安定せず，zone of stasis（損傷はあるが，壊死には至っていない領域）があるので，受傷早期には正確な評価ができない．また，重症度はそれのみで判断されるものではなく，気道熱傷の有無や特殊な原因（化学熱傷，電撃傷など），随伴する外傷・合併症，自殺企図か否か，併用薬物の影響，年齢，既往症なども重症度の大きな規定・推定因子となる．そのため，重症度を把握するためには，経時的な熱傷面積・深度の評価が必要であるが，やはり重要なのはバイタルサイン（血圧，心拍数，呼吸数，体温），意識状態，臓器障害の有無，血液検査等を確認することである．

　そのなかでも輸液量の決定において最も重要な指標となるのが時間尿量である．これらの評価を適切に行うことにより病期・病態に合わせて治療を行う必要がある．

MEMO ❶ 手掌法のポイント

　　手掌法は，当然ではあるが傷病者の手を基準にし，手のひらだけではなく，手指も含めた"手"で計測をする．"手"法もしくは"手指・手のひら法"である．

❸病期

　病期は大きく①ショック期（0～48時間），②異化亢進期（ショック離脱期：2～7日），③感染期（1～7週）の3期に分けられる．

1）ショック期

　ショック期においては，熱の直接作用により，あるいは熱傷部位周囲の血管内皮細胞から放出される種々の化学伝達物質（ケミカルメディエーター），サイトカインにより著しい血管透過性が起こる．そのため，水分や電解質，アルブミン，グロブリンなど，分子量の小さな蛋白質が血管外に漏出する．さらに熱傷創からも水分喪失が起こり，このため循環血漿量の減少が起き，これにより循環不全から臓器不全を生じる可能性がある．したがって，この時期の適切な輸液療法がその後の生命予後に大きく影響することが理解できる．

　しかし一般的に，受傷から12時間は血管透過性が著しく亢進している時期であるため，コロイド製剤を投与しても血管内から血管外へ移動してしまい，結局は組織間液の膠質浸透圧を上昇させてしまう．このことが，refillingを遅延させることとなり，つまりこれがこの時期にコロイド製剤について原則として投与を行わない理由である．ショック期はおおよそ24～48時間で終了し，その後refillingが生じる．ただし，このタイムラグは年齢や熱傷面積，ショック

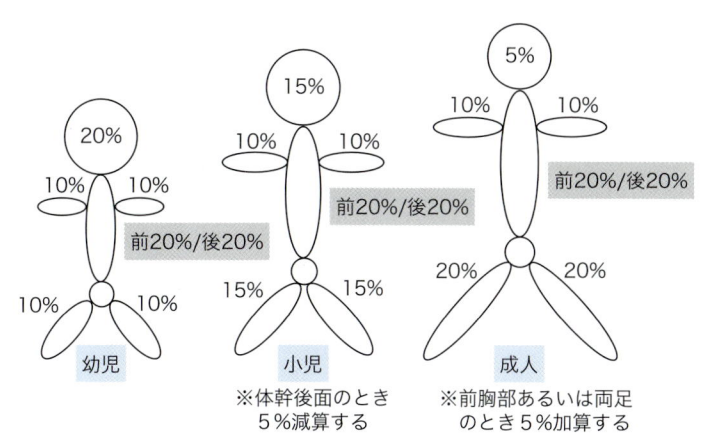

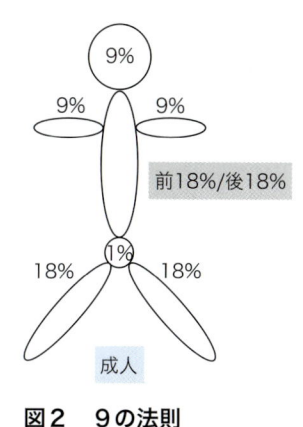

図1 5の法則

幼児／小児（※体幹後面のとき5%減算する）／成人（※前胸部あるいは両足のとき5%加算する）

図2 9の法則

成人

表1 burn index

Ⅱ度熱傷面積（%）×1/2＋Ⅲ度熱傷面積（%）
10〜15以上であれば重症とする

表2 Artzの基準

①重症熱傷
熱傷専門施設での入院加療を要する
　Ⅱ度熱傷で30%以上のもの
　Ⅲ度熱傷で10%以上のもの
　顔面，手足のⅢ度熱傷
　以下の合併症を有する熱傷
　　気道熱傷，軟部組織損傷，骨折，
　　電撃傷，化学熱傷

②中等度熱傷
一般病院での入院加療を要する
　Ⅱ度熱傷で15〜30%のもの
　Ⅲ度熱傷で10%未満のもの

③軽症熱傷
外来通院でよいもの
　Ⅱ度熱傷で15%未満のもの
　Ⅲ度熱傷で2%未満のもの

表3 熱傷予後指数：prognostic burn index（PBI）

Burn index ＋ 年齢	
120〜	致死的熱傷で救命はきわめてまれ
100〜120	救命率20%程度
80〜100	救命率50%程度
〜80	重篤な合併症，基礎疾患がなければ救命可能

の重症度などに影響され，より遅延することもある．

2）異化亢進期

　この時期には血管透過性の亢進が収まり，refillingが起こる．これにより循環血漿量が回復するため，心拍数の増加や脈圧の拡大による心負荷の増加，中心静脈圧の上昇，肺合併症

(ARDS, 肺うっ血など), 尿量の増加を認める. また, 異化の亢進を認め, 創部からの浸出液の増加と不感蒸泄の増大があり, 体液の漏出がみられる. この時期から輸液は維持液へと移行させ, 高エネルギー食を開始する必要もある.

3) 感染期

外界に対するバリアー機構の欠損により容易に敗血症の状態となり, hyperdynamic stateへと移行する. 末梢血管抵抗, 肺動脈楔入圧, 中心静脈圧の低下, 高体温, 高血糖などがみられる. 各臓器が一定の灌流圧を保てないと多臓器不全となる危険がある. それがさらに進行して創感染などから敗血症性ショックとなれば前述の一連の病態が進行する. 利尿期を過ぎてもこの状態は創が回復するまで長期に続くことを念頭に置かねばならない.

> **MEMO ❷ 経腸栄養のタイミング**
>
> 基本的に熱傷であるため消化管にはストレス性潰瘍以外, 消化管に大きな損傷はないと考えられる. そのため, 経腸栄養は, 消化管蠕動が確認されれば, 可及的早期の栄養管理を開始することが望まれる.

2 熱傷患者への輸液療法

❶ 輸液開始のタイミング

前述の通り熱傷急性期の治療においては輸液管理を中心とした循環管理が非常に重要であり, 種々の輸液に関する公式が作られている. 必要輸液量の算定法はBaxter法 (表4), Brooke法 (表5), Schriner法 (小児: 表6) などであるが, いずれにおいても最も重要なことは尿量やバイタルサインを十分にモニターして循環血液量 (血管内容量) や臓器の循環状態を評価し, それに合わせて輸液量を増減することである. 評価の補助として, Swan-Ganzカテーテルやビジレオモニターなども一助となると思われるが, カテーテル関連感染症の危険性などから, risk/benefitを考慮して使用の是非を検討する必要がある. 初期輸液療法の開始についての十分なエビデンスはないが, 成人では15％TBSA (総体表面積), 小児では10％TBSA以上の熱傷面積受傷での開始と, 受傷2時間以内からの輸液療法開始が推奨されている. その理由としては, 2時間以上経過後の輸液療法開始症例での敗血症, 急性腎障害, 死亡率などが2時間以内に輸液を開始した症例に比べて高かったとの報告[1,2]に基づくものである.

いずれの方法を用いるにしても, その重要な目安となるのが尿量の維持であり, 腎機能に問題がなければ尿量0.5〜1.0 mL/kg/時を目標とする.

❷ 病態の変化に合わせた輸液の選択

ショック期〜異化亢進期には乳酸リンゲル液などのほぼ等張の電解質輸液が推奨されている. 輸液量は前述の公式を利用するなどして熱傷面積に合わせて投与する. そしてショックから離脱してからは維持液〜栄養輸液へと移行するのが一般的である. 受傷から72時間までには栄養

表4　Baxter法（成人および小児）

- 受傷～8時間
  細胞外液〔4 mL/kg×熱傷面積（％）〕のうち1/2
- 次の16時間
  上記の残り1/2

表5　Brooke法（成人および小児）

- 受傷～8時間
  細胞外液〔1.5 mL/kg×熱傷面積（％）〕＋コロイド〔0.5mL/kg×熱傷面積(％)
  ＋5％ブドウ糖液〔2,000 mL（成人）〕または細胞外液〔2～4 mL/Kg×熱傷面積(％)〕
- 次の16時間
  上記の1/2～1/3量と，アルブミン1 g/kgか，新鮮凍結血漿20 mL/kg

表6　Schriner法（小児）

- 受傷～8時間
  基本液〔5,000 mL×熱傷面積（m²）〕＋〔2,000 mL×体表面積（m²）〕のうち1/2
  ＊基本液＝5％糖加乳酸リンゲル液950 mL＋25％アルブミン液50 mL
- 次の16時間
  上記の残り1/2

輸液への移行を完了することが望ましい．refillingが起こり利尿期を迎えた場合には循環血液量が過多の傾向に陥るので輸液量の制限をする必要がある．輸液投与量が増大するとabdominal compartment syndrome（以下ACS）などの2次障害の出現が懸念されることから，輸液量を減らすことを目標に高張乳酸食塩液（hypertonic lactated saline：以下HLS）の使用や，早期コロイド製剤投与が考えられる．ただし，コロイド製剤においては前述した理由により，使用には制限がかけられており，HLS使用においても生命予後を改善させたという報告もない．しかしACSなどの合併症の危険性が高い症例などにおいては，総輸液量の抑制，一時的ではあろうが膠質浸透圧の維持を目的として，使用は止むを得ないのではないかと思われる．

アルブミンなどのコロイド液の投与は受傷早期の血管透過性が亢進している時期には投与しないのが原則である．最もコロイド液投与が効果的なのは受傷後24～36時間といわれており，24時間以降の血液製剤使用は推奨されている．

ABLSでの初期輸液としては，Baxter法を用い，等張電解質輸液を基本としていることから，標準的治療として乳酸リンゲル液投与が望ましいと考えられる．

いずれにせよ，血清蛋白が3.0 g/dL以下に低下する場合にはアルブミンを投与せざるを得ないこともあるので，熱傷患者の管理については，多くの場合，専門医または加療に精通した医師と連携するのが得策であろう．

One More Experience

熱傷の輸液療法の実際例

症　　例：22歳女性．身長150 cm，体重45kg．仕事中にアルコールランプが爆発し，着衣に引火受傷し，医療機関に搬送となった．顔面を含む40％のⅡ度SDB〜DDBを認めたが，幸いにも口腔内には受傷なし．輸液療法をはじめ，早期からの経口摂食を開始し，損傷部と健常部の境界明瞭化（demarcation）後に一部植皮術施行となったが，明らかな感染徴候なく，独歩帰宅となった．

解　　説：ABLSコースにのっとり細胞外液を3（mL）×45（kg）×40（％BSA）/24時間＝5,400 mL/24時間とし，最初の8時間で2,700 mL投与した．一時尿量減少（＜0.5 mL/kg/時）が確認されたため，4（mL）×45（kg）×40（％BSA）に修正したところ尿量が確保された．24時間以降は電解質に注意をしながら乳酸リンゲル液と3号維持輸液を併用投与とした．同日は食思不振であったが，2日目からは食事療法が安定したため，以後は尿量1.0 mL/kg/時を目標として6時間ごとのwater-balanceとバイタルサインの維持を確認しながら輸液の適宜増減で対処とした．

Pros & Cons　賛成論　反対論

❖ 膠質液投与のタイミング

　一般的にはコロイド剤の使用は，前述の理由で24時間以内の使用に関しては行わないことでコンセンサスは得られている．その理由としては，体外から投与されたアルブミンは体内でそのほとんどが熱源として消費されることがわかっているからである．Cochrane Injury Groupは，「熱傷や低アルブミン血症のような重症患者でアルブミンによって死亡率が低下することを示す根拠はない」と結論している．日本のアルブミン自給率は67％（2007年）と低く，「輸血療法の実施に関する指針」および「血液製剤の使用指針」（平成21年改訂）[3,4]にも提示されるように，より適正な使用が望まれる．

❖ ビタミンC大量療法

　日本から発信された研究であり，ガイドライン内でもB＊の評価を得ている．ビタミンC大量投与が生命予後に大きく関与したとの報告はないが，投与による大きな合併症報告はなく，臓器合併症を抑えたとの報告もあることから，今後注目される治療手段である．

❖ 熱傷診療のgold standardとは？

　普段の診療でも遭遇するが，診断・治療においても，さまざまな方法が乱立するということは，言い換えれば"確立されたgold standardがない"といえる．

❖ **ガイドラインとの"つきあい方"**

　ガイドラインはあくまでも"標準的な治療成績を出すため"のものである．トラブルがなく，それ以上の成績を出せるのであれば，従う必要はないと私は考える．

文献・参考図書

1) 「熱傷診療ガイドライン」（日本熱傷学会学術委員会編），日本熱傷学会，2009
2) Steinvall, I.：Acute kidney injury is common, parallels organ dysfunction or failure, and carries appreciable mortality in patients with major burns: a prospective exploratory cohort study. Crit Care, 12：R124, 2008
3) 「輸血療法の実施に関する指針（改訂版，平成21年2月一部改正）」，厚生労働省，2009
www.mhlw.go.jp/new-info/kobetu/iyaku/kenketsugo/dl/tekisei4a.pdf
4) 「血液製剤の使用指針」（改訂版，平成21年2月一部改正）」，厚生労働省，2009
www.mhlw.go.jp/new-info/kobetu/iyaku/kenketsugo/dl/tekisei4b.pdf

第2章 主要疾患の輸液管理の実際

心肺停止蘇生後脳症（脳低温療法）

櫻井 淳

Point

- 心肺停止蘇生後はPCAS（post cardiac arrest syndrome）の4種類の複合病態である
- 心停止後脳障害には**脳低温療法**が有効である
- 心肺停止蘇生後はPCASについて理解したうえで脳低温療法を視野に入れながら循環管理の一環として輸液療法を行う
- 脳低温療法の導入には心肺停止蘇生後早期に冷却した輸液の急速投与が有効である

■はじめに

　心肺停止蘇生後の病態はPCAS（post cardiac arrest syndrome：心停止後症候群，表1）であり，循環の3要素である心臓，血管，血液（表2）のいずれも傷害される可能性がある．さらには，これら蘇生後の病態に加えて，脳低温療法も視野に入れたうえで治療を行う必要がある．本項では成人の心肺停止蘇生後の症例に対して，PCASと脳低温療法を踏まえた輸液療法をいくつかの基本的な要素を概説したうえで解説する．

1 心肺停止蘇生後のPCAS

　心肺停止蘇生後症例はいくつかの病態が混合しており，その状態をpost cardiac arrest syndrome（PCAS）とよぶ．**PCASは主に心停止後脳障害，心停止後心筋機能不全，全身虚血再灌流障害，心停止を発症した病態の継続の4種類の病態が存在している**（表1）[1)2)]．よって，心肺停止蘇生後脳症の輸液療法は，これらの複合病態に対する治療の一環となるため，現時点で一定したプロトコールは基本的にはない．心停止後脳障害に対しては脳低温療法が有効であるため，心肺停止蘇生後の治療に対する輸液療法は，循環動態を適宜評価しながら脳低温療法の導入を視野に入れて行う必要がある．

表1　PCASの病態，臨床的徴候と可能性のある治療法（文献1より）

	病態	臨床的徴候	可能性のある治療法
心停止後脳障害	脳血管自動調節能傷害 脳浮腫（限局的） 虚血後神経変性	昏睡 痙攣 ミオクローヌス 認知機能障害 持続植物状態 二次性parkinson症 皮質脳梗塞 脊髄梗塞 脳死	**脳低温療法** 初期循環動態最適化 気道確保と人工呼吸 痙攣のコントロール コントロールされた再酸素化 （SaO$_2$ 94〜96％） 補助療法
心停止後心筋機能不全	全体的な壁運動低下（気絶心筋） ACS	心拍出量低下 低血圧 不整脈 心血管虚脱	AMIの再灌流療法 初期循環動態最適化 **輸液** 強心薬 大動脈内バルーンパンピング LVAD ECMO
全身虚血再灌流反応	全身性炎症反応症候群 血管調節能障害 凝固能亢進 副腎抑制 酸素運搬利用能障害 感染抵抗性障害	組織低酸素／虚血の進行 低血圧 心血管虚脱 熱発 高血糖 多臓器不全 感染	初期循環動態最適化 **輸液** 血管収縮薬 高流量血液濾過療法 温度コントロール 血糖コントロール 抗菌薬
突然発症した病態の継続	心血管障害（AMI/ACS，心筋症） 肺疾患（COPD，喘息） 中枢神経障害（CVA） 血栓塞栓症（PE） 毒物（過量服用，中毒） 感染（敗血症，肺炎） 低容量（出血，脱水）	病因に特異的であるが付随するPCASが悪化させる	付随するPCASでの症例の状態に合わせて疾患特異的な治療を行う

ACS：acute coronary syndrome, AMI：acute myocardial infarction, LVAD：left ventricular assist device, EMCO：extracorporeal membrane oxygenation, COPD：chronic obstructivepulmonary disease, CNS：central nervous system, CVA：cerebrovascular accident, PE：pulmonary embolism, PCAS：post-cardiac arrest syndrome

表2　循環の三要素

心臓	心臓がもつポンプとしての機能．心の収縮力のことである．障害時の補助には主にβ作用のあるカテコラミン（ドパミン，ドブタミン，アドレナリン）が用いられる．機械的補助を行うことも多い
血液	循環している血液の量を示す．前負荷ともいう．**低下時には輸液を行う**
血管	心臓が血液を押し出すときにかかる抵抗を示す．全身循環においての末梢血管抵抗である．障害時には血管が拡張して血圧が維持できなくなるためα作用のあるカテコラミン（ドパミン，ノルアドレナリン，アドレナリン）が用いられる

2 心停止後脳障害

　心停止後脳障害は全脳虚血による脳の障害であり蘇生後脳症ともよばれる．蘇生後脳症の重症度は心臓が止まってから自己心拍が再開するまでの時間によるが，その間の胸骨圧迫（心臓マッサージ）等の蘇生行為で修飾される．中枢での神経細胞は全脳虚血にきわめて弱く，心停止時に何も行わないと数分で脳障害が始まり10分以上経過すると社会復帰が困難となる．よって，心肺停止時は心臓マッサージや人工呼吸を行うとともに，AED等で現場でのより早い自己心拍再開が必要となる．心肺停止蘇生後に進行する脳障害は二次性脳損傷とよばれ，細胞レベルではグルタミン酸の放出による興奮性の神経細胞障害，細胞内へのカルシウム流入，フリーラジカルの産生，プロテアーゼカスケードの活性化，細胞死シグナルの活性化等の複合的な原因が観察される．

　心停止後の脳障害に対しては脳低温療法が有効であるが，脳低温療法はこれらの二次性脳損傷を防いでいると考えられた．脳低温療法時の輸液に関しては後述する．

MEMO ❶ 一次性脳損傷とは？

　一次性脳損傷は心肺停止中の脳障害の進行である．軽減するには適切な心肺蘇生を行うことと，一刻も早く自己心拍を再開するしかない．

3 心停止後心筋機能不全

　心停止後心筋機能不全は自己心拍再開より数分で起こり，ejection fraction（左室駆出率）の低下，心充満圧の上昇がみられる．**臨床的には心拍出量の低下による低血圧がみられることがある**．心停止の原因が急性心筋梗塞ではない場合は，原因としては気絶心筋が考えられる．気絶心筋であれば，多くの症例は24〜48時間で回復する．心収縮力の評価として，まずは簡便に心エコー検査を行い大まかな心機能を把握する．

　さらには心機能と前負荷の評価として，中心静脈圧の測定も必要に応じて行うべきである．これらの評価のうえで輸液量の決定を行う．

MEMO ❷ 心エコー検査の有用性

　心機能を評価するための心エコー検査は簡便で低侵襲である．心エコーによる評価法を，聴診器をあてるような感覚で是非とも身につけていただきたい．

4 全身虚血再灌流障害

　　全身虚血再灌流障害は心肺停止により全身が酸素負債状態になるため，全身の内皮細胞が炎症を惹起し凝固能傷害をきたし，多臓器不全や死に至る状況があり得る．病態としては敗血症に類似している．**循環動態としては血管が拡張するために，低血圧と循環血液量の相対的な低下がみられることがある．**

　　場合によっては大量の輸液をしなければ循環が維持できない．ドパミンやノルアドレナリンといった血管収縮薬を使用することにより後負荷を維持して血圧を保ち，中心静脈圧をみながら適切に輸液を行うことが大切である．

> **MEMO ③ 循環血液量の相対的低下とは？**
> 　血管が拡張すると血管床が増大するために相対的な循環血液量の低下につながる．内径の小さなコップに入っていた水を内径の大きなコップに移すと，水位が下がることと同じである．

5 心停止を発症した病態の継続

　　心停止を発症した病態の継続は，致死性の突然の不整脈（特発性心室細動等）といった自己心拍再開とともに改善してしまう病態ではない．心血管障害，肺疾患（COPD，喘息），中枢神経障害，血栓塞栓症，毒物（過量服用，中毒），感染（敗血症，肺炎），低容量（出血，脱水）等の疾患で心停止となった場合に，自己心拍再開後にもこれらの疾患の病態が継続することによりPCASに影響を与えているという意味である．よって心肺停止蘇生後の症例は，**自己心拍再開後にこれらの疾患の病態を把握したうえで治療する必要があり，輸液療法も同様である．**心肺停止蘇生後におけるそれぞれの疾患の治療方針は，現時点では全くないに等しく，時に非常に治療方針決定に困難を伴う症例を経験する．

> **One More Experience**
> **どこまで治療を行うべきか？**
> 　90代の女性．脳出血後で経管栄養で寝たきりの状態であり自分の意思は表明できず持続植物症である．心肺停止で救急コールされ救急車内で蘇生し救命救急センターに搬入された．心電図上はST上昇がみられた．もし，このような症例を受け持ったら，主治医として実際にどこまで治療するか非常に悩むであろう．人間の死亡率は最終的には100％であるため個人，家族，社会，国家のそれぞれのレベルで"死"ということを議論する必要があると考える．主治医としてはあらかじめ急変時の対応を決めておくことが望ましい．議論の際のキーワードは個人レベルでは"メメントモリ"，国家レベルでは"分配の正義"といったところであろう．

6 2010年心肺蘇生国際コンセンサスにおける脳低温療法と冷却輸液の急速投与

2010年の心肺蘇生国際コンセンサスにおいては国際蘇生連絡協議会（ILCOR：The International Liaison Committee on Resuscitation）らは成人の蘇生後症例に関して以下のように脳低温療法を推奨している．

「院外心停止で心室細動（VF：ventricular fibrillation）を示し，自己心拍再開後に昏睡状態（言語による指示に意味のある反応ができない）の成人症例は32〜34℃で12〜24時間冷却するべきである．電気ショック療法を行わない波形を伴う院外心停止や院内の心停止の蘇生後で昏睡の成人症例は脳低温療法が有効かもしれない．**冷却した輸液30 mL/kgを急速に輸液することや，アイスパックで冷却することは，有効で安全で簡単な方法であり，初期の核温を1.5℃以上低下させることができる．**もし，脳低温療法の導入に輸液で体温を低下させる方法を利用したら，維持には他の冷却方法が必要である．有効性が限られたエビデンスだが，脳低温療法中の経皮冠動脈インターベンション（PCI：percutaneus coronary intervention）は有効で安全であり，転帰の改善に関係があるかもしれない」[3, 4]．

輸液の部分では，冷却した30 mL/kgの生理食塩水かリンゲル液急速投与を，病院前の救急車内や蘇生後の脳低温療法導入の際に安全にできたとしている．心肺停止蘇生後の脳低温療法は低体温に到達するまでの時間が短いと転帰が改善する可能性があるという報告がある[5]．末梢ルートからの冷却輸液の急速投与により，脳低温療法の導入を蘇生中や蘇生後早期より行うべきである．

MEMO 4 therapeutic time window

治療導入までの時間が決まっていることをtherapeutic time windowがあるという．脳低温療法は少なくとも蘇生後6〜8時間で導入する必要がある．また，早ければ早いほどよいという報告もある[5]．

Pros & Cons 賛成論 反対論

❖ **冷却輸液療法は安全か？**

心臓が一度止まって心拍再開した直後で，しかも心機能低下（心筋梗塞併発や心停止後心障害などによる）があるかもしれない症例に，1,000〜2,000 mLの冷却された輸液を大量に行うことに抵抗がある読者もいるかもしれない．心肺停止蘇生後は，脳機能の低下や全身の虚血再還流により，血管の拡張が著しく血管床が増加しているのではないかと考えられる．よって，急速輸液に耐えうるのではないだろうか．実際，多くの論文で安全性が確認されている[3]．

7 脳低温療法の適応−冷却輸液の急速投与を行うべき症例

　脳低温療法の適応は現時点では，脳低温療法の有効性を確認した2編の論文より[6, 7]**院外心停止で心室細動（VF：ventricular fibrillation）を示し，自己心拍再開後に昏睡状態（言語による指示に意味のある反応ができない）の成人症例**としている．脳低温療法は脳蘇生であるが，現時点では脳機能で適応が決定できないという矛盾を含んでいる．実際，2010年の国際コンセンサスでも「脳低温療法施行した心停止後の症例で，予後判定が転帰不良であるとする特別な検査方法を推奨できる適切なエビデンスはない．心停止後の最初の24時間に信頼できる神経学的な転帰を予測する，神経学的な所見，電気生理学的な検討，バイオマーカー，画像診断の特徴はない．エビデンスがない以上は，治療を制限する決定をただ1つの予後判定の方法に基づいて行うべきではない．」[3, 4]としている．今後のさらなる研究が必要である．よって，どの症例から早期に冷却輸液の急速投与を開始するかは，前述の提言を勘案したうえで，それぞれの施設であらかじめ決定しておく必要がある．

8 脳低温療法維持期の輸液

　脳低温療法は導入期，維持期，復温期の3つの時期がある[8, 9]．導入期の輸液は前述のように冷却急速輸液を考慮する．維持期においては，脳低温療法は脳蘇生であるため，心肺停止蘇生後の脳循環代謝を適切に保つための循環維持を行う必要がある．心肺停止蘇生後は脳循環代謝がダイナミックに変化するといわれているが，ベッドサイドで脳循環代謝をモニターする標準的な装置がないため，現時点では脳血管に自動調節能があると仮定して血圧を一定範囲に保つことが重要である．

> **MEMO 5　心肺停止蘇生後の血圧コントロール**
> 　脳血管の自動調節能とはある範囲の血圧の変化に対して脳血流量が一定に保たれることである（図1）．実際傷害された脳は自動調節能が変化するが心肺停止蘇生後の脳血管の自動調節能がどうなっているかは今のところはよくわかっていない．経験上は平均血圧で60 mmHg以上，収縮期血圧で90 mmHg以上に血圧をコントロールすることが必要かもしれない．

　血圧を構成する要素は，電気回路でのオームの法則（E=IR）と同様で，心拍出量と全身血管抵抗の積で表される．心拍出量は，大まかに心収縮力と前負荷に規定される（図2）．よって，血圧を維持することは前負荷，心収縮力，末梢血管抵抗を維持することすなわち循環の三要素を管理することに他ならない．輸液療法は，このうち前負荷を管理するために行われる．前述したように，**心肺停止蘇生後はこの三要素のすべてが傷害される可能性があるため，現時点では決まったプロトコールによる治療法はない**．中心静脈圧の測定や，心エコーによる心機能の

図1　脳血管の自動調節能

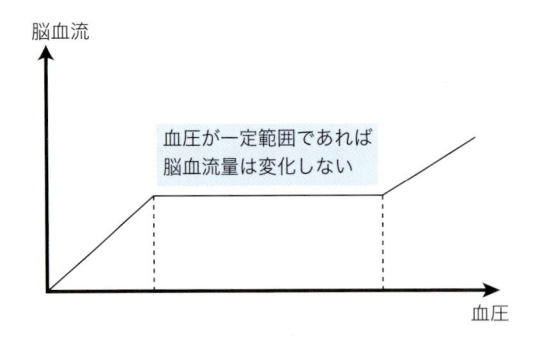

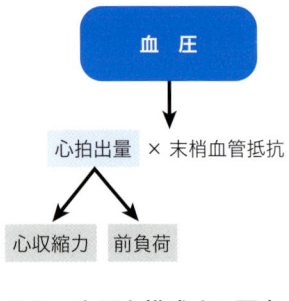

図2　血圧を構成する要素

評価，場合によってはSwan-Ganzカテーテルの挿入により循環動態の評価を行いながら輸液量を決定する必要がある．

　前負荷を上げるための輸液としては，具体的にはリンゲル液や生理食塩水（等張性の輸液で糖を含まないもの）の投与となる．投与ルートとしては中心静脈カテーテルが挿入できたら，そこから投与する．高血糖は脳障害を増悪させるので血糖管理を厳密にすること，また，脳低温療法中は低カリウム血症や低マグネシウム血症となり不整脈を誘発することがあるので電解質の測定と補正が適宜必要となる．復温期にはあまり急速に体温を上昇させると，時に高カリウム血症や高血糖等を経験することがある．著者の施設では1日かけてゆっくり復温（0.1℃/時）するが，文献によっては0.25〜0.5℃/時の復温としている[9]．

One More Experience

敗血症との類似点

　敗血症のときの循環維持法であるEarly Goal Directed Therapy（EGDT）が心肺停止蘇生後の循環維持に有効であったという論文が1つある[10]．ここからもわかるように，心肺停止蘇生後は全身血管が傷害されているためか敗血症のような血管原性の循環不全の要素があるようだ．著者の経験では，モニター下に多めの輸液とα作用のあるカテコラミンを用いることによりうまく管理できる印象がある．

Pros & Cons　賛成論　反対論

❖ 脳低温療法はどの科が行うべきか？

　文献10の筆頭著者であるDr.Gaieskiが来日したときに，著者は彼とともに都内某所の居酒屋で痛飲した（彼は魚と日本酒が大好き）．大分酔いが回ってきたときに彼が言っていたことは，米国では，心肺停止蘇生後の患者を診る部門がないとのことであった．米国の心肺停止蘇生後の脳低温療法の施行率が大変低いのもそのためであり，見捨てられた患者なのだそうである．だから，一定のプロトコールを示せばもう少し状況が改善するのではないかと，こ

の研究を始めたのである．日本では初療から集中治療まで行う救命救急センターがあるためこの事態は避けられているが，救命救急センターがない施設ではどの科が脳低温療法を施行するか決めておく必要がある．

表3 心肺停止蘇生後の輸液療法のポイント

①あらかじめ心肺停止蘇生後症例の脳低温療法の適応を施設内で決定しておく
②決められた適応症例には，脳低温療法の導入のために冷却した30 mL/kg程度の生理食塩水かリンゲル液の早期投与（投与はまずは末梢ルートでよい）を考慮する
③集中治療室に入室したら循環評価を行い（心エコー，中心静脈圧測定等），存在する循環不全に合わせた輸液やカテコラミンの投与（投与は中心静脈カテーテルが挿入できたらそのルートで）を行う
④脳循環代謝の維持のため血圧を一定以上に維持する
⑤血圧維持には多めの輸液が有効かもしれない
⑥血糖，電解質（低カリウム血症，低マグネシウム血症を起こしやすい）を適宜測定し，輸液の際に管理を行う

■おわりに

心肺停止蘇生後の輸液療法において大切なポイントを表3にまとめた．心肺停止蘇生後症例を扱うには総合的な臨床の力が必要である．修練を行い是非とも多くの症例の救命を目指していただきたい．

文献・参考図書

1) Nolan, J. P. et al.：Post-cardiac arrest syndrome：epidemiology, pathophysiology, treatment, and prognostication. A Scientific Statement from the International Liaison Committee on Resuscitation; the American Heart Association Emergency Cardiovascular Care Committee; the Council on Cardiovascular Surgery and Anesthesia; the Council on Cardiopulmonary, Perioperative, and Critical Care; the Council on Clinical Cardiology; the Council on Stroke, Resuscitation, 79：350-379, 2008
   ↑心肺停止蘇生後の病態をPCASとしてまとめた論文であり，心肺停止蘇生後の症例を扱うにあたり基本的事項が述べられている．

2) 櫻井 淳：蘇生後脳症．レジデント．3：63-71, 2010
   ↑心肺停止蘇生後の脳低温療法の施行や意識障害の病態を日本語で概観するには適している．

3) Morrison, L. J., et al.：Part 8：advanced life support：2010 International Consensus on Cardiopulmonary Resuscitation and Emergency Cardiovascular Care Science With Treatment Recommendations, Circulation, 122：S345-421, 2010
   ↑2010年に発表された蘇生の新しい国際コンセンサス集の一部である．この論文以外に全部でPart13まであり心肺蘇生のさまざまなことを網羅している．蘇生に関する疑問点があったらその部分でもよいので一読をお勧めする．どこまで科学的にわかっていて，今後どのように研究すべきかわかり易く書いてある．

4) 櫻井 淳：脳低温療法．日本臨床．69：642-647, 2011
   ↑2010年国際コンセンサスの脳低温療法の部分の日本語解説である．2005年に比してどこが変更されたが書かれている．

5) Wolff, B. et al. : Early achievement of mild therapeutic hypothermia and the neurologic outcome after cardiac arrest. Int J Cardiol, 133 : 223-228, 208
    ↑脳低温療法の導入の際に，目的までの体温の到達時間が短い症例の転帰がよいことを示した論文である．

6) Bernard, S. A. et al. : Treatment of comatose survivors of out-of-hospital cardiac arrest with induced hypothermia, N Engl J Med, 346 : 557-563, 2002

7) Hypothermia after Cardiac Arrest Study Group : Mild therapeutic hypothermia to improve the neurologic outcome after cardiac arrest. N Engl J Med, 346 : 549-556, 2002
    ↑文献6，7は，成人の院外心肺停止蘇生後に対する脳低温療法が有効であると証明した，脳蘇生における記念碑的な論文である．脳という臓器において障害後に二次性脳損傷を改善する方法を臨床的に高いエビデンスで示した最初の論文であると考えられた．

8) Polderman, K. H. et al. : Therapeutic hypothermia and controlled normothermia in the intensive care unit : Practical considerations, side effects, and cooling methods, Crit Care Med, 37 : 1101-1120, 2009
    ↑脳低温療法の国際的な第一人者であるDr.Poldermanの総説である．脳低温療法の作用機序，実際の方法，合併症などが効率よくまとまっている．

9) 櫻井 淳 ほか「成人の脳蘇生のための脳低温療法」(岡元和文 編)，pp.1447-1451，総合医学社，2009
    ↑脳低温療法施行時の実際の方法やコツなどが述べられている．

10) Gaieski, D. F. et al. : Early goal-directed hemodynamic optimization combined with therapeutic hypothermia in comatose survivors of out-of-hospital cardiac arrest, Resuscitation, 80, 4 : 418-424, 2009
    ↑脳低温療法中の循環維持の方法として決まったプロトコールがよいのではないかとした唯一の論文．今後，この方面での研究が進むと考えられた．

第3章

Advanced
小児・高齢者への輸液

第3章 【Advanced】小児・高齢者への輸液

1 小児の輸液の実際と注意点

岩崎順弥

Point

- ショック（代償性＋非代償性），重症脱水時の急速輸液（bolus injection）は等張液を使用する
- 中等症〜軽症脱水時の初期欠乏輸液は等張液，その後は病態に合わせて組成・輸液量を変更する
- 維持輸液は3号液を使用する
- 抗利尿ホルモン（ADH）の分泌亢進状態に注意する
- 輸液療法中は維持輸液であっても長時間目を離してはならない

■はじめに

　表1に輸液療法にかかわる小児の特殊性を示したが，実に注意すべき点が多い．それでは本書のテーマである（小児の輸液量法を施行するときには）まず何をつないで，どう変更するか？この章では患児の病態や小児の特殊性を考慮しながら，小児の輸液療法のスタンダードを考えてみたい．

表1　小児の特殊性

- 成人に比べて細胞外液が多い
- 代謝率が高く必要水分，塩分が多い（1日出納量が大きく正である）
- Na排泄能が未熟（水負荷で浮腫をきたしやすい）
- 尿濃縮能が未熟（脱水になりかけていても尿を濃縮して水を節約することが苦手）
- 乳児では希釈能も未熟（自由水クリアランスが未熟）
- 水の出入りが早いため短時間水分が摂取できないだけで影響が大きい
- 水分摂取量減少や下痢・嘔吐など水分・電解質を喪失する疾患に容易に罹患する

1 まず何をつなぐか

❶ショック（＋重症脱水）

ショックと判断したら（非代償性であっても）何より迅速な対応が求められる．ショックは病因により分類されているが，**急速輸液をしてはいけないものは1つもない**（心機能が低下しているときには少しゆっくり…と気を遣う）．急速輸液は循環動態の急速な立ち上げのために行うが，急速大量のため肺水腫，低血糖などを惹起する可能性があることを常に注意する．

1）何をつなぐか

ショックに求められる輸液療法は循環血液量と組織灌流の回復であるため等張液を選択しなくてはならない．等張液には自由水がない．すなわち細胞外から細胞内へ水分の移動がないため細胞外液の補給に適している．なお，ショックに低張液を使用してはならない．また，晶質液は，細胞外液のうち血管内容量を増やすという意味からは理論上アルブミンなどの膠質液に劣るが，膠質液と晶質液とで比較した報告では予後に差が認められていない[1]．では生理食塩水を選ぶかリンゲル液にするか？ここでこの2つの輸液製剤の特徴についてあらためて確認しておく．

> **生理食塩水**：血清Cl濃度よりかなり高値であるため高クロール血症には注意が必要である．pHは酸性であり，さらに急速輸液により高Clイオンとの電気的中性を保つため血漿の重炭酸イオンを尿中へ排泄してしまうため，高Cl性代謝性アシドーシスを惹起する可能性がある．
> **リンゲル液**：より細胞外液に近くするためKやCaが配合されている．また緩衝剤を添加することで，生理食塩水に比べCl濃度を下げられている．糖質は入っているものもないものもある．緩衝剤の入っていないものは現在ほぼ使われていない．緩衝剤の有無，あるいは種類の違いによる予後の差は明らかにはなっていない．

2）結論

ショック時の腎前性腎不全あるいは腎性腎不全への移行を考慮すると，急速大量投与時はKが含まれていない方がやはり安全である．急速大量投与となると糖質も含まない方がよい（高血糖は浸透圧利尿をもたらす）．結論として**生理食塩水＞リンゲル液**としたい（最近では出血性ショックに関してはリンゲル液＞生理食塩水の報告も散見されるが，今後の動向を待ちたい）．しかし前述のように「生理」食塩水は決して生理的でないため，ショックからの回復後は漫然と生理食塩水を使用すべきではない．

❷脱水

体液量が減少していることの総称である．そのうち**細胞内（高張性）脱水は細胞内へ直接水分を補給することはできない**ため，自由水の輸液により細胞外の浸透圧を下げ，その後圧較差を是正するように自由水が細胞内へシフトしていくのを待つしかない．そういう意味で「**輸液療法は細胞外（低～等張性）脱水の治療**」であり，細胞外液，特に血管内液の補充が目的ということになる．細胞内脱水に関してはその輸液組成内容（自由水を含むこと）により，有効血漿浸透圧の上昇を是正することが治療である（表2）．喪失水分量の推測は体重減少が簡便であ

表2 脱水の分類

脱水	細胞外液量減少	有効循環血漿量の減少→等張液の減少	治療：等張液（生理食塩水・リンゲル液）の投与
	細胞内液量減少	有効血漿浸透圧の上昇→自由水の減少	治療：自由水（5％ブドウ糖液）の投与

表3 高浸透圧以外にADHの分泌がみられる病態

- 不安，ストレス，痛み，吐き気
- 脳炎，脳症などの中枢神経疾患
- 細気管支炎，肺炎などの呼吸器疾患
- 麻薬，バルビツレートなどの薬剤
- 循環血液量の低下

るが，体重での評価はサードスペースの水分も含まれてしまうことに注意する．そのため脱水の程度の評価には身体所見が重要である．一般的に臨床的に明らかになる小児の脱水は4％程度からといわれ，40 mL/kgに相当している．

1) 何をつなぐか

初期欠乏輸液は，失われた水分・電解質を補充するもので，一般小児科外来で圧倒的に多い中等症〜軽症の脱水症に対する輸液はこれをさす．この初期欠乏輸液に脱水患者すべてにおいて等張液を選択すべきエビデンスは現時点ではまだないが，前述の理由から細胞外液に近い組成の等張液を使用する方が理論的にかなっているし，実際に**低張液の投与によって重篤な医原性低ナトリウム血症症例が報告**されるようになっている．

小児では血漿高浸透圧以外にさまざまな**急性疾患自体が抗利尿ホルモン（ADH）の分泌刺激となる**ことが知られており，またその亢進状態が比較的長く続くことがある（表3）．表3の病態をみてみると，小児科外来で輸液を必要とするような患児はいつでもADHの分泌亢進の状態にあると仮定しておいた方がよい．この病態にある患児に低張液をHolliday/Segarの計算式に従った必要水分量＋欠乏量で輸液すると医原性の低ナトリウム血症を引き起こす可能性が高くなる．

Pros & Cons 賛成論 反対論

❖ 維持輸液は3号液か？ それ以外か？

維持輸液のNa濃度をいわゆる3号液である35 mEq/Lより濃くするべきかどうかに関してさまざまな議論がなされている．輸液療法が必要な児はそもそも受診時にすでに低ナトリウム血症を呈していることも多い．それは前述のように抗利尿ホルモンの分泌刺激亢進状態にあることが理由の1つである．ここに「低張液をHolliday/Segarの計算式（表4）に従った必要水分量で輸液すると医原性の低ナトリウム血症を引き起こし，時として致死的となる」ということが事実としてある．ここで，維持輸液に等張液の使用を勧める意見は「医原性の低ナトリウム血症を引き起こす」部分を強調する．低張液がいけないのか，輸液量が過量なのかに関しては現在結論は出ていないが，最近の報告では輸液量は制限するか検討の余地が

表4 小児の必要水分・電解質量（文献2より引用）

体重	水分量	Na	K
〜10 kg	100 mL/kg/日	3 mEq/dL/日	2 mEq/dL/日
10〜20 kg	1,000 mL＋50×（体重－10）mL	3 mEq/dL/日	2 mEq/dL/日
20〜30 kg	1,500 mL＋20×（体重－20）mL	3 mEq/dL/日	2 mEq/dL/日

あり，輸液製剤は等張液（〜2号液）を使うべきとの意見が優勢である．一方，従来通り低張液を勧める意見は，Holliday/Segarの計算式は重症児を対象として計算されたものではない（抗利尿ホルモンの分泌刺激亢進状態にあることを考慮していない）ことを強調し，維持輸液には多量のNa利尿を避けるための自由水や，ケトーシス・タンパク異化を防ぐだけの糖質，必要量のKを含むことが大切だとしている．

> **MEMO ❶ ADH分泌不適合症候群**
> **（SIADH：syndrome of inappropriate secretion of ADH）**
> さまざまな原因によりADHがその生理的調節機能を逸脱して分泌，持続する状態をいう．水分の過剰蓄積により血漿浸透圧の低下，血清Na値の低下が引き起こされる．低ナトリウム血症となっても腎からの排泄は減少せずNaの喪失が持続する．多くは基礎疾患に対する治療と水分制限が有効である．

2）結論

初期欠乏輸液では**リンゲル液＞低張液**としたい．ただし腎機能が正常で自由水クリアランスが正常であれば，初期欠乏輸液に1号液を使用することになんら問題はなく，かえって自由水を含むことは利尿を確認しやすく有用である．いずれにせよ輸液療法中は患児の観察を怠らず，尿量測定，必要であれば血清，尿中電解質の測定を適宜行い，長時間目を離してはならない．

❸ 低血糖

アセトン血性嘔吐症（周期性嘔吐症）：痩せ型で神経質な男児に多く見られるが，疲労やストレスによって交感神経の過度の緊張やインスリンの作用減弱により，脂質代謝亢進の状態となる．ケトン性低血糖症との鑑別が必要だが，本疾患でも長期間の経口摂取不良から血糖が低めであることも多く，輸液への糖質の添加により患児の活気がみられることも経験する．

> **One More Experience**
>
> **アセトン血性嘔吐症**
>
> 　4歳男児．3日前に嘔吐を1日6回程度認めている．頻回嘔吐は治まったが以後も自分から水分を取ろうとせず，飲ませるとしばらくしてから「気持ち悪い」といって嘔吐することが続いている．今朝から顔色が悪くぐったりしてきたと来院した．
>
> 　通常小児の急性胃腸炎に伴う嘔吐はせいぜい半日から1日で治まってくることが多い．急性胃腸炎で始まった嘔吐でも2～3日経過しても嘔吐が認められるような場合はアセトン血性嘔吐症の病態を考慮する．もうさほど**嘔吐の頻度，程度もひどくないからといって輸液療法を躊躇せず**，またその際は糖質を含んで輸液するのがよい．

❹高血糖

　糖尿病性ケトアシドーシス（DKA）：DKAを治療するにあたって最も重篤で避けなければならない合併症は脳浮腫とそれに伴う脳幹ヘルニアである．過剰な輸液による血清浸透圧の急激な低下やインスリン治療による急速な血糖値の低下はその重篤な合併症の原因となる．そのため原則として初期輸液は生理食塩水で，「ゆっくりと」補正することを心がける．

❺高クロール血症

　肥厚性幽門狭窄症：胃液中のHClの大量喪失から低Cl性代謝性アルカローシスを呈する．緩衝剤の乳酸を含まない，通常生理食塩水と5％ブドウ糖液の1：1～2混合液（±KCl）で輸液を開始する．

2 どう変更するか

　初期欠乏輸液が終了する頃には血液検査結果も揃い，病態がはっきりしてくるだろう．その後の輸液をそのまま等張液で継続してよいかは個々の状況による．初期欠乏輸液は等張液でしっかり行い，ADH分泌刺激が改善したと判断された時点で輸液内容，輸液量を変更するのがよいが，このADH分泌刺激が改善したという時点をどう判断するか？日常的に利尿が認められたら…としていることが多いと思うが，**1回の利尿で判断するのは早い**こともある．

❶低張性～等張性脱水

　等張液のまま輸液を継続．糖質を含むものがよい．Kが低濃度のため，われわれの施設ではK製剤を混合し，20 mEq/Lに調整している．

❷高張性脱水

　等張液と5％ブドウ糖液を同時に（配合して）輸液あるいは低張液に変更する．

> **MEMO 2** 低ナトリウム血症を急激に補正してはならない！
>
> 　　橋中心髄鞘崩壊（融解）症（central pontine myelinolysis：CPM）
> 　→浸透圧性脱髄症候群（osmotic demyelination syndrome：ODS）
> 　　約2日以上高度な低ナトリウム血症（特にSIADH）が持続すると脳細胞は細胞内の浸透圧物質を細胞外に出して細胞内を低張にし，細胞容積を維持しようとする（osmotic adaptation）．この状況で急速に低Naを補正すると急激に細胞内の水分が細胞外へ移動し虚脱が生じる．橋が最も影響を受けやすい．

> **MEMO 3** 高ナトリウム血症を急激に補正してはならない！
>
> 　　前述の低ナトリウム血症と逆にosmotic adaptationされていた細胞内へ急速な補正による水の流入によって脳浮腫を招き，不可逆的な神経学的後遺症や死亡をもたらす．
> 　　両者ともに急性症候性のものは積極的補正の対象となるが，無症候性慢性のものは急速な補正は必要ない．

3 維持輸液

　従来より小児の脱水治療は初期輸液に1号液が，その後の維持輸液に3号液を使用し輸液量を落とす…という使用が広く一般的であった．維持輸液に3号液を使用することはHolliday/Segarの計算式（表4）に基づいた必要水分量・電解質量が根拠になっている．この有名な論文の研究対象は脱水や血管の透過性の亢進するような（術後や敗血症など）病態の児は含まれていない．彼らのいう維持輸液とは状態の安定している（脱水のない）児が，何らかの理由で経口摂取できないときに脱水にならないように施行する輸液である．

- 結論

　　維持輸液なら従来通り3号液を用いる．

■まとめ：以下を「小児の輸液療法のスタンダード」としてお勧めする

> ① 生理食塩水で急速輸液（20 mL/kg/dose）
> ② リンゲル液で初期欠乏輸液（10〜20 mL/kg/時×2〜3時）
> ③ その後脱水が改善するまで糖加リンゲル液＋追加K製剤〜2号液（維持量＋欠乏量−①＋②±輸液量を制限）
> ④ 維持輸液には経口摂取が確立するまで3号液（経口摂取分を必要水分量から差し引いて輸液）

文献・参考図書

1) Hall, J. E.：The kidney, hypertension, and obesity. Hypertension, 41：625-633, 2003

2) Holliday, M. A. & Segar, W. E.：The maintenance need for water in parenteral fluid therapy. Pediatrics, 19：823-832, 1957
   ↑小児の必要水分・電解質量計算式の基本．

3) 「PALSプロバイダーマニュアル―AHAガイドライン2005準拠」(American Heart Association), バイオメディスインターナショナル, 2008
   ↑言わずとしれた小児救急の基本．

4) 特集：輸液Q&A．小児内科, 43, 東京医学社, 2011

5) 特集：小児の輸液ベーシックガイド．小児科診療, 74, 診断と治療社, 2011
   ↑最近小児の輸液はHOTなのか今年になってからさまざまな商業誌から輸液の特集が組まれている．

6) 「レジデントノート増刊 輸液療法パーフェクト」(飯野靖彦 編), 羊土社, 2009
   ↑良くまとまっていて読みやすい．1冊買うならこれ．

高齢者の輸液の実際と注意点

寺田泰蔵

Point
- 高齢者は輸液に対する安全域が狭く，綿密な管理が要求される
- 病態に応じて厳格な輸液制限や急速な輸液負荷などメリハリのある管理が必要な局面も存在する
- 危機的状況を脱した後の輸液は控えめに行った方がよいという意見が多い

■はじめに

救急の場面での高齢者の輸液についてこうすれば大丈夫というような王道はなく，料理本的な答えも見出せない．安全域の狭いなか，適切な輸液を行うための工夫が必要である．

1 輸液を行ううえで踏まえておくと有用と思われる知見

❶高齢者は体内水分量や水分分布に変化が生じている

細胞内水分量の減少が顕著で，80歳では30歳時と比べ約80％に低下する[1]．細胞内水分は循環血液量減少時にこれを補う予備能として働くが，この機能が低下するため血管内脱水に陥りやすい．

❷高齢者は腎機能が低下している

80歳での平均クレアチニンクリアランスは50 mL/分まで低下し，腎疾患の罹患率も年齢とともに上昇する．また加齢に伴う筋肉量低下により，腎機能の低下が血清クレアチニン値に反映されにくい場合があるため注意が必要である．

❸高齢者は心機能が低下している

80歳では30歳時と比べ約70％に低下している[1]．心疾患の有病率も上昇し，心機能の個人差も大きくなっている．

❹ 高齢者は種々の水電解質調節機能が低下している

抗利尿ホルモンに対する感受性低下やレニン–アンギオテンシン–アルドステロン系の機能低下は尿の濃縮能の低下をもたらし，また心房性Na利尿ペプチドは加齢とともに上昇する傾向にあるため，脱水や低ナトリウム血症の一因となっている[2]．さらに口渇中枢の機能低下や認知症の存在，失禁や頻尿を恐れての飲水の制限なども脱水を助長する要因となっている．

2 一般論は成り立つか？

前述の特徴を考えると高齢者は脱水，溢水，高度の電解質異常など，いずれにも陥りやすいということになる．これはまさにこの通りで，巷でよく耳にする「高齢者への生食投与はNa負荷が多すぎるので避けるべし」「高齢者への輸液は絞り気味に行う」などの教えは，維持輸液を行うにあたっては一理あるのだろうが，さまざまな病態においてそれを普遍的とするのは無理そうである．前述した特徴を踏まえるとむしろ高齢者では生理的範囲を大きく逸脱した脱水や電解質異常をきたしている場面が多く，実際臨床の場面においても輸液を画一的に絞ることが通用しない状況にしばしば遭遇する．

3 高齢者の輸液を行うにあたって何が本当に重要か？

重篤な状態の高齢者への輸液療法はチャレンジングである．本来，詳細な病態評価と綿密な治療計画が治療の成否の鍵となるのだが，病態いかんではその余裕を与えてもらえないまま初期輸液開始となる場合も多い．当初の見立て（輸液の選択や投与量）が正しいに越したことはないが，病態はダイナミックに変化し必要な輸液の質と量も変化していくなかで，実は最初の輸液の適否に一喜一憂するより，開始後起こる変化をいち早く察知し適切に軌道修正できるかの方がはるかに重要と思われる．

> **MEMO ❶ 高齢者の輸液のポイント①**
> 病態の変化に敏感になろう！

4 救急の場面での初期輸液の注意点

輸液療法を開始するにあたり，①蘇生を目的とした輸液か，②蘇生を必要とするほどではないが何らかの水電解質異常の補正を目的としたものか，もしくは③単に維持を目的としての輸液なのかを明確にすることは重要である．

❶ 緊急の蘇生を目的とした輸液（表1）

蘇生が必要な状況の患者においては，詳細な病態評価に先んじてABC（気道，呼吸，循環）の評価と維持が重要となる．

表1　蘇生が必要な高齢者への初期輸液の目安

	輸液の種類	輸液速度
輸液負荷が危険な病態（心不全による肺水腫）	いずれも（厳格な輸液制限を行うことが前提であれば輸液の種類は選ばないが，5％ブドウ糖液が慣用されている）	10〜20 mL/時（利尿薬，血管拡張薬の投与ルート）心不全，肺水腫のコントロールがついたら維持輸液へシフト
積極的輸液が必要な病態（循環血液量減少による循環不全）	細胞外液（乳酸リンゲル，酢酸リンゲル，生理食塩水）	全開（500〜1,000 mL/時），総量が数Lに及ぶこともある．循環不全を離脱もしくは有害事象出現を早めに察知し負荷中止，維持輸液へシフト

MEMO ❷　高齢者の輸液のポイント②

輸液を厳格に絞らねばならない病態，逆に積極的に負荷しなければならない病態を見極める．

　蘇生を目的とした初期輸液に際しては，まず輸液負荷がきわめて危険と考えられる病態を見極める必要がある．この病態に該当するのは重篤な心不全，肺水腫をきたしている患者で，心不全や腎不全の既往歴，低酸素血症や呼吸不全の有無，聴診所見（湿性ラ音の存在）や浮腫等の身体所見より比較的容易に判別できる．かかる病態においては評価が定まるまで厳格な輸液制限を行う必要があり，いずれの輸液製剤を選択した場合でも輸液ポンプなどを用いて10〜20 mL/時の投与速度で開始し，利尿薬や血管拡張薬など治療薬投与のための輸液路と考えるべきである．

　次に早期より積極的な輸液を行わないと致死的と考えられる病態を判別する．このカテゴリーにあてはまる患者は外傷や消化管出血，高度脱水，アナフィラキシー，敗血症などにより絶対的もしくは相対的循環血液量減少によるショックを呈しており，いずれも現病歴，身体所見などにより判別できる場合が多い．これらの病態においては，高齢者がいかに予備能に乏しいので急速輸液に注意すべきといっても，ショックを離脱するまでは必要な輸液を積極的に行わないと遷延性のショックから多臓器障害に陥る．細胞外液（乳酸リンゲル，酢酸リンゲル，生理食塩水）による急速輸液（投与速度は通常少なくとも全開＝500〜1,000 mL/時，活動性の出血などでは総量数Lにも及ぶ）を行うが，治療によりひとたびショックを離脱するか溢水の徴候が認められた際は，負荷を中止し維持輸液へのシフトを早めに考慮する．

MEMO ❸　高齢者の輸液のポイント③

ショック状態からの離脱や有害事象の発現を見逃さず，早めに控えめな輸液にシフトする必要がある．

この間，患者の循環動態を頻繁に評価する必要があるが，ベッドサイドで簡便にできる評価法としては，バイタルサインの計測，身体所見，胸部ポータブルX線撮影，超音波検査などがあげられ，さらに中心静脈圧測定など侵襲的モニタリングも必要となる場合がある．

また輸液負荷の問題以外で初期輸液に際して考慮されるべき緊急の状態として，重篤な電解質，血糖の異常があげられる．早期に心電図モニターを開始し重篤な不整脈や電解質異常を疑わせる変化を認めないか確認と対処を行い，次にデキストロスティックによる血糖測定，血液ガス（いずれも早く結果が得られるのが利点だが，正確性に欠ける場合も見受けられるので，検査室からの検査結果を後に確認する必要がある）より得られる測定値をもとに治療を開始する．

・エコーによる評価を活用しよう（表2）

輸液負荷の指標として中心静脈圧測定は確かに有用であるが，ライン挿入までに費やす時間の問題や虚脱した血管への挿入の困難さと合併症への危惧，不穏などにより患者の協力が得にくい場合があるなど，エコーガイド下穿刺が普及した現在においても蘇生初期の時点での中心静脈ライン留置は現実的でない場合も多い．このような状況下でも超音波による循環動態の評価はベッドサイドで簡便にくり返し行え，高齢患者における輸液方針決定の一助となる．

One More Experience

エコーによる循環動態評価を行いながら蘇生を行った例

78歳女性．入院中の精神科病院より意識障害，ショックで搬入された．来院時呼名応答は認めるが不穏，頻呼吸，頻脈，低血圧，低体温を認め，SpO_2は抹消循環不良で測定困難であったが，聴診上明らかなラ音は聴取されなかった．高流量酸素投与と同時にライン確保，エコーによる循環動態評価では，心腔は小さいが壁運動は良好．下大静脈も虚脱していた．このため，乳酸リンゲル液の急速投与をエコーでの間欠的評価をくり返しながら行い，合計3,000 mLの負荷後に左房径43 mm，下大静脈径19 mmまで回復するも低血圧傾向が継続した．この間の評価にて尿路感染による敗血症が強く示唆されたため，抗菌薬投与，ノルアドレナリンの投与を開始しショック状態を離脱し不穏状態も解消した．

表2 前負荷と心機能の評価

循環血液量減少を疑う所見	循環血液量増加を疑う所見	心機能の評価
収縮期に乳頭筋が接するくらい左室が虚脱している	左室拡張終期径が大きい（55 mm以上）	全体的な左室の動きを評価
左房径が小さい（30 mm以下）	左房径が大きい（40 mm以上）	局所運動を評価（hypokinesis, akinesis, diskinesis）
下大静脈が細く（12 mm以下）呼吸変動を伴う	下大静脈が太く（18 mm以上）呼吸変動も認めない	左室駆出率（EF）の算出　B/Mモードで左室の心基部よりの部分で拡張終期径（LVEDD），収縮終期径（LVESD）を計測し算出する　$EF = 1 - (LVESD/LVEDD)^3$

❷蘇生を必要とするほどではないが，何らかの水電解質異常の補正を目的とした輸液（表3）

この場合はいわゆる控えめな投与速度で輸液を開始〔検査結果が出て方針が定まるまで1号液を用いて60 mL/時（＝1.2 mL/kg/時）程度で投与を開始するのが無難と思われる〕し，同時に詳細な評価を行ったうえで水電解質管理のプランを立て行っていくことが必要である．個々の病態に対する輸液計画立案の詳細は各項にゆずるが，代表的な水電解質異常の欠乏量の推定，補正について表3が参考となる．補正の速度も数日かけて行う方が安全な場合もあり，経過中のこまめな再評価と修正が必要である．

> **MEMO ❹ 高齢者の輸液のポイント④**
> 生命の危険のない状態では控えめな輸液を行いつつ評価，治療を行う．

❸維持を目的とした輸液（表4）

維持輸液の投与量の目安を表4に示す．理想的には時間尿量1 mL/kgを維持するように努めながら控えめに輸液を行う．

表3　水，電解質異常の補正の目安

	高張性脱水	等張性脱水	低張性脱水
輸液製剤の選択	低張輸液製剤（1号液，3号液，4号液，5％ブドウ糖液等，必要な水分，Na，K負荷に応じて選択）で開始，急激なNa低下による脳浮腫に注意	細胞外液（乳酸リンゲル，酢酸リンゲル，生理食塩水）で開始．輸液過剰に注意し，補正され次第維持輸液に移行	細胞外液（乳酸リンゲル，酢酸リンゲル，生理食塩水），重篤な場合は3％NaCl高張食塩水．急激なNa上昇による橋中心髄鞘融解症に注意
欠乏量の推定（水，Na）	水分欠乏量の推定 　健常時体重×0.5×（1－140/血清Na）（L）	水分欠乏量の推定 　健常時体重－現在の体重（L） Na欠乏量の推定 　（健常時体重－現在の体重）×140（mEq）	Na欠乏量の推定 　現在の体重×0.5×（140－血清Na）（mEq）
K欠乏量の推定	4.5－血清K×100（mEq）		

*計算式の1/4〜1/3の量を維持量に追加し，当日の輸液量とする
*これら計算式は一般成人のものと基本的に変わりないが，加齢による変化を考慮して体重に占める総体液量の比を0.6から0.5（〜0.55）に引き下げている
*いずれも健常時の体重を基準としており，不明の場合は健常時の体重を推定して行わねばならない

表4 維持輸液の目安

	投与量	追加の目安
水分投与量の目安	30〜35 mL/kg/日	軽度発熱，軽度発汗：＋500〜1,000 mL 高熱，発汗多量：＋1,000〜2,500 mL
Na投与量の目安	2 mEq/kg/日	軽度発汗：＋10〜20 mEq 多量発汗：＋20〜40 mEq
K投与の目安	2 mEq/kg/日	下痢，尿中排泄量などに応じて適宜追加

嘔吐，下痢，発汗の存在に注意し，必要に応じ採血結果，尿量，尿中電解質，FENa，TTKG などを指標に修正を加える

Pros & Cons 賛成論 反対論

❖ 多めに行うか？ 控えめとすべきか？

前述したように高齢者において過剰輸液に対する十分な配慮が必要であるが，一方で濃縮能の低下等の腎機能の面からは老廃物を排出させるために水負荷と尿量維持が必要となる．このような相反する問題から高齢者への輸液を多めに行うか，控えるかについては意見が分かれるところだが，多くの記述からは控えめに行う立場をとる者が多い[3]．一般的に高齢者といっても暦年齢と臓器年齢は必ずしも一致せず，許容される輸液の幅もまちまちである．暦年齢にのみにとらわれず，個々の臓器機能や病態に応じたテーラーメードな輸液が望まれる[4]．

文献・参考図書

1) 中林 毅ほか：高齢者の代謝異常．脱水．綜合臨牀，52：2162-2169，2003
　↑高齢者の脱水の総説．加齢による生理機能の推移や脱水の身体所見の感度，特異度などが示されている．

2) Luckey, A. E. & Parsa, C. J.：Fluid and electrolytes in the aged. Arch Surg, 138：1055-1060, 2003
　↑高齢者における水電解質異常のメカニズムの概説．

3) 金澤暁太郎：高齢者の輸液療法－高齢者に特有の合併症を中心に－，醫學のあゆみ，140：327-330，1987
　↑高齢者の輸液に際しての注意点を水・電解質のみならず栄養や輸血の問題点についても概説されている．

4) 守尾一昭：総説1．脱水症の病態，病型：高齢者に特徴的な病態，病型はあるか？．Geriatric Medicine（老年医学），46：557，2008
　↑高齢者の脱水の病態生理の概説．高張，等張，低張性脱水それぞれの臨床所見が詳述されている．

第4章

Expertise
周術期の栄養・輸液管理

第4章 【Expertise】周術期の栄養・輸液管理

1 重症疾患の栄養療法

永田 功

Point

- 経腸栄養を早期（24〜48時間以内）に開始する
- 必要なエネルギー量を投与し，過剰エネルギー投与を避ける
- 主要・微量栄養素を適量投与する
- 血糖管理を施行し，高血糖を避ける

■はじめに

救急患者に対し救急外来で初期輸液を含む治療を行い，入院後に根本治療とともに行っていく重要な治療に栄養療法があげられる．ICUに入院するような重症患者では特に重要であり，本項では米国静脈経腸栄養学会（American Society for Parenteral and Enteral Nutrition：ASPEN）と欧州静脈経腸栄養学会（European Society for Parenteral and Enteral Nutrition：ESPEN）の重症患者栄養治療ガイドラインを踏まえて栄養療法について解説する．

1 栄養管理の目標

栄養管理の目標は2つあり，適切な栄養状態を維持することと重症疾患の経過，予後を改善することである[1]．

❶適切な栄養状態の維持

重症疾患の急性期は著しい代謝亢進と異化亢進状態となる．これに対し，除脂肪体重の維持，免疫機能の維持や代謝亢進に伴う合併症を避けるために**必要なエネルギー基質を投与**し，適切な栄養状態を保つ栄養サポートを行う．また，栄養サポートに伴う過剰エネルギー投与（overfeeding）も高血糖，脂肪合成の亢進や肝機能障害の弊害を生じるため，**過剰エネルギー投与を避ける**ことも重要な栄養管理である．

❷ 重症疾患の経過，予後の改善

重症疾患においてはストレスに対する代謝反応の軽減，酸化ストレスによる細胞傷害の予防，免疫機能の改善を目指し，栄養療法を行う．そのために**経腸栄養の早期開始，主要・微量栄養素の適量投与，厳密な血糖管理**を行う等の栄養管理を行う．

2 栄養管理が必要な患者とは

栄養管理が必要な患者は入院時に**栄養アセスメント**（表1）を行い，決定する[1, 2]．栄養アセスメントの結果，栄養管理が必要な患者としては以下があげられる．

①入院時点ですでに栄養障害がある患者
②重症疾患に罹患している患者（例えば，ICU入院が2～3日以上見込まれるような重症疾患）
③重症疾患や消化管機能異常で3日以内に完全な経口摂取ができない患者

MEMO ① 血液生化学検査による栄養評価の注意点

重症疾患急性期では栄養指標として一般的に用いられるタンパク質（アルブミン，プレアルブミン，トランスフェリン，レチノール結合タンパク）は血管透過性亢進や肝でのタンパク合成優先順位の変化の影響を受け，正確に栄養状態を反映しない[1]．つまり，血管透過性亢進によりサードスペースに移動したり，肝でCRP，血清アミロイドA，フィブリノーゲン等の急性炎症タンパクが産生され，他のタンパク合成が低下するためである．

表1 栄養アセスメント

①主観的包括的栄養評価法
・体重減少の有無 ・入院前の栄養摂取状況 ・疾患の重症度 ・併存疾患の状況 ・消化管機能
②客観的データ―栄養評価法
血液生化学検査による栄養評価はMEMO①の通り重症疾患急性期では正確な指標となりえないが，以下が栄養指標として一般的に使用されている
・血清アルブミン　・総リンパ球数　・総コレステロール ・トランスフェリン　・プレアルブミン　・レチノール結合タンパク

3 必要エネルギー量

必要エネルギー量は推定式あるいは間接熱量計により求められるが，簡易式，推定式は間接熱量計より不正確であるため注意して用いるべきである．簡易式では **25〜30 kcal/kg/日**[1,2]，推定式としては日本では **Harris-Benedict 式**（表2）を用い，必要エネルギー量を計算する．そして，簡易式，推定式で用いる体重は **body mass index（BMI）≦ 29.9 kg/m^2 のときは現体重**[3]，**30.0 kg/m^2 ≦ BMI のときは理想体重**を用いる[1]とされている．BMI 18.5 kg/m^2 以下の痩せている患者に理想体重を用いてカロリー投与を行うと栄養過量投与になったり，refeeding syndrome を生じる可能性があり[3]，BMI 30.0 kg/m^2 以上の肥満は患者看護に悪影響を与えたり，インスリン抵抗性，敗血症，感染症，深部静脈血栓症，臓器不全等を併発する危険性が高いからである[1]．

MEMO 2　refeeding syndrome

refeeding syndrome は重篤な栄養不良状態の患者に積極的な栄養補給を行うことにより低リン血症，低カリウム血症，低マグネシウム血症，ビタミン（チアミン）欠乏，水分貯留や浮腫を生じ，不整脈，心不全，呼吸不全，痙攣，横紋筋融解を引き起こす病態である．refeeding syndrome 発症の危険因子としては理想体重の70％を割るような体重の患者，低リン血症，低カリウム血症，低マグネシウム血症が栄養補給前に存在する患者，5〜10日間絶食，もしくは絶食に近い患者であり，refeeding syndrome を予防するには初期投与エネルギー量と輸液量を制限し，その後徐々に増やす．また，栄養補給最初の2週間程度は全身状態の観察や電解質等のモニタリングを行うことが重要である．

表2　Harris-Benedict 式

・BEE（basal energy expenditure：基礎エネルギー消費量）
男性　66.47 ＋ 13.75 × 体重 ＋ 5.0 × 身長 − 6.75 × 年齢
女性　655.1 ＋ 9.56 × 体重 ＋ 1.85 × 身長 − 4.68 × 年齢
・TEE（total energy expenditure：全エネルギー消費量）
TEE ＝ BEE × 活動係数 × ストレス係数

活動係数	
1.0	寝たきり
1.2	ベッド上安静
1.3〜1.4	ベッド外活動（トイレ歩行等）
1.5〜1.7	労働

ストレス係数	
1.2	小手術
1.2〜1.4	中等度手術
1.3〜1.5	大手術
1.4	多発外傷
1.2〜1.4	腹膜炎・敗血症
1.1〜1.5	褥瘡
1.5〜1.6	重症感染症
1.2〜2.0	熱傷
＋0.1	発熱（1℃ごと）

4 経腸栄養と静脈栄養

栄養管理を行ううえで栄養の投与経路として経腸栄養と静脈栄養がある．そして，**第1選択は経腸栄養であり，経腸栄養が禁忌もしくは不耐性**（表3）**であったり，経腸栄養で必要エネルギー量を投与できない患者には静脈栄養**を行う[1, 2]．経腸栄養が第1選択の理由は経腸栄養と静脈栄養では死亡率には差を認めなかったが，経腸栄養で肺炎，カテーテル関連血流感染症や外傷患者における腹腔内膿瘍等の感染性合併症の減少を有意に認めたからである．また，多くの研究で経腸栄養により入院期間の有意な短縮に伴う栄養療法の費用削減，また，頭部外傷患者においては認知機能の回復が示されている[1]．

❶ 経腸栄養

1）開始時期

開始時期は入院後あるいは侵襲後**24～48時間以内**が推奨されている[1, 2]．その根拠としては24～72時間以内の経腸栄養投与開始群（早期開始群）は72時間以降の経腸栄養投与開始群と比較して腸管の透過性亢進の減少，炎症性サイトカインの活性化や放出の抑制，エンドトキシン血症の抑制と関連しているとされ，感染性合併症の罹患率，入院期間の短縮，死亡率の減少傾向が示されたからである[1]．

2）投与経路

投与経路としては胃内投与，小腸内投与があるがどちらでも選択可能である．ただし，誤嚥の危険性が高い，胃内投与に不耐性の場合（表4）は小腸内投与を行う．なお，小腸内投与で胃食道逆流，人工呼吸器関連肺炎の有意な減少が報告されているが，死亡率には胃内投与との有意差を認めなかった[1]．

表3　経腸栄養投与の禁忌，不耐性

禁忌	腸閉塞，短腸症候群，腸間膜閉塞，腹部コンパートメント症候群など
不耐性	胃食道逆流，胃残留量の増大など

注1）血行動態が不安定な状態（高容量のカテコラミンや大量の輸液負荷，血液製剤を使用している状態）では循環動態が安定するまで経腸栄養の投与は待つべきである
注2）ICUの患者では腸蠕動音の有無，排ガス排便の有無は経腸栄養開始の必要な所見ではない
注3）胃残留量が500 mL未満で，身体所見や画像所見に異常がなければ，経腸栄養の中断は避ける

表4　経腸栄養に伴う誤嚥の危険性が高い症例，胃内投与に不耐性な症例とは

誤嚥の危険性が高い症例
経鼻胃管，気管挿管中，人工呼吸管理，70歳以上，意識レベル低下，水準以下の看護，体位（長期仰臥位），ICUからの移送，水準以下の口腔ケア，ボーラス間欠投与法
胃内投与に不耐性な症例
胃食道逆流，胃残量増大

3）必要エネルギーの投与方法

入院1週間の**初期投与量は経腸栄養の臨床効果を高めるために必要エネルギー量の50〜65％以上**とする[1]が，初期投与量として必要エネルギー量をすべて与えることは栄養過剰状態となるため避ける．侵襲初期には炎症性サイトカイン等の作用で内因性の栄養素が主に使用され，内因性エネルギーの発生により必要エネルギー量をすべて外から投与すると栄養過剰になるからである．また，Krishmanらは前向き研究により投与カロリーを目標の33〜66％（9〜18 kcal/kg/日）とした患者の方がそれ以上のカロリーを投与された患者よりも転帰が良好であったことを報告している[4]．必要エネルギー量の50〜65％の初期投与量を経て，**7〜10日後には必要エネルギー量に達する**ようにする．もし経腸栄養単独で7〜10日後に必要エネルギー量を投与できない場合は静脈栄養を補助的に併用し，必要エネルギー量投与をめざす[1]．

4）タンパク質投与量

重症患者では創傷治癒，免疫機能および除脂肪体重の維持にタンパク質が最も重要となる．タンパク質投与量は表5に示しているが，重症患者では**タンパク質必要量が必要エネルギー量よりも相対的に高くなる**ため，標準的な経腸栄養剤ではタンパク質が不足し，タンパク質の補給が必要となる[1]．

5）経腸栄養剤・補助療法の特徴と適応

- **免疫調整栄養剤**：アルギニン，グルタミン，核酸，ω-3系脂肪酸，抗酸化物質が添加された免疫調整栄養剤は待機的な大手術，外傷，熱傷，頭頸部癌，人工呼吸管理されている重症患者が対象となる．上記患者には免疫調整栄養剤投与で，人工呼吸器装着時間の短縮，感染性合併症の減少，入院期間の短縮が示されている．そして，少なくとも目標必要エネルギー量の50〜65％を投与する必要がある．また，重症敗血症患者への使用は注意を要する．アルギニンが一酸化窒素（NO）に変換され，血行動態の不安定性が惹起される可能性があるからである[1]．

- **プロバイオティクス製剤**：フラクトオリゴ糖（FOS）等であり，移植後，腹部大手術，重症外傷といった特定の重症症例に対し感染性合併症の減少を認めている[1]．

- **抗酸化ビタミンと微量元素**：ビタミンEやアスコルビン酸を含む抗酸化ビタミンとセレン，

表5　重症患者の経腸栄養によるタンパク質投与量

①BMI 30.0 kg/m² 未満
・現体重を使用
・1.2〜2.0 g/kg/日，あるいは 　NPC（non-protein calorie，非タンパクカロリー）：N（nitrogen，窒素）比＝70：1〜100：1をめざす
・熱傷や多発外傷患者ではさらにタンパク質投与量を増やす
②BMI 30.0〜40.0 kg/m²
・理想体重を使用
・2.0 g/kg/日以上投与
③BMI 40.0 kg/m² 以上
・理想体重を使用
・2.5 g/kg/日以上投与

亜鉛，銅を含む微量元素は特に熱傷，外傷，人工呼吸管理が必要な重症患者で有意な死亡率の減少を認めている[1]．

・**グルタミン**：熱傷，外傷，混合ICU患者では，投与中の経腸栄養剤にグルタミンが含まれていない場合グルタミンの追加投与を考慮する．熱傷，混合ICU患者においては入院およびICU入院滞在期間の減少を認め，熱傷患者では死亡率の減少を認めている[1]．

・**食物繊維**：可溶性食物繊維（グアガム）は経腸栄養に伴う下痢に対して有益な可能性があるが，可溶性・不溶性食物繊維とも腸管虚血や腸蠕動運動低下のリスクが高い症例においては避けるべきである[1]．

6) **各病態別の経腸栄養**：表6参照[1]．

表6　各病態別の経腸栄養

急性呼吸促迫症候群（ARDS），急性肺傷害（ALI）
・抗炎症性脂質（ω-3系魚油，ボラージ油）や抗酸化物質を強化した経腸栄養剤（オキシーパ®）を投与する
呼吸不全
・ICUの急性呼吸不全患者に対し習慣的に高脂肪-低炭水化物の経腸栄養剤の投与は推奨されない ・高濃度（1.5～2.0 kcal/mL）経腸栄養剤投与を考慮する ・正常な横隔膜運動，最適な肺機能を得るために血清リン値を厳重にモニターし，適切に補正する
腎不全
・ICUの急性腎障害患者に対し標準的な経腸栄養剤を，ICUの標準的なタンパク質とカロリーに従って投与する．電解質異常を伴う場合は電解質制限のある腎不全用経腸栄養剤（リーナレン®，レナウェル®）を投与する ・血液浄化療法施行中ならタンパク質投与量を1.5～2.0 g/kg/日，最大で2.5 g/kg/日投与する．血液透析療法を避けるあるいは遅らせる目的でタンパク質投与量を制限するべきではない
肝不全
・肝硬変，肝不全患者においては，腹水，循環血液量減少，浮腫，門脈圧亢進，低アルブミン血症の合併により従来の栄養評価法は正確性や信頼性に欠けるため，注意して使用する ・ICUの急性あるいは慢性肝疾患患者の栄養療法においては経腸栄養が好ましい．肝不全患者の栄養療法でタンパク質制限は避けるべきである ・ICUの急性あるいは慢性肝疾患患者に対して標準的な経腸栄養剤を投与する．腸管作用性抗菌薬やラクツロースに抵抗性のある脳症患者には分枝鎖アミノ酸製剤（アミノレバン®EN，ヘパンED®）を使用する
急性膵炎
・重症急性膵炎患者には経鼻腸管チューブを留置し，輸液蘇生が完了次第，経腸栄養を開始する．胃内もしくは小腸内投与を行う ・軽症～中等症急性膵炎患者は予期せぬ合併症が生じたとき以外や7日以内に経口摂取ができないとき以外は栄養サポートを必要としない ・重症急性膵炎患者で経腸栄養に耐性を示す場合は，以下の方法を施行する 　①経腸栄養を早期に開始する．②経腸栄養注入部位をより肛門側に変更する．③経腸栄養剤の内容を未消化タンパク質から小ペプチド，長鎖脂肪酸から中鎖脂肪酸もしくは脂肪分のない製剤に変更する．④ボーラス投与から持続投与に変更する ・重症急性膵炎患者に経腸栄養投与が不可能な場合は静脈栄養を考慮する

表7　誤嚥の危険性を減らすための方法

- ベッドの頭部を30〜45°挙上する
- 持続投与法にする
- 消化管蠕動促進薬（メトクロプラミド，エリスロマイシン）や麻薬拮抗薬（ナロキソン）の投与を開始する
  - メトクロプラミド（プリンペラン®）：静注・胃内投与
  - エリスロマイシン（エリスロシン®）：静注投与
  - ナロキソン（塩酸ナロキソン）：胃内投与
- 小腸内投与にする

7）合併症対策

- **誤嚥**：誤嚥の危険性を評価（表4）し，誤嚥の危険を減らすために表7を施行する[1]．
- **下痢**：経腸栄養剤投与に伴う下痢の原因として投与速度，経腸栄養剤の組成，腸内細菌叢の変化，経腸栄養剤の汚染があり，対策としては表8があげられる[5,6]．また，経腸栄養剤以外の原因（広域スペクトラム抗菌薬投与，高浸透圧性薬剤の過量投与，クロストリジウム起因性偽膜性腸炎等）を考慮する[1]．

> **One More Experience**
> **経腸栄養施行中に嘔吐が出現した1例**
> 症　例：30代女性．HELLP症候群でICU入院．急性肝不全，高度腹水貯留．パンテノール（パントール®）使用下に周欠的投与による経腸栄養を開始し，便通あるも開始5日後より嘔吐あり．これに対し持続投与への変更，六君子湯投与を開始し，それ以降は嘔吐なし．消化管蠕動促進薬としては表7以外に胃運動促進目的にクエン酸モサプリド（ガスモチン®）や六君子湯の胃内投与，大腸蠕動促進目的にパンテノール（パントール®）やジノプロスト（プロスタグランジンF2α）の静注投与，大建中湯の胃内投与を単独もしくは併用投与し，経腸栄養を遂行する．

❷静脈栄養

1）開始時期

　　Pros & Cons（243ページ）に記載した通りASPENとESPENのガイドラインでは意見が分かれているが，最近報告されたEPaNIC trial（Early versus Late Parenteral Nutrition in Critically Ill Adults）の結果ではBMIが17以上のICU入院患者は入院時の栄養状態にかかわらず，経腸栄養の投与量が入院1週間後までに目標に達しない場合に静脈栄養を8日目以降から開始するべきと報告している[7]．その根拠としてはICU入院1日目から静脈栄養を開始した群に比べてICU入院8日目に経腸栄養で投与目標量を達成できていない場合に初めて静脈栄養を開始した群は感染症発症率の減少，人工呼吸器管理期間や血液浄化療法期間の短縮，γ-GTP・ALPの減少，医療費の削減が認められ，ICU滞在および入院期間が短縮したからである[7]．

表8　経腸栄養に伴う下痢への対応

投与速度
低速度で投与する．100 mL/時以上で下痢を起こしやすい．間欠投与なら持続投与を検討する
経腸栄養剤の組成
高浸透圧性なら等浸透圧性に変更し，乳糖不耐性ならカゼインを原料とする経腸栄養剤に変更する
腸内細菌叢の正常化
プロバイオティクス製剤や食物繊維の投与を考慮する
経腸栄養剤の汚染
経腸栄養剤は使用直前に開封することを守る

Pros & Cons　賛成論　反対論

❖ 静脈栄養の開始時期

　ASPENとESPENのガイドラインではいつ静脈栄養を開始するべきか意見が分かれている．ASPENでは重症疾患に罹患する前に正常な栄養状態であった場合は入院後7日以内に経腸栄養を施行できない，もしくは必要エネルギー量を投与できないときは入院後8日目から開始し，入院時にタンパク栄養障害を認めた場合は経腸栄養が実施できなければできるかぎり早期に静脈栄養を開始するとされている．一方，ESPENでは3日以内に通常の栄養摂取に戻れないと予測され，経腸栄養が禁忌，もしくは不耐性の場合は24〜48時間以内に開始し，経腸栄養施行2日後に必要エネルギー量に達していない場合も補助的な静脈栄養を併用するとされている．しかし，EPaNIC trialを受けて，早期静脈栄養の有用性は否定され，今後静脈栄養の開始時期は8日目以降が推奨されるであろう．

2) 投与経路

　必要エネルギーを満たすためには高浸透圧性静脈栄養を投与できる中心静脈カテーテルが必要となるが，経腸栄養のみで満たすことのできない必要エネルギーの一部を補充するために低浸透圧（＜850 mOsmol/L）性静脈栄養を投与する場合は末梢静脈カテーテルからの投与を考慮する．末梢静脈栄養で必要エネルギー量を完全に投与できない場合は中心静脈栄養にするべきである[2]．

3) 必要エネルギーの投与方法

　必要エネルギー量（25〜30 kcal/kg/日）の80％（20〜25 kcal/kg/日）を目標投与量とし，過剰エネルギー投与に関連するインスリン抵抗性，感染症罹患率の上昇，人工呼吸器の長期装着や入院期間の延長を避ける．そして，**患者の状態が安定したら，必要エネルギー量に見合うように投与量を増やしていく**[2]．静脈栄養のみによる栄養管理中も定期的に経腸栄養

を導入するように試み，経腸栄養が導入でき，経腸栄養の投与量を増やすことができれば静脈栄養の投与量を減らしていく．そして，必要エネルギー量の60％以上を経腸栄養から投与できた段階で静脈栄養を中止することが可能である[1]．

4) **タンパク質投与量**

理想体重で**1.3〜1.5 g/kg/日**投与すべきといわれており[2]，BMI 30.0 kg/m^{2}以上の場合は経腸栄養時の投与量に従う[1]．

5) **脂質・グルタミン・微量栄養素**

- **脂質**：長期（1週間以上）ICU患者においてはエネルギー源，または必須脂肪酸を供給するために必要であり，0.7〜1.5 g/kg/日を12〜24時間かけて投与する．LCT/MCT（長鎖脂肪酸/中鎖脂肪酸）混合脂肪乳剤，オリーブ油ベースの脂肪乳剤，脂肪乳剤へのEPAやDHAの添加，魚油を強化した脂肪乳剤の有益性が報告されている[2]．
- **グルタミン**：アミノ酸溶液に0.2〜0.4 g/kg/日のL-グルタミンを含める（例えば，アラニル・グルタミンジペプチド*0.3〜0.6 g/kg/日）[2]．＊日本には市販されていない．
- **微量栄養素**：マルチビタミンと微量元素は毎日静脈栄養内に加える[2]．

5 血糖管理

高血糖（血糖値＞180 mg/dL）は重症患者の死亡率に関連し，重症感染症や多臓器不全といった合併症を悪化させる[2]．また，厳密な血糖管理（血糖値：80〜110 mg/dL）も死亡率を上昇させ，高度な低血糖（血糖値＜40 mg/dL）の発症率が高くなる[8]．血糖値を140〜180 mg/dLにすると低血糖を避け，低血糖に関連する死亡率を減少させる可能性があり，**110〜150 mg/dLでのコントロール**が現時点では推奨されている[1]．

文献・参考図書

1) McClave, S. A., et al.：Guidelines for the provision and assessment of nutrition support therapy in the adult critically ill patient：Society of Critical Care Medicine（SCCM）and American Society for Parenteral and Enteral Nutrition（A.S.P.E.N）．JPEN, 33：277-315, 2009
↑成人重症疾患患者の栄養管理のガイドライン．

2) Singer, P., et al.：ESPEN Guidelines on Parenteral Nutrition：Intensive care. Clin Nutr, 28：387-400, 2009
↑重症疾患患者に対する静脈栄養のガイドライン．

3) Seres, D.：Nutritional support in critically ill patients：An overview. UpToDate 2011
↑文献1を基に重症疾患患者に対する栄養管理を概説している．

4) Kirshman, J. A., et al.：Caloric intake in medical ICU patients. Consistency of Care with guidelines and relationship to clinical outcomes. Chest, 124：297-305, 2003
↑重症疾患患者へのカロリー投与量を中等度（9〜18 kcal/kg/日）とした方が転帰良好であったと報告した文献．

5) 宮澤 靖：経腸栄養療法に伴う下痢．臨床栄養，117：18-23, 2010
↑経腸栄養法に伴う下痢の原因と対策がまとまっている．

6) 岩佐幹恵：経腸栄養施行中にみられる合併症．日本臨床増刊号 静脈・経腸栄養，68：226-230, 2010
↑経腸栄養中の合併症とその対策についてまとまっている．

7) Casaer, M. P., et al.：Early versus late parenteral nutrition in critically ill adults. N Engl J Med, 365：506-517, 2011
    ↑BMIが17以上のICU患者は入院時の栄養状態にかかわらず，経腸栄養の投与量が入院1週間後までに目標に達しなくても静脈栄養は8日目まで投与を避けるべきと報告した論文．

8) Finfer, S., et al.：NICE-SUGER study investigators, intensive versus conventional glucose control in critically ill patients. N Engl J Med, 360：1283-1297, 2009
    ↑標準血糖管理群に比べて厳格な血糖管理群で死亡率，重度の低血糖発生率が上昇すると報告した文献．

第4章 【Expertise】周術期の栄養・輸液管理

周術期（外科）

木庭雄至

Point

- 周術期の輸液の基本は，循環血漿量の維持である
- 輸液量は尿量を指標に行う．ただし心・腎機能が不良な場合は慎重に投与量を計画する
- 出血量に見合う輸液量とするためには，細胞外液で補充するならば出血量の2〜3倍量を要する
- 術中・術後早期はサードスペースに水分が移動する

■はじめに

　輸液の目的は水分や栄養分の補充と電解質の維持である．消化器外科患者の場合，待機手術では比較的安定した状態での外科侵襲となりそれほど神経質になる必要はないが，緊急手術や状態の悪い高齢者や併存疾患を有する患者の場合は，不適切な輸液管理は外科侵襲に加えてさらに追い打ちをかけて病態の悪化を招いてしまうことがあるので，細心の注意が必要である．ここでは，消化器外科患者における輸液の基本について解説する．

1 術前栄養は必要か？

　まずは術前の栄養障害を補正することにより感染症をはじめ術後合併症の発生率を抑えることができ，術後の入院期間も短縮するといわれている．中等度から高度栄養障害がある場合は，手術を遅らせても1〜2週間以上の術前栄養管理を行うことが推奨されている．栄養評価においては主観的包括的栄養評価（SGA）によるスクリーニングが有用で，栄養障害があると判定されれば入院前より栄養管理を開始する．必要があれば免疫賦活栄養法（immunonutrition）も積極的に導入し，免疫増強経腸栄養剤（immuno-enhancing diet：IED）を投与する．
　術中輸液の詳細については次項にゆずる．

2 術後の栄養・電解質管理

❶投与ルートと開始時期

　消化管が機能するならば経口・経腸栄養を第一選択とする．つまり投与ルートの優先順位は，経口→経腸→末梢静脈栄養（PPN）→中心静脈栄養（TPN）である．理想的には術後翌日から経口摂取を開始することであり，肺外科手術や乳腺外科手術では可能であるが，消化管外科周術期では，消化管に何らかの手術操作が加えられていることがほとんどであり，術後しばらくは消化管を使用できないことが多い．慣習的に腸管吻合部への負担軽減のため術後1週間前後まで経口摂取をさせていないことが多かったが，エビデンスがあるわけではなかった．しかし，現在は腹腔鏡手術の普及もあいまって消化管吻合術でも早期経口摂取が可能であることがわかり，早期摂取の有効性に関する知見が蓄積され，開腹手術も含めすべての消化器外科手術における術後経口摂取開始時期は早まってきている．最近では，早ければ術後翌日より経口摂取が開始される傾向にある．開腹手術術後の腸管麻痺の期間は，胃で12～48時間，小腸で12～24時間，大腸48～120時間といわれている．具体的な術後経口摂取開始時期は，当院のクリニカルパスで，腹腔鏡手術の場合，術後翌日より飲水を開始し，大腸は術後第2病日より，胃では第3病日より経口摂取を開始しているが何ら問題はない．開腹手術の場合は，腹腔鏡手術よりも1～2日遅らせて経口摂取を開始している．

> **MEMO ❶　早期経口摂取は安全か？**
> 信じられないことに消化管吻合手術後に早期経口摂取を開始しても，ほとんどの症例では問題なく経過する．

　一方縫合不全や腸閉塞では，早期経口・経腸栄養がむしろ不利に働くこともある．特に縫合不全は術後1週間前後で起こる可能性が高く，縫合不全では腸管局所の安静のため絶食は不可欠であり，発熱やドレーンの性状等を参考に慎重な術後の経過観察が要求される．この場合PPNでは不十分であり，速やかにTPNを開始する必要がある．

❷輸液量と電解質管理

　経口摂取開始までの期間は，当然輸液を行い循環血漿量を保つようにする．具体的に循環血漿量を保つ投与量とは，輸液容量として，尿・便・不感蒸泄に，代謝水約300 mLを加えた量である．術後半日は細胞外液のサードスペースへの移動が続く（後述）．輸液の必要量は40 mL/kg/日でNaは1～2 mEq/kg/日で，Kは1 mEq/kg/日で維持する．術後2～4日目で利尿期に移行するが，利尿期への移行は個体差や手術侵襲の程度，合併症や併存疾患の有無により修飾される．合併症がない低侵襲の手術ほど早期に移行する．利尿期には尿量のみを指標に輸液をした場合，過剰輸液になることが多く注意を要する．水分やNaバランスは1日あたりは負になるが，術前からの累積バランスは依然正のままである．

表 体液の1日分泌量と電解質組成

	1日分泌量（L）	Na（mEq/L）	K（mEq/L）	Cl（mEq/L）	HCO$_3^-$（mEq/L）
唾液	1	10〜50	10〜20	20〜40	10〜40
胃液	1〜3	20〜100	5〜20	80〜150	0
膵液	1	120	5〜10	50〜100	80〜120
胆汁	1	130〜180	3〜10	80〜100	20〜50
小腸	1〜3	100〜140	5〜10	50〜100	20〜40

　経口摂取開始後は摂取量に応じて輸液量を減少させる．なお，合併症等で経口摂取を遅らせる必要性があったり，術前より経口摂取不良に伴う低栄養がある場合は，積極的な栄養輸液の適応である．また，腸閉塞や嘔吐にて体液の喪失をきたす場合，消化液の電解質組成は細胞外液のそれに類似しており，細胞外液での補充が理に適っている（表）．

❸出血と輸液投与量

　一般的に術中の出血に対して細胞外液で補うには，出血量の2〜3倍の輸液量が必要といわれている．

❹ドレーンからの排液と輸液

　まずはドレーンの性状をチェックし完全に血液ならば，再開腹なり止血術を要するが，一般的に淡血性の場合は，通常はそのまま経過観察でかまわないが，時としてそれが大量の場合には同量の細胞外液で補う方がいい．術直後のドレーンからの排液は術中の洗浄液の未回収分のことが多いので，補正すべきかどうかの見極めも必要である．

　経鼻胃管やイレウス管からの排液量が多いときは，排液の組成と比較的類似している細胞外液で補うようにする．

One More Experience

吻合部への負荷と経腸栄養

症　例：62歳の男性．早期胃癌に対して腹腔鏡下幽門側胃切除術を施行した．手術は順調でトラブルなく終了した．術後ドレーンからの排液は淡血性であったが，胃管からの排液はほぼ血液であり，貧血の進行も出現し，吻合部出血と診断した．このまま経過観察にするか，再開腹術を選択するか，吻合部に負荷がかかるが内視鏡下止血術を行うかを検討した．結局，内視鏡下止血術を選択した．吻合部からの活動性出血がありクリップ止血術を行い止血された．術後縫合不全をきたさず，その後の経過は良好で，予定通りに経口摂取も開始できた．

解　説：手術直後でも内視鏡治療さえもできるので，腸が動いてさえいれば経腸栄養は可能であることを証明した症例でもある．

> **MEMO ❷ サードスペースとは？**
>
> 正常な状態では，細胞外液のほとんどは機能的な細胞外液であるが，手術等の侵襲時は血管透過性の亢進や大量輸液に伴う膠質浸透圧の低下と相まって血管内の水分が血管外に漏れだす現象が発生して，通常の細胞外液として機能しない状態が起きる．このことをサードスペースとよび，全身に浮腫が生じ，循環血漿量が減りその結果尿量が減少することをサードスペースへの水分の移動と表現する．サードスペースへの水分の移動期間は手術侵襲にもよるが，通常は1～3日間程度であり，この時期を過ぎると血管の透過性が元に戻り，サードスペースの水分も血管内に戻り循環血漿量は増加し，尿量も増える時期がくる．これをrefillingあるいは利尿期という．

3 代謝バランスからみた術後の回復過程

　術後の回復過程は異化相と同化相に大別され，異化相には術直後の障害期とそれに続く転換期，その後同化相に移行し，その最初の過程である筋肉回復期とその後の脂肪蓄積期に移行していく．障害期は時間の単位で推移し，転換期で日の単位，筋肉回復期は週単位，脂肪蓄積期は月単位といわれている．今回のテーマである術後輸液療法を要する期間は，異化相（障害期）→異化相（転換期）であり，ここではこの期間の栄養管理について言及したい．

❶ 水分バランス

　異化相（障害期）はサードスペースへの水分の移行のため水分バランスは正となり，異化相（転換期）ではこの水分がサードスペースから血管内に戻ってきて利尿がつき負の水分バランスとなる．この時期にも漫然と輸液負荷を行うと輸液過剰による心不全を惹起することがあるので注意が必要である．

❷ 電解質・栄養管理

　異化相（障害期）では呼吸循環状態を安定させるために，細胞外液を中心に投与して水分や電解質の管理を行う．次に異化相（転換期）に入り栄養管理を開始する．最近の周術期管理では腹腔鏡手術の普及に伴い，異化相（障害期）に経口摂取を開始できる場合もあるが，手術内容によっては経口摂取ができないことも多く，この時期には静脈栄養を行う．静脈栄養の内容はただ単に維持輸液のグルコース投与量を増量するだけではなく，可能ならばアミノ酸や脂肪製剤も含めた栄養管理を行う方がより生理的である．外科的侵襲の加わった術直後は外科的糖尿病状態（インスリン抵抗性の増大）であり，エネルギー源としてグルコースの利用効率は低下し，高血糖状態となる．さらにTPNの場合は容易に高血糖になるので，侵襲下のグルコースの投与量は目標値の半分程度より開始して徐々に増量していく．

> **MEMO ❸ 過剰輸液には要注意！**
>
> 異化相（転換期）つまりrefillingの時期の過剰輸液は，高齢者では特に心不全をきたすことがあるので注意が必要である．

4 手術別の輸液療法について

❶ 食道癌手術・膵頭十二指腸切除術

消化器外科手術において侵襲の大きな手術の代表格である．いずれも術前に中心静脈カテーテルの留置を行い，いつでもTPNを開始できるようにしておく．食道癌手術では，反回神経麻痺による嚥下障害や頸部食道胃管吻合部の縫合不全のため，長期にわたり経口摂取が困難な場合が多く，あらかじめ術中に腸瘻を造設しておくことが多い．腸瘻が造設されていれば，腹部膨満や下痢に注意して，比較的早期より経腸栄養を開始することが可能となる．

❷ 幽門側胃切除術・胃全摘術

基本的には中心静脈カテーテルの留置は必要なく，水や電解質輸液のPPNで十分に対応できる．経過が順調ならば，胃切除術で3～4日目，胃全摘術で4～6日目から経口摂取を開始する．縫合不全をきたした場合は，腸閉塞と同様にTPNによる栄養管理を行って対応するしかない．

❸ 結腸癌・直腸癌手術

縫合不全や腸閉塞の存在がなければ，術後2～4日目より早期経口摂取の開始が可能である．そのため，水や電解質輸液のPPNで十分に対応できる．

文献・参考図書

1）「外科栄養・代謝管理ハンドブック」（斉藤英昭 著），中外医学社，1994
　↑古い本ではあるが簡潔にまとまっており非常にわかりやすい．

第4章 【Expertise】周術期の栄養・輸液管理

3 術中輸液

澤村成史

Point

- 手術中は輸液管理により適切な前負荷を維持する必要がある
- 最近は1回拍出量などの流量に関する指標を用いた管理が提唱されている
- 晶質液を大量に用いる輸液法は血管外漏出による間質の浮腫から予後の悪化を招く
- コロイド液を積極的に使用する輸液法の利点が多く報告されている

■ はじめに

　　手術中に麻酔や外科的侵襲が生体に及ぼす影響を知り，さらに術中にどのような体液管理が行われているかを知ることは，術後の患者管理においても重要である．本項では手術室で行われる一般的な輸液管理法と最近の考え方について述べる．

1 麻酔，手術に伴う生体の変化

❶ 麻酔の影響

① 交感神経系の抑制（全身麻酔，硬膜外麻酔，脊髄くも膜下麻酔）→体血管抵抗の減少，循環血液の容量血管への貯留
② 陽圧換気→心臓への静脈還流の減少
③ 麻酔薬による心筋収縮抑制

❷ 手術の影響

① 毛細血管の透過性亢進（組織損傷，炎症性サイトカイン，虚血再灌流障害，エンドトキシン血症等による）→血管内から血管外（間質）への体液の移動．手術内容にもよるが手術開始後5時間くらいにピークとなり2, 3日続く
② 出血，胸腹水の喪失，体位，牽引，体温変化などによる体液バランスの乱れ
③ 間質に漏出した体液が術後何日もかけて血管内に戻る→心臓の過負荷，肺水腫

以上より一般的に術中には前負荷を維持するため十分な水分投与が必要となり術後は水分制限と利尿が必要となる．

MEMO ① サードスペースとは

いわゆるサードスペースの有無に関しては議論があるが，手術や外傷，熱傷で血管内から漏出した水分の挙動に関して次の2つが考えられる．

①機能的細胞外液：血管外に漏れ出た水分の量が病的に多いだけで血管内外の細胞外液は動的平衡を保っている．②非機能的細胞外液：通常は水分の貯留がない部位（腹腔，腸管，手術・外傷部位）に体液が貯留し，これは他の細胞外液と平衡状態にない．現在は①の状態が主に想定されている．

2 一般的な術中輸液管理

従来一般的に行われてきた輸液管理法について概説する（表）．

当然のことながら画一的に行うのではなく，"個々の患者"の"刻々の変化"に対応して調整することが肝要である．

❶ 補うべきもの

1) **術前からの不足分（手術開始後の2〜4時間で補う）**
   ・絶飲食による不足（時間あたりの維持水分量×絶飲食時間）
   ・消化管前処置による喪失（1〜1.5 L）
   ・症例によっては術前からの出血，脱水（嘔吐，下痢，熱傷等）

2) **維持量**
   ・平常時生体のホメオスターシスを維持するために必要な時間あたりの水分量．
   4−2−1の法則（体重10 kgまで4 mL/kg/時，次の10 kgまで2 mL/kg/時，以降1 mL/kg/時）で算出．例えば，体重63 kgなら，$4 \times 10 + 2 \times 10 + 1 \times 43 = 103$ mL/時

3) **サードスペース移行分＋不感蒸泄**
   ・侵襲の大きな開腹手術なら8〜12 mL/kg/時を見込む

4) **出血への対応**
   ・晶質液なら出血量の3倍，コロイド液や血液製剤なら出血量と等量

5) **麻酔の影響**
   ・全身麻酔や局所麻酔の血管拡張作用による血液の末梢への貯留，心筋抑制，人工換気による静脈還流の低下

表　大腸手術（体重60 kg，手術時間3時間，出血300 mL）の術中輸液の一例
（すべてを細胞外液補充液で補った場合）

	前日からの不足分	麻酔による影響	維持量	サードスペース，不感蒸泄	出血	合計
麻酔導入後	300	300	100			700
手術開始後1時間	300	0	100	400	300	1,100
2時間	200	0	100	400	300	1,000
3時間	200	0	100	300	300	900
合計	1,000	300	400	1,100	900	3,700

（単位はmL）

・維持量は4-2-1の法則で100 mL/時
・前日からの不足は100×10（時間）＝1,000 mL
・サードスペース，麻酔の影響はかなり推測的
・出血は時間100 mLずつと仮定
・腸管の前処置分は含まない

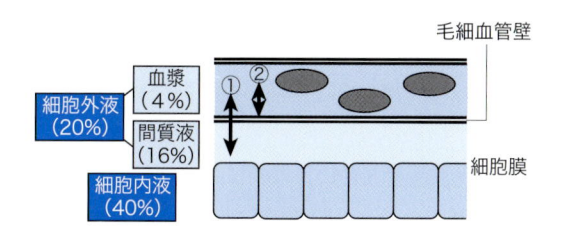

図1　体液の分布（％は体重比）
投与された晶質液は毛細血管壁を自由に通過するが（①），
コロイド液は血管内に留まる（②）

❷何で補うか

　基本的には晶質液（主に細胞外液補充液）で補い，出血が多くなればコロイド液を開始し，さらにアルブミン製剤，赤血球その他の血液製剤（新鮮凍結血漿，血小板）をそれぞれの適応に応じて使用する．

　晶質液は毛細血管膜を自由に通過するので投与されたのち速やかに細胞外液の分布の割合（つまり血漿：間質≒1：4）に従って間質に分布する（図1）．このため血管内容量の不足を晶質液で補うには不足分の3～5倍が必要となる．

　一方コロイド液は血管内に留まる時間が長いため血管内容量の不足に対してその等量で補う．コロイド液としてはヒドロキシエチルデンプン（HES）が広く用いられている．濃度，平均分子量，ヒドロキシエチル基への置換度，置換部位により分類されるが，近年開発された第3世代のHESは多く用いても凝固障害や腎障害を生じにくいとされている．

MEMO ❷ 糖質輸液の使用について

近年は麻酔法が進歩し術中のストレス反応が少なくなっているので，低血糖予防とタンパク異化の抑制を期待して，ブドウ糖を1％程度含む輸液製剤が用いられることもある．一方，術中の高血糖が予後を悪化させるという報告は多いので特に糖尿病患者では高血糖に注意し，必要ならインスリンの静脈内投与を行う．特に脳外科手術では組織で虚血下にブドウ糖の嫌気性代謝が行われるとアシドーシスから細胞死につながるので，高血糖は避けなければならない．一方，術前からブドウ糖を投与されていた患者は手術に際し中止すると低血糖の危険がある．

3 術中輸液に関する最近の考え方

❶ 過剰輸液の弊害

前述の定型的な術中輸液法では結果的に過剰輸液に陥りやすい．その理由として，例えば絶飲食の影響として細胞外液が若干減少するものの血管内容量は維持されており，麻酔の影響も術後には解除される．また出血を3倍量の晶質液で補えばその多くの部分は血管外へ漏出することになる．

周術期の輸液の過剰投与は（特に腎機能に問題がない場合）従来あまり問題視されてこなかったが，術中輸液が過剰になると，間質の浮腫から組織の酸素化の悪化，細胞代謝の障害，創傷治癒の遅延や感染を惹起する．さらに肺コンプライアンスの低下，心機能低下，腸管機能回復遅延等をきたす可能性がある．さらに，開腹手術では術中あるいは術後に輸液を制限した方が術後の合併症が少なかったという報告もある[1]．

過剰な輸液が原因で体液の間質への漏出が起こるのか，逆に手術の影響による血管外漏出が原因で大量の輸液が必要になるのかは議論があるが，手術自体により間質への体液シフトが起こるうえに大量輸液がさらにそれを悪化させると考えられる．

筆者も深麻酔を避け，コロイド液を早期から使用し，状況によっては少量のカテコラミンを用いるなどして（特に晶質液の）過剰輸液を避けることが術後の改善につながると考えている．

❷ 輸液管理の指標

輸液管理の指標として従来，血圧，心拍数，尿量，中心静脈圧，肺動脈喫入圧などが用いられてきたが，これらは必ずしも循環血液量の過不足を反映しない．例えば術中はレニン-アンギオテンシン-アルドステロン系の活性化，腎皮質の血管収縮，ADH分泌増加などの影響で尿量は減少することが多いので乏尿は必ずしもハイポボレミア（循環血液量不足）を意味しない．また中心静脈"圧"や肺動脈喫入"圧"は必ずしも右心・左心系の"容量"を反映しない．また初期の循環血液量不足では心拍数は上昇しない．

これに対して最近は1回拍出量や心拍出量などの流量に関連した（**flow-related**）血行動態指標を用いて，**輸液反応性**に着目した輸液管理が提唱されている（図2）．例えば，経食道

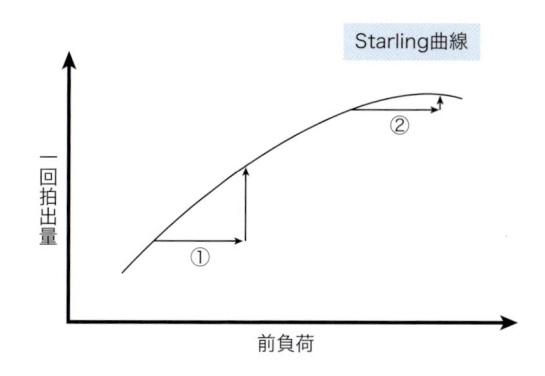

図2 Starling曲線と輸液反応性
① 循環血液量不足では容量負荷に反応して1回拍出量が増加する
② 正常循環血液量では同じ容量負荷でも1回拍出量は増加しない

ドップラー法を用いて1回拍出量を連続的にモニターし，輸液負荷（例えばコロイド液200 mLのボーラス投与）に対して1回拍出量の一定以上の改善がみられれば再度負荷を行い，反応がなくなれば投与を止めるという手法である．過剰輸液を避けつつ最大の流量を得るという観点からは合理的な方法で，実際に予後を改善するという報告も多い[2]．経食道ドップラー法以外にも脈圧や収縮期血圧の陽圧換気による変動，SvO_2を指標とする方法などが提唱されている．

Pros & Cons 賛成論 反対論

❖ 晶質液 vs. コロイド液

術中の循環血液量低下に晶質液のみで対処するとその多くは間質に漏出するため間質浮腫を悪化させる．これに比べコロイド液は血管内に留まる時間が長いため晶質液よりも必要量が少なく浮腫をきたしにくい．豚の腸管吻合モデルでSvO_2を指標にした輸液管理では，コロイド液を用いる方が晶質液よりも微小循環を改善し組織の酸素分圧を上げた[3]．

一方，血管透過性が亢進している状態ではコロイド液は浸透圧を保つのに有効ではなく逆に血管からの漏出後に間質に留まるためよくないとする意見もある．また，HESの過剰投与により腎機能低下や凝固障害の副作用が指摘されている．

現時点での合理的な輸液法としては，不感蒸泄や尿で失われる水分を一定速度の晶質液投与で補い，出血や漏出による血管内容量の不足分は流量指標（1回拍出量など）の輸液反応性に基づいてコロイド液で補充するという方法がよいと考えている．筆者もハイポボレミアに対して早期からコロイド液で対処することにより循環動態が安定し，輸液の総量も少なくて済む症例をしばしば経験する．腎障害や凝固障害が少ないとされる新世代のHESが日本で臨床使用される日が待ち遠しい．

One More Experience

60歳男性の肝内胆管癌の1例

　硬膜外麻酔併用の全身麻酔下に肝左葉切除術が行われた．予想外に癒着が強く出血のコントロールが困難であったため早期よりHESの投与を開始し，アルブミン製剤，血液製剤を必要に応じて使用した．動脈圧波形や血圧およびそれらの輸液反応性を指標に輸液管理を行った．最終的に手術時間12時間，出血量11,400 mL，に対し，細胞外液補充液4,700 mL，HES 1,400 mL，5%アルブミン2,000 mL，MAP 3,080 mL，FFP 2,700 mL，血小板400 mLを投与，尿量は1,990 mLであった．翌日抜管後も血液ガスの悪化や心不全等の徴候もみられず，順調に経過した．本症例では術中早期よりコロイド液や血液製剤，さらに少量のカテコラミン（ドパミン）を使用することにより晶質液の大量投与を避けたことが大量出血にもかかわらず良好な術後経過につながったのではないかと考える．

MEMO 3 ERAS

　Enhanced recovery after surgery（**ERAS**）とは，主に大腸手術や整形外科手術において，ストレス反応を軽減して回復を早め，予後を改善する目的で近年提唱されている患者管理法である．その骨子は次の通り．

　　術前：腸管の前処置や長時間の絶飲食をしない
　　　　　2時間前まで飲水可とし炭水化物を摂取する
　　術中：鏡視下手術などで手術侵襲の最小化をはかる
　　　　　胃管やドレーンはなるべく用いない
　　　　　過剰な輸液を避ける
　　　　　硬膜外麻酔を併用してオピオイドをなるべく用いない
　　術後：嘔気嘔吐の予防
　　　　　早期に経口摂取，ドレーン抜去，離床を開始する

　日本ではまだ普及途上であるが，欧米の研究では入院期間の短縮，術後合併症の減少などの効果が報告されている[4]．

文献・参考図書

1) Joshi, G. P.：Intraoperative fluid restriction improves outcome after major elective gastrointestinal surgery. Anesth Analg, 101：601-605, 2005
 ↑晶質液の過剰投与の弊害についての文献研究.

2) Bundgaard-Nielsen, M., et al.：Monitoring of perioperative fluid administration by individualized goal-directed therapy. Acta Anaesthesiol Scand, 51：331-340, 2007
 ↑1回拍出量（経食道ドップラー法）その他の循環指標を用いた術中輸液管理に関する文献研究

3) Kimberger, O., et al.：Goal-directed colloid administration improves the microcirculation of healthy and perianastomotic colon. Anesthesiology, 110：496-504, 2009
 ↑豚の腸切術モデルでHESは晶質液より組織酸素分圧や微小循環を改善した.

4) British consensus guidelines on intravenous fluid therapy for adult surgical patients（GIFTASUP）. Revised, 2011
 ↑周術期輸液管理の英国版ガイドラインの最新版. 流量指標による管理やERASの概念が盛り込まれている.

5) Grocott, M. P., et al.：Perioperative fluid management and clinical outcomes in adults. Anesth Analg, 100：1093-106. 2005
 ↑術中輸液として"何を""どのように"投与すべきかについての総説.

6) Chappell, D., et al.：A rational approach to perioperative fluid management. Anesthesiology, 109：723-740, 2008
 ↑エビデンスに基づいた合理的な術中輸液管理の総説.

索引 Index

数字

1号液	17
2号液	17
3号液	17
4-2-1の法則	252
4号液	17

欧文

A

A-V ECMO	74
ACEC	81
ACoTS®	134
ACS	167
acute respiratory distress syndrome	93
ADH	100
ADH分泌不適合症候群	225
after-drop	160
AIUEO TIPS	78
ARDS	93

C

central pontine myelinolysis	186
clinical scenario	166
conservative strategy	94
CRT	71
CS	166
CSWS	23
CURB65	89

D

dehydration	17, 156
DI	23
diabetic ketoacidosis	174
DKA	174, 226

E

EHEC	120
ERAS	256

F

FACTT試験	94
FAST	66
FENa	100, 122, 192
FEUrea	192
FFP	133
fluid depletion	17
Forrester分類	168
Frank-Starlingの法則	70

G

GASTROENTERITIS	120
Geckler分類	87, 88

H

HES	253
HFPEF	169
HFREF	169
HHS	174
Holliday/Segarの計算式	227
HUS	120
hyperglycemic hyperosmolar state	174
hypoxic pulmonary vasoconstriction	93

I

IABP	74
IED	246
IgE	136
immuno-enhancing diet	246
ISLS	81

J

JATEC™	65

K

kwashiorkor	162

L

liberal strategy	94

M

marasmic kwashiorkor	163
marasumsu	162
MRHE	104
MTP	133

N

Na欠乏性脱水	157
NIPPV（NPPV）	93
Nohria/Stevenson分類	168
non-invasive positive pressure ventilation	91
NPC/N比	195

O

objective data assessment	161
ODA	161
OPQRST	119
ORS	123

P

PCEC	81
PDE阻害薬	170
PPN	247

R

rapid turnover protein	160
RCC	133
refeeding syndrome	161, 162, 163
refilling	249, 250
rewarming shock	160
RIFLE分類	191
rt-PA	188

S

SGA	161
SIADH	23
SIRS	90
Starling曲線	255
subjective global assessment	161
systemic inflammatory response syndrome	90

T

TIA	84
TPN	247, 249
triple H療法	187
TSS	121

V

volume sequestration	156

W

Wernicke脳症	162

和文

あ

アセトン血性嘔吐症	225
アナフィラキシー	136, 140
アナフィラキシー様反応	140
アミノフィリン	140
アルブミン	160
アルブミン製剤	161

い

維持液	17
維持輸液	233
一次的脳損傷	184
一過性脳虚血発作	84
遺伝子組換え組織プラスミノゲンアクチベータ	188
遺伝性血管性浮腫	138, 139

う

うっ血性心不全	90
うつ熱	102

え

栄養評価	161
エピネフリン	136, 142, 144
エピペン	143

お

嘔吐	118

横紋筋融解症	159

か

開始液	17
外傷	126
下大静脈径	158
喀痰の品質検定	88
カテコラミン	170
カルペリチド	170
寒冷利尿	159

き

客観的栄養評価	161
急性冠症候群	167
急性呼吸促迫症候群	93
急性心不全	165
急速輸液療法	126
凝固障害	133
強心薬	165
橋中心髄鞘崩壊（融解）症	100, 186, 227

く

偶発性低体温症	159
クラッシュ症候群	159
クリニカルシナリオ	165

け

外科的糖尿病	249
血液希釈療法	188
血管拡張薬	165
血管収縮薬	165
血管内脱水	156
血漿浸透圧	100
下痢	118

こ

高カリウム血症	161, 192
膠質液	14
鉱質コルチコイド反応性高齢者低ナトリウム血症	104
膠質浸透圧	14
高体温	96
高張液	16
高張性脱水	157
抗てんかん薬	84

喉頭浮腫	141
高ナトリウム血症	185
高濃度糖液	21
抗利尿ホルモンの分泌刺激亢進状態	224
抗利尿ホルモン不適合分泌症候群	186
高リン血症	161
高齢者	229
呼吸性変動	158
呼吸不全	86
骨髄針	129
コハク酸ヒドロコルチゾン	140
小麦依存性運動誘発アナフィラキシー	144
コリンエステラーゼ	160
コロイド液	253
混合性脱水	157

さ

サードスペース	22, 246, 247, 249, 252
細胞外液補充液	17
酢酸リンゲル液	18
サバ科中毒	137

し

市中肺炎の重症度分類	89
重炭酸リンゲル液	27
主観的包括的評価	161, 246
出血性および閉塞性ショック	65
出血性ショック	126
術後回復液	17
循環血液量減少性ショック	71
硝酸イソソルビド	169
晶質液	14, 253
晶質浸透圧	16
衝心脚気	162
食欲低下	100
ショック	223, 231
ショックの五徴	64
心外閉塞・拘束性ショック	68, 72
神経原性ショック	66
神経性食思不振症	163
心原性ショック	72, 139, 165
新鮮凍結血漿	133
浸透圧性脱髄症候群	227
心房性ナトリウム利尿ペプチド	187
蕁麻疹	141

す

項目	ページ
スズメバチ刺症	140
スターリングの仮説	14

せ

項目	ページ
喘鳴	137
生理食塩水	18, 223
積極的輸液戦略	94
積極的利尿戦略	94
全身性炎症反応症候群	90
喘息重積発作	139

そ

項目	ページ
総リンパ球数	160
蘇生	230

た

項目	ページ
体液喪失	17
体温調節の失調	100
代謝水	22
代謝性アシドーシス	133
大量輸血療法	133
脱水	17, 156, 223
脱水補給液	17

ち

項目	ページ
遅発性脳血管攣縮	187

て

項目	ページ
低カリウム血症	161, 162, 185
低体温	133
低張性脱水	157
低張電解質液	16
低ナトリウム血症	99, 186
低リン血症	161, 162
電解質異常	233

と

項目	ページ
糖加アミノ酸液	18
糖加乳酸（酢酸）リンゲル液	18
等張性脱水	157
等張電解質液	16

項目	ページ
糖尿病性ケトアシドーシス	226
ドパミン	171
ドブタミン	171
トランスフェリン	160

に

項目	ページ
ニコランジル	169
二次的脳損傷	77, 184
ニトログリセリン	169
乳酸リンゲル液	18
尿比重	98
尿崩症	17, 185

ね

項目	ページ
熱中症	25, 100
熱疲労	25

の

項目	ページ
脳血管障害	183
濃厚赤血球	133
脳性塩類喪失症候群	186
脳卒中	79
ノルアドレナリン	171

は

項目	ページ
敗血症	90
肺水腫	90
ハチ刺症	138
発熱	96
反応性血管性浮腫	138

ひ

項目	ページ
皮下輸液	124
肥厚性幽門狭窄症	226
非侵襲的陽圧換気	91
ビタミンB1	162
ビタミンB1・糖加アミノ酸液	18
ビタミンB1欠乏	162
ピトレシン®	24
ヒドロキシエチルデンプン	253
皮膚ツルゴール	121
微量元素	162

ふ

項目	ページ
不感蒸泄	102
副腎不全	23
腹痛	118
フルドロコルチゾン	24
プレアルブミン	160

へ

項目	ページ
ペットボトル症候群	176

ほ

項目	ページ
ホスホジエステラーゼ	170
乏尿	194

ま

項目	ページ
マレイン酸クロルフェニラミン	140

み

項目	ページ
水欠乏性脱水	157
水中毒	23

め

項目	ページ
免疫増強経腸栄養剤	246

や

項目	ページ
薬剤による下痢	121

ゆ

項目	ページ
輸液反応性	255
輸血	132

り

項目	ページ
利尿薬	165
リンゲル液	223
輪状甲状靱帯切開	141

れ

項目	ページ
レベル1システム1000	127

編者プロフィール

三宅 康史（Miyake Yasufumi）

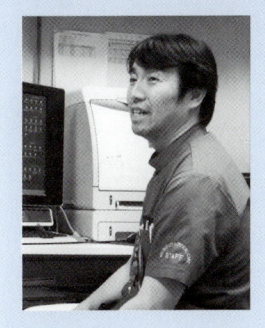

昭和大学医学部救急医学 准教授，昭和大学病院救命救急センター センター長

1985年東京医科歯科大学医学部卒業，当時は母校になかった救急医になりたくて東京大学医学部附属病院救急部に入局，1年目の正月からは公立昭和病院（小平市）で脳神経外科，外科，そして救命救急センター（ICU）で10年近く勤務．この間，日本救急医学会認定指導医，日本脳神経外科学会専門医，日本集中治療学会専門医を取得．一度に開頭・開胸・開腹のできる外傷外科医を目指していました．その後，1996年昭和大学病院救命救急センター，2000年さいたま赤十字病院救命救急センターでの勤務の後に，2003年から現職です．時代の流れもあって，最近では，熱中症，自殺未遂者ケア，救急電話相談プロトコール，外傷データバンク，JATEC，DMAT関連，福島第一原発対応，そして医学生と初期研修医，3年目以降の入局者の教育に汗を流しています．

主な著書：ICUハンドブック，ICUエキスパートノート（中外医学社），熱中症〜日本を襲う熱波の恐怖〜（へるす出版），救急医療 適切な診断と治療のためのQ&A，救急診療チェックマニュアル，ICUでの病態管理と急変時に役立つQ&A 改訂第2版（羊土社），月刊レジデント「ER診療の実際」（医学出版）連載中．

レジデントノート別冊　救急・ERノート❸

症例から学ぶ
ERの輸液―まず何を選び、どう変更するか

2011年11月1日　第1刷発行

編　集	三宅康史
発行人	一戸裕子
発行所	株式会社 羊　土　社
	〒101-0052
	東京都千代田区神田小川町2-5-1
	TEL　03（5282）1211
	FAX　03（5282）1212
	E-mail　eigyo@yodosha.co.jp
	URL　http://www.yodosha.co.jp/
装　幀	野崎一人
印刷所	株式会社 三秀舎

© YODOSHA CO., LTD. 2011
ISBN978-4-7581-1343-4

本書に掲載する著作物の複製権・上映権・譲渡権・公衆送信権（送信可能化を含む）は（株）羊土社が保有します．
本書を無断で複製する行為（コピー，スキャン，デジタルデータ化など）は，著作権法上での限られた例外（「私的使用のための複製」など）を除き禁じられています．研究活動，診療を含み業務上使用する目的で上記の行為を行うことは大学，病院，企業などにおける内部的な利用であっても，私的使用には該当せず，違法です．また私的使用のためであっても，代行業者等の第三者に依頼して上記の行為を行うことは違法となります．

JCOPY ＜（社）出版者著作権管理機構 委託出版物＞
本書の無断複写は著作権法上での例外を除き禁じられています．複写される場合は，そのつど事前に，（社）出版者著作権管理機構（TEL 03-3513-6969，FAX 03-3513-6979，e-mail：info@jcopy.or.jp）の許諾を得てください．

レジデントノート別冊 救急・ERノート 大好評シリーズ

1 もう怖くない めまいの診かた、帰し方
編集／箕輪良行

致死的疾患の見逃しを防ぎ、一歩進んだ診断と治療を行うために

苦手の原因を解消し、ステップアップまで徹底解説！

□ 定価（本体4,500円＋税）　□ B5判　□ 262頁　□ ISBN978-4-7581-1341-0

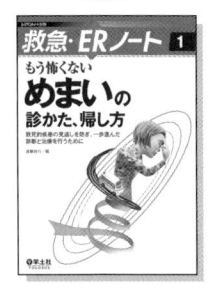

2 ショック—実践的な診断と治療
ケースで身につける実践力とPros & Cons　編集／松田直之

現場ではどう動くのか？実際の対応法がわかる！

□ 定価（本体4,500円＋税）　□ B5判　□ 244頁　□ ISBN978-4-7581-1342-7

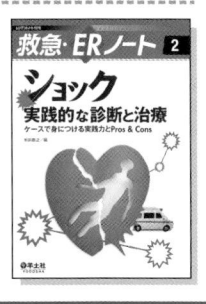

続刊もご期待ください！

4 胸背部痛〜本当に帰してよいのか
—原因への総合的なアプローチと初期対応（仮題）　編集／森脇龍太郎，石川康朗

2012年1月発行予定

シリーズの特徴

- 基本から上級まで，掘り下げた内容を，分かりやすく解説
- 実践にすぐに役立つテーマ，コーナーが満載！

1 問題解決型ケーススタディ
即断即決が求められる救急外来での"思考過程"と"対処法"を時系列に沿って解説！

2 One More Experience
マニュアルには記載されていなかった上級医のもつ診療のコツや裏技も伝授！

3 Pros & Cons
正解がはっきりみえない問題もとりあげ，現時点でのベストプラクティスを考察・提示！

発行　羊土社 YODOSHA
〒101-0052　東京都千代田区神田小川町2-5-1　TEL 03(5282)1211　FAX 03(5282)1212
E-mail：eigyo@yodosha.co.jp
URL：http://www.yodosha.co.jp/
ご注文は最寄りの書店，または小社営業部まで

好評発売中！ 大好評のYear Book！

この一年間の最新文献を渉猟し，主要文献 約1,000編を抽出，各領域における進歩と論点を，第一人者がわかりやすくレビュー！

救急・集中治療医学レビュー 2011
最新主要文献と解説

監修 島崎修次 国士舘大学大学院研究科 委員長／杏林大学客員教授 日本救急医療財団 理事長
前川剛志 日本集中治療医学会 理事長 綜合病院社会保険徳山中央病院 顧問

編集 岡元和文 信州大学 教授
横田裕行 日本医科大学 教授

AB判／376頁／定価12,600円（本体12,000円＋税）

主要目次
- Ⅰ 救急システム
- Ⅱ 急性期の処置と治療
- Ⅲ 救急疾患への対応
- Ⅳ 集中治療
- Ⅴ 救急・集中治療に関連した重要事項

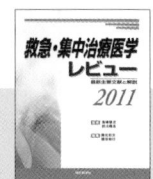

わかりやすい 輸液管理 Q&A 【新装版】
― 研修医からの質問398 ―

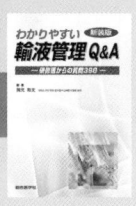

編著：岡元 和文 信州大学医学部 救急集中治療医学講座 教授

B5判／本文310頁／定価6,510円（本体6,200円＋税）

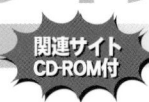

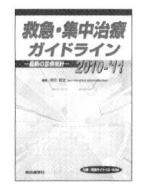

救急・集中治療ガイドライン 2010-'11
―最新の診療指針―

関連サイトCD-ROM付

編著：岡元 和文 信州大学医学部 救急集中治療医学講座 教授

B5判／本文360頁／定価6,825円（本体6,500円＋税）

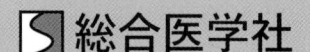

総合医学社 〒101-0061 東京都千代田区三崎町1-1-4
TEL 03(3219)2920　FAX 03(3219)0410　http://www.sogo-igaku.co.jp

羊土社おすすめ書籍

ICLSコースインストラクターに贈るガイドブック

日本救急医学会 ICLS指導者ガイドブック

編集／日本救急医学会ICLSコース企画運営委員会
ICLS指導者ガイドブック編集委員会
平出 敦／監修
杉浦立尚、田口博一、松本尚浩、宮道亮輔、
山岡章浩、吉川 圭／著

- 指導者養成ワークショップの手引き
- ワークショップで育まれてきた日常の指導にも役立つエッセンスが満載
- 指導者としての継続的な成長にも役立つ！

□ 定価（本体4,300円＋税） □ A4判
□ 94頁 □ ISBN978-4-7581-1716-6

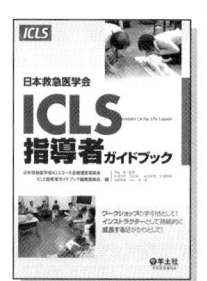

すぐに使えるポイントとコツを凝縮！

年齢・体重ですぐわかる！ 小児の治療薬の選び方と使い方

監修／水谷修紀
編集／土井庄三郎

- 薬剤編では、代表的な治療薬を網羅し、疾患ごとに、体重当たりの薬用量と年齢別目安が一目でわかる！副作用等の基本情報も充実
- 症候編では、症例を用いて、主要な症候への実践的な薬の使い方を解説！

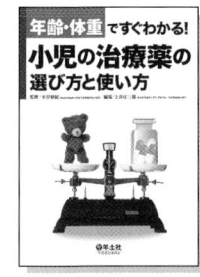

□ 定価（本体5,400円＋税） □ B5判
□ 463頁 □ ISBN978-4-7581-1710-4

増刊 レジデントノート
1つのテーマをより広くより深く

□ B5判　□ 年4冊発行（2012年度より年6冊発行）

レジデントノート Vol.13 No.6 増刊（2011年6月発行）

「知りたい」に答える！ ICUでの重症患者管理
編集／真弓俊彦

全身を評価・管理するための基本から疾患別の対応まで、エキスパートが伝授

- ICUや各科で重症患者を診る時に知っておくべきポイントを解説！

□ 定価（本体4,500円＋税） □ 319頁 □ ISBN978-4-7581-0521-7

レジデントノート Vol.13 No.6 増刊（2011年6月発行）

異常所見を探す！見つける！ 腹部画像の読み方
編集／山崎道夫

症候別・臓器別にみる読影のコツとピットフォール

- 専門医はズバリこう読む！読影のコツ，ピットフォールが満載！

□ 定価（本体3,900円＋税） □ 213頁 □ ISBN978-4-7581-0517-0

発行　羊土社 YODOSHA
〒101-0052　東京都千代田区神田小川町2-5-1　TEL 03(5282)1211　FAX 03(5282)1212
E-mail：eigyo@yodosha.co.jp
URL：http://www.yodosha.co.jp/

ご注文は最寄りの書店，または小社営業部まで